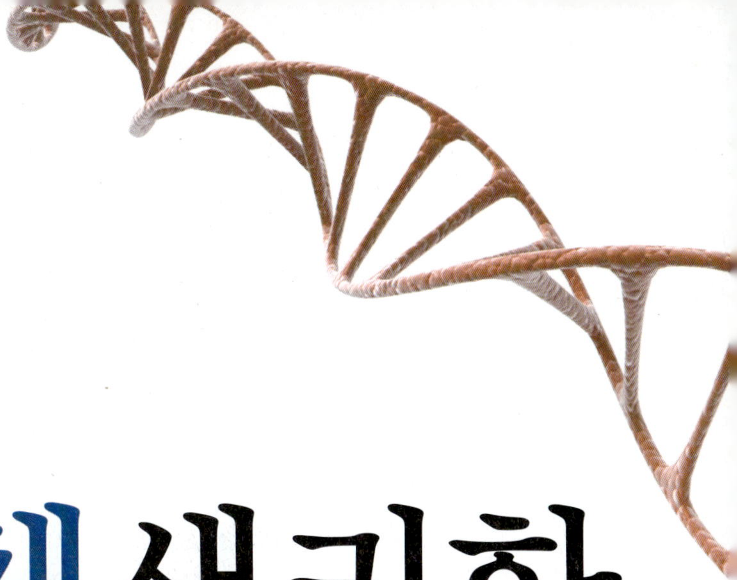

| 개정판 |

인체생리학

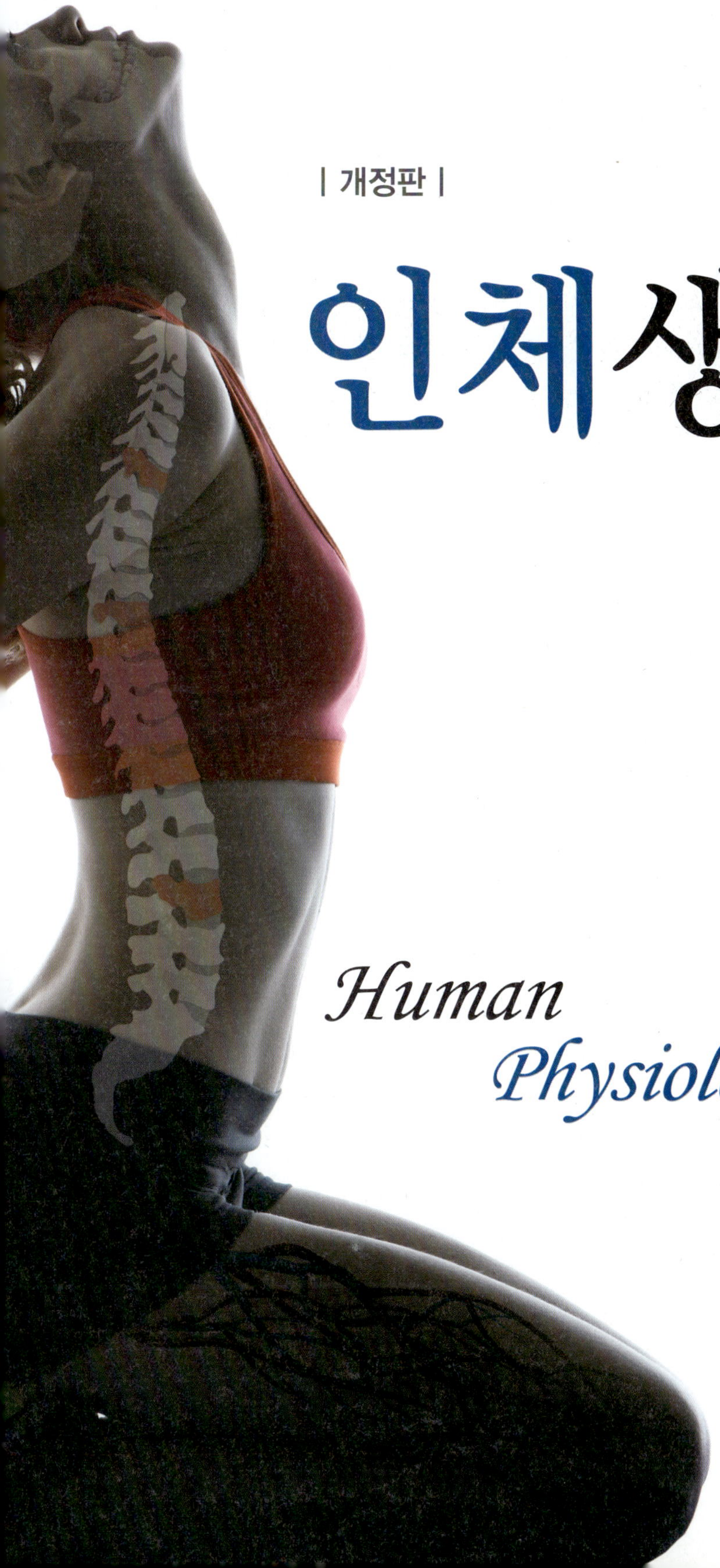

Human Physiology

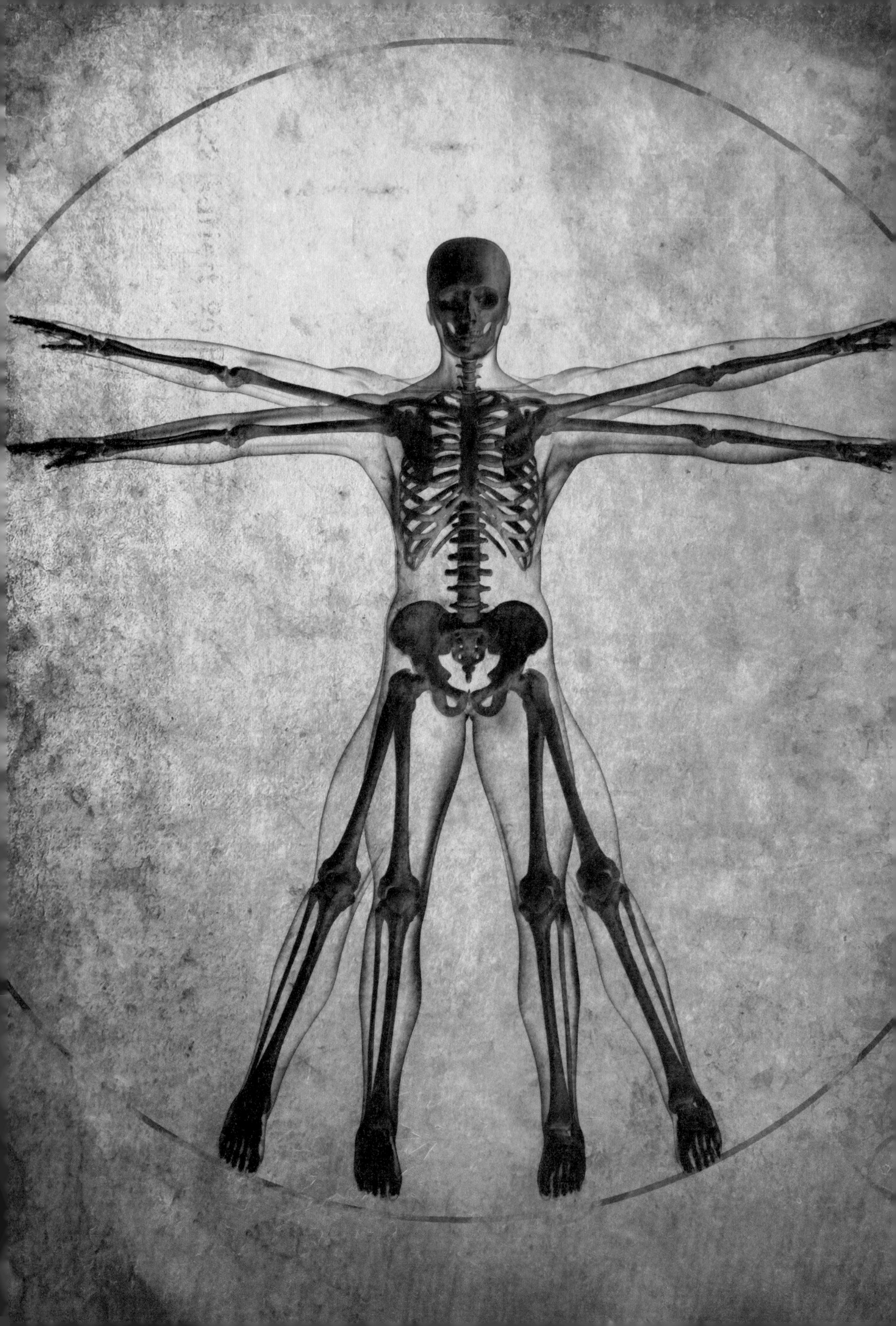

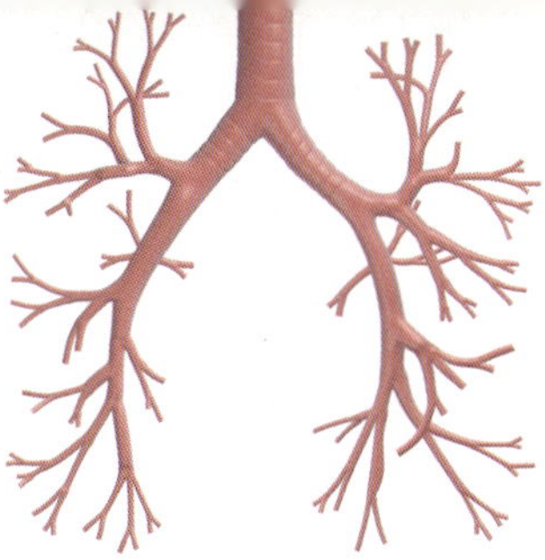

이 책을 펴내면서

인체생리학은 인체가 수반하는 여러 현상으로부터 생명 유지의 기본 이치를 연구하는 학문으로 인체 구성 기관이나 세포의 기계적, 생리적, 생화학적 기능들을 포함한다. 식품영양학에서는 인체가 외부에서 섭취한 음식물이 체내에서 소화, 흡수, 이용, 배설 등의 변화 과정을 공부한다. 따라서 생리학은 식품영양 분야의 기초과목으로 매우 중요하다.

본 저자들은 오랜 강의 경험을 바탕으로 방대한 생리학의 내용 중 학생들이 꼭 이해해야 하는 내용을 선정하여 재미있고, 쉽게 느껴질 수 있도록 다양한 노력을 하였다. 특히 그림과 표를 이해하기 쉽게 정리하고자 하였으며, 대한의사협회 의학용어집을 기준으로 개정된 용어들을 사용하여 학문 간 표준에 동참하였다. 또한 각 장의 마지막 부분에 용어 및 핵심 정리 부분을 넣어 복습의 기회로 이용할 수 있도록 하였다.

국내외에서 발간된 서적, 문헌 조사 등을 참고하여 오랜 준비기간을 거쳐 출판에 이른 이 시점에 다양한 노력에도 불구하고, 방대한 자료의 정리 과정에서 다소 미흡한 부분이 많을 것으로 생각된다. 많은 아쉬움을 뒤로 하고 앞으로 수정·보완의 기회를 기대하면서 본서를 탈고하였다.

인접학문 분야에서 생리학을 공부하며 미래를 준비하는 독자와 학생들에게 본서가 조금이라도 도움이 되기를 바라며, 본서의 출판을 위해 수고해 주신 도서출판 효일의 김홍용 사장님과 임직원들에게 감사를 드린다.

2017년

저자 일동

인체생리학 Contents

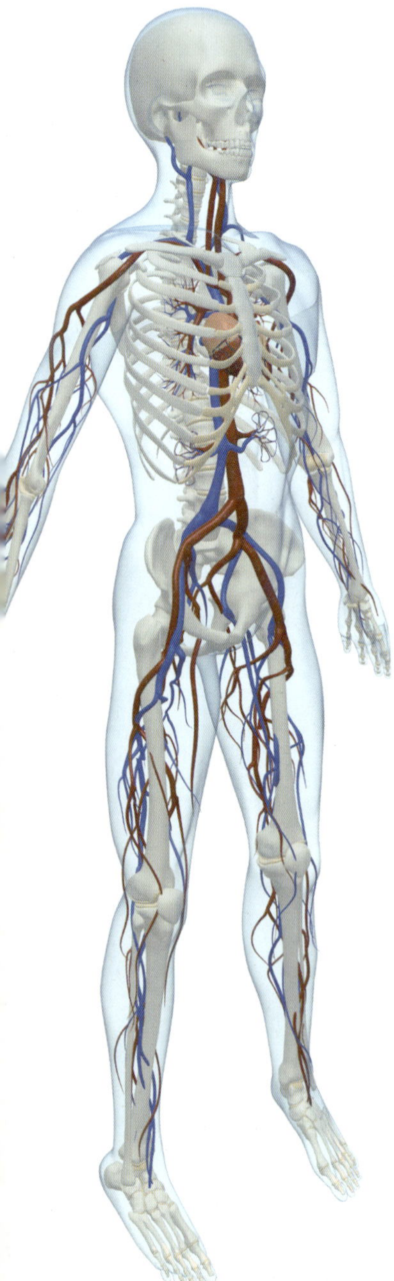

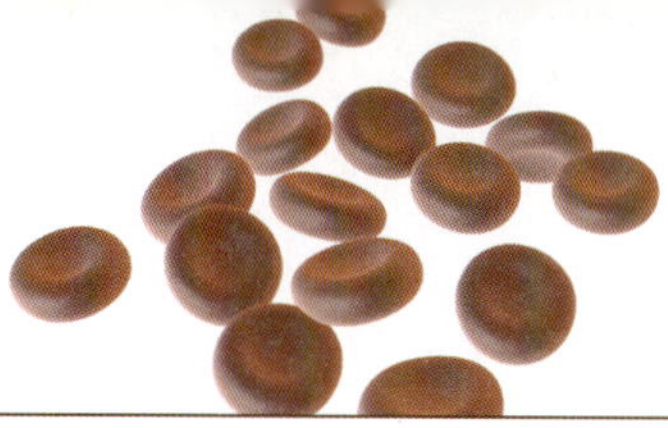

Chapter **05**

혈액생리

Chapter **06**

신경생리

Chapter **07**

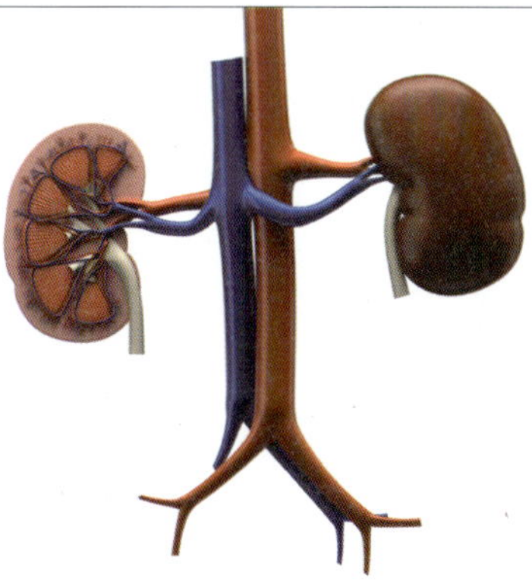

신장생리

인체생리학 Contents

Chapter 08
순환생리

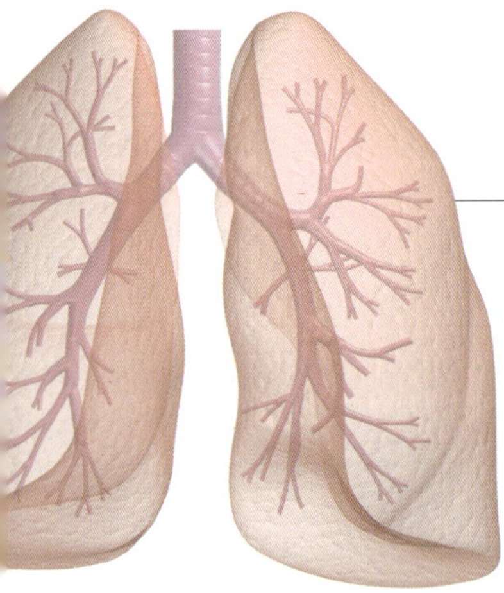

Chapter 09
호흡생리

Chapter 10
소화생리

Chapter 11
내분비생리

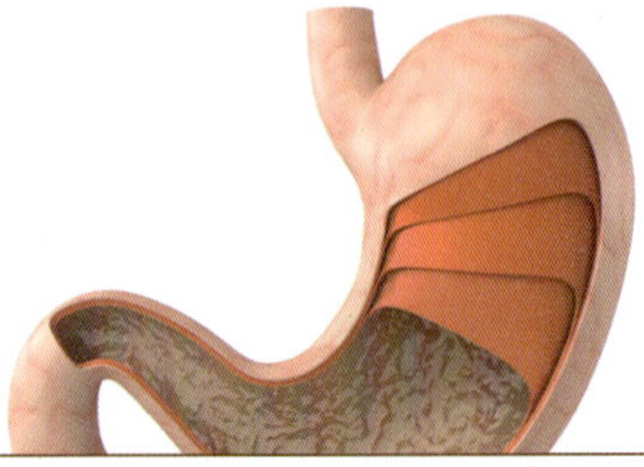

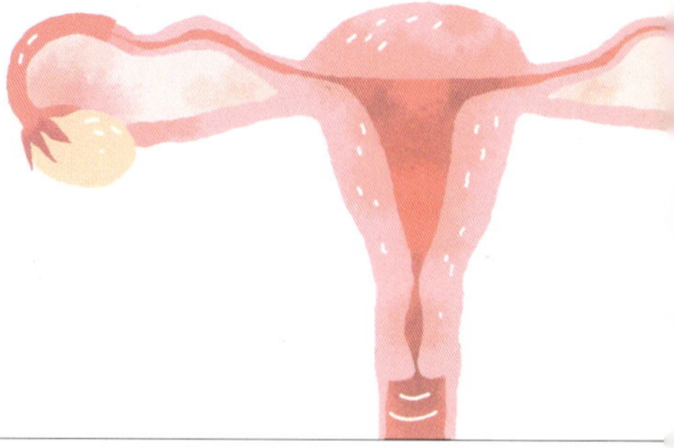

Chapter 12
생식생리

Chapter 13
감각생리

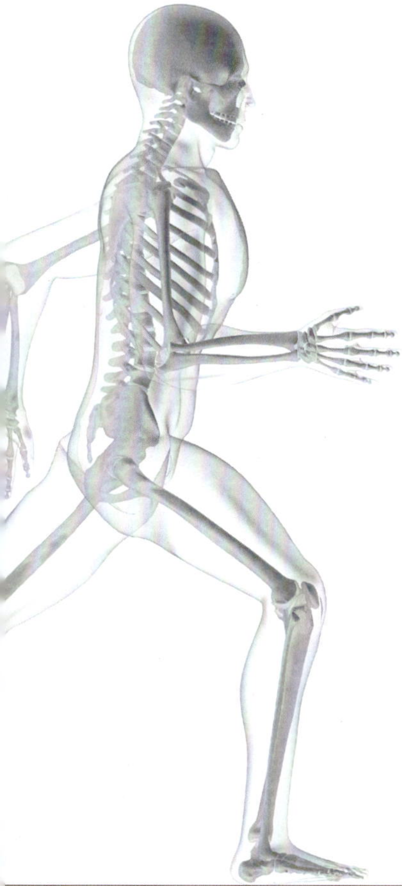

Chapter 14
에너지 대사 및 영양

인체생리학

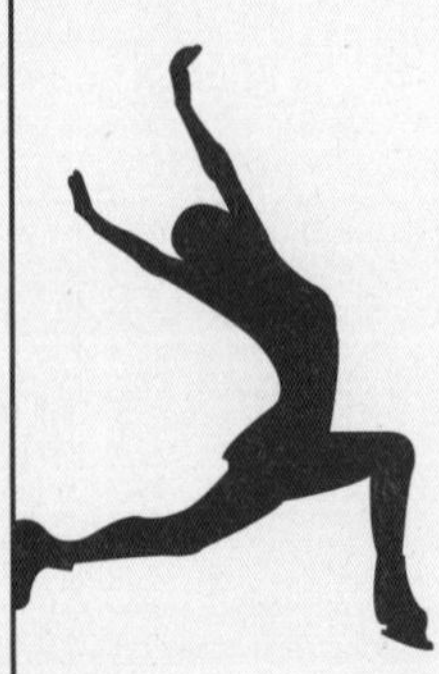

Chapter 01

생리학의 개요

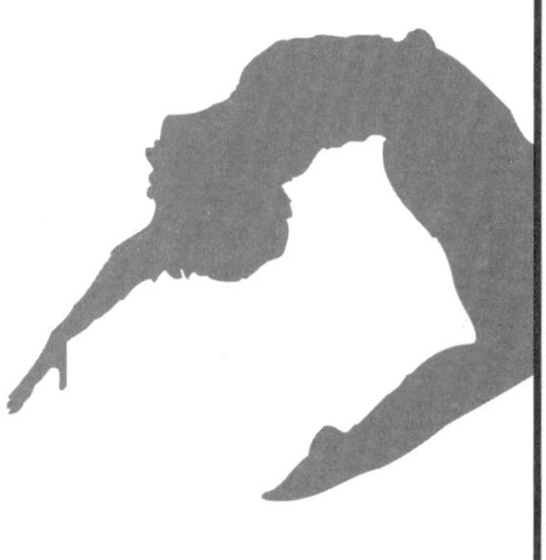

1. 생리학의 개념
2. 생명체의 구성
3. 생체 항상성
4. 생명체의 특성

1. 생리학의 개념

생리학(physiology)은 생체의 기능이나 작용에 관한 현상을 연구하는 학문으로 생물체의 생명현상을 탐구하고, 세포, 조직, 기관, 기관계의 작용과 통합을 규명하며, 생물학, 물리학, 화학, 생화학, 분자생물학, 유전체의 영역이 포함된다. 즉 생리학의 주요 목표는 자극(원인)에 대한 인체의 반응(결과)을 이해하고 예측하며, 계속적으로 변하는 환경에서 생명체가 어떻게 유지(조화와 균형)되는지를 이해하는 것이다.

생리학은 그 분야가 광범위하며, 대상에 따라 세포생리학(cellular physiology), 바이러스생리학(viral physiology), 세균생리학(bacterial physiology), 식물생리학(plant physiology), 동물생리학(animal physiology), 인체생리학(human physiology)이 있다. 또한 분석하는 기능에 따라 감각생리학(sense physiology), 호흡생리학(respiration physiology), 운동생리학(exercise physiology)으로 나누기도 한다.

특히, 인체생리학은 인체를 대상으로 하여 그 영역 내의 다른 생물들과의 상호인자를 보완 · 연구하는 것으로 인체의 구조와 생리적 기능, 조직, 기관의 특성, 음식물의 소화, 흡수, 배설 및 음식물이 인체의 영양소로써 사용되는 모든 과정에 관련된 생리현상들을 다루는 학문이다. 인체 내에서는 여러 기관계통이 각각 그 특성과 구조에 알맞은 생리적 기능을 수행하고 있지만 완전히 독립되어 있는 것이 아니라 서로 밀접한 상호협동을 하고 있다. 따라서 인체생리학에서 다루는 내용은 인체를 구성하는 여러 기관의 해부학적 특징과 기능, 생명유지에 기본 조건인 항상성의 기작, 생명활동에 필요한 에너지 대사 및 생리현상에 수반하여 일어나는 기관의 기능변화 등이 있다.

2. 생명체의 구성

모든 생명체는 세포를 단위로 하여 이루어져 있으나 원시 미생물 중에는 예외도 있다. 고등동물은 세포의 분화를 거쳐 많은 종류, 많은 수의 세포가 모여 하나의 개체를 형성하나 원생동물이나 단세포동물과 같은 하등생물은 하나의 세포가 독립된 개체를 형성한다.

1) 세포소기관

세포소기관(organelle)은 특수한 기능을 지닌 각각의 세포 구조를 의미하며, 세포소기관이 진핵세포의 세포질 가운데 떠 있는 구조이다. 예를 들어, 핵은 세포의 유전정보를 포함하는 세포소기관이다.

2) 세포

세포(cell)는 모든 식물과 동물의 기본적인 생체단위이다. 세포유형은 구조와 기능 면에서 각각 다르지만 그들은 공통적인 많은 특징들을 가지고 있다[그림 1-1].

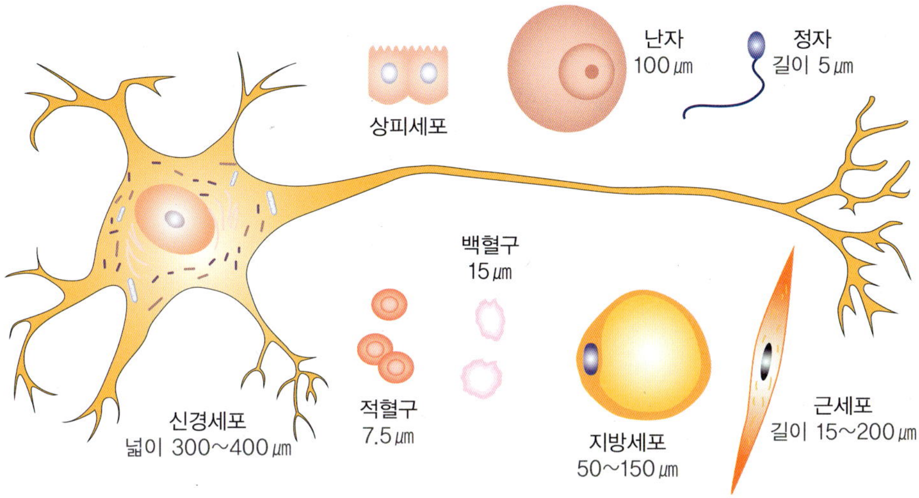

[그림 1-1] 다양한 인체 세포들

3) 조직

조직(tissue)은 비슷한 구조와 기능을 가진 세포군과 이들 사이에 위치한 세포 외 물질이 합쳐진 것이다. 인체를 구성하는 조직은 상피조직, 결합조직, 근육조직, 신경조직이 있다. 조직계는 식물에만 있다.

4) 기관

기관(organ)은 두 개 이상의 조직으로 구성되어 하나 이상의 기능을 수행한다. 예를 들면 폐, 위, 눈 및 심장 등이 있다.

5) 기관계

기관계(organ system)는 일반적인 기능의 단위로서 분류되는 기관의 집합이고, 동물에만 있다. 인체는 11개의 주된 기관계로 나뉘며 각각의 기관계는 피부계(신체 보호와 체온 조절), 골격계(인체의 지지와 보호), 근육계(운동과 이동), 신경계(생리 기능과 외계에 대한 반응 조절), 내분비계(생체 내 반응 조절과 외계에 대한 반응 조절), 순환기계(물질 운반), 면역계(박테리아 또는 이물질 등을 제거하는 우리 몸의 1차 방어선 역할), 호흡기계(산소와 탄산가스 교환), 소화기계(음식물의 소화와 흡수), 비뇨기계(노폐물 배출, 체액 삼투압 조절), 생식기계(생식세포의 생성과 신생아 출산)로 분류된다[표 1-1].

표 1-1 신체의 기관계와 주요 기능

기관계	주요 기관 또는 조직	주요 기능
피부계	피부	외부 환경에 대한 보호, 체온 조절
골격계	뼈, 연골	신체 지지
근육계	골격근	운동
신경계	뇌, 척수, 말초신경과 신경절	체내의 여러 활동 및 신체기능 조절
내분비계	호르몬을 분비하는 모든 선 또는 기관: 췌장, 고환, 난소, 시상하부, 신장, 뇌하수체, 갑상샘, 부갑상샘, 부신, 장, 흉선, 심장, 송과체, 기타 내분비 세포	성장, 대사, 생식, 혈압, 전해질 균형 등과 같은 체내의 여러 활동 및 신체 기능 조절
순환기계	심장, 혈관, 혈액, 림프관	전 조직으로 혈액을 운반
면역계	백혈구, 림프절, 비장, 흉선	외부 침입에 대한 방어
호흡기계	코, 인두, 후두, 기관, 기관지, 폐	산소 및 이산화탄소의 교환, 수소 이온 농도의 조절
소화기계	입, 식도, 위, 장, 침샘, 췌장, 간, 담낭	음식물의 소화와 흡수
비뇨기계	신장, 요관, 방광, 요도	혈장의 조성 조절, 요의 생성과 배설 조절
생식기계	남성: 고환, 음경 여성: 난소, 나팔관, 자궁, 질, 유선	정자 생성, 종족 보존 난자 생성

6) 개체

개체(organism)는 단세포이든 다세포로 구성되었든 간에 총체적인 생명체이다. 인간 개체는 상호의존적인 기관계의 복합체이다.

3. 생체 항상성

항상성(homeostasis)은 주위의 환경이 변해도 인체 내의 환경을 비교적 일정하게 유지시키는 것을 말한다. 인체 내의 각 세포는 소량의 체액(세포 외액)에 의해 둘러싸여 있으며, 이들 세포의 정상 기능은 그 체액환경이 용적, 온도, 화학적 조성을 포함하는 조건들이 좁은 범위 내에서 유지될 때 가능하다. 만약 세포를 둘러싸고 있는 체액이 항상성으로부터 벗어난다면, 세포는 정상적으로 기능하지 못한다[그림 1-2].

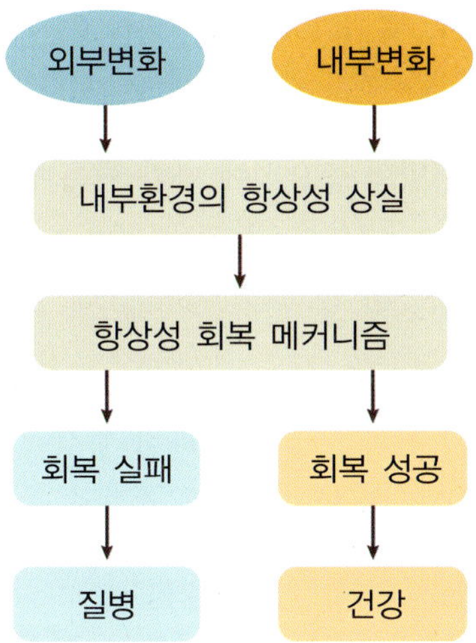

[그림 1-2] 항상성에 따른 신체의 질병과 건강

1) 항상성의 일반적인 원칙

인체는 내 · 외환경의 자극에 반응하고 적응하면서 항상성을 유지하며, 모든 생체기구는 항상성을 유지하는 방향으로 작용한다. 항상성의 일반적인 원칙은 평형, 되먹임, 좁은 범위, 체계질서 등이다.

① 평형

흡수와 배출은 평형에 의하며 흡수보다 배출이 많을 경우는 음의 평형(negative balance), 흡수보다 배출이 적은 경우는 양의 평형(positive balance), 흡수와 배출이 같을 경우는 평형(balance)이라고 한다. 항상성에서는 물질의 절대적인 크기(양)보다 평형이 중요하다.

② 되먹임

항상성의 조절 변화는 정상 방향으로 진행되는데, 주로 변화와 반대 방향(역방향)으로 반응한다. 이것을 음성 되먹임(negative feedback)이라 한다. 음성 되먹임은 기관, 세포, 분자 수준에서 다양하게 발생한다. 즉 체온이 올라가면 체온을 내리는 방향으로, 체온이 내려가면 올리는 방향으로 조절한다.

③ 좁은 범위

정상범위는 한 지점이 아니라 적든 많든 범위를 갖는다. 체중은 비교적 범위가 넓은 편이나 혈중 칼슘 농도나 혈당량은 범위가 좁은 편이다.

④ 체계질서

체계질서 또는 위계질서로 생명의 중요성에 따라 처음과 나중에 작용할 것을 순서대로 진행한다.

2) 항상성의 내용

항상성은 세포의 수요를 만족시키는 물질에 대한 항상성과 세포활동에 영향을 미치는 환경 조건에 대한 항상성, 크게 두 가지로 나누어 생각할 수 있다.

① 세포의 수요를 만족시키는 물질에 대한 항상성

포도당, 물, 무기질, 비타민, 호르몬, 효소, 산소 등

② 세포활동에 영향을 미치는 환경조건에 대한 항상성

최적 온도, 최적 pH, 최적 삼투압 등

3) 생체 기능의 조절 방법

생체 내 기능 조절의 방법에는 정신적 조절, 신경적 조절, 내분비적 조절, 효소적 조절, 생체막 투과성에 의한 조절 등이 있다.

(1) 정신적 조절

인간은 생각이나 감각에 의하여 환경이나 식사내용을 바꿀 수 있다. 즉, 혈당치가 상승하여 만복감을 느끼게 되면 더이상 식사를 하지 않도록 하는 것은 되먹임 조절(feedback control)의 예이다. 또한, 간의 기능이 저하되면 담즙 분비가 감소하여 지방이 소화 · 흡수되기 어려우므로 지방을 싫어하게 한다.

(2) 신경에 의한 조절

활동을 하지 않는 수면 시에도 호흡, 순환, 체온 등은 의식과 관계없이 시상하부의 자율신경계에 의해 조절된다. 이 밖에 생체 내에서 삼투압, pH, 효소, 혈당 등도 모두 중추신경이나 말초신경에 있는 특수감각장치에 반응하여 그 정보를 시상하부로 전파한다. 정보에 따라 시상하부는 바로 되먹임 조절을 일으키며, 이때 내분비계나 자율신경계를 통하여 조절이 이루어진다.

신경계의 5가지 항상성 조절(homeostatic control)요소는 수용체(receptor), 구심성 경로(afferent pathway), 통합 센터(integrating center), 원심성 경로(efferent pathway), 작용체(effector)이다[그림 1-3].

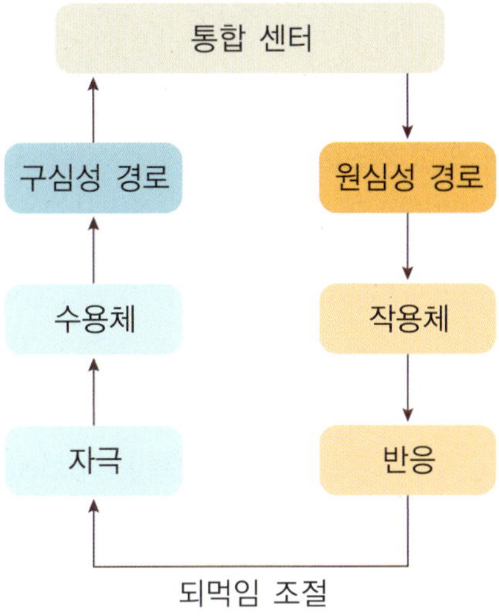

[그림 1-3] 생물학적 조절계의 일반적인 구성

(3) 내분비에 의한 조절

호르몬은 어떤 대사의 일정한 효소(enzyme)에 직접 작용하여 그 반응 속도를 변화시키거나 막의 투과성을 증감시켜 생체의 기능을 조절한다. 이와 같이 내분비는 생체조직의 기능을 정밀하게 조정하여 정상적인 대사를 유지하고 최적의 내부 환경이 되도록 한다.

(4) 효소에 의한 조절

생체 내 화학반응의 촉매로 작용하는 효소는 직접 대사계를 변화시키는 대사 조절작용이 있다. 신경계나 내분비계의 조절은 최종적으로 효소반응에 작용하여 대사를 조절한다.

① 효소활성의 조절

일련의 대사과정에 최종 생성물이 과잉상태에 이르면, 그 대사계의 반응속도가 일시적으로 억제되는 것을 되먹임 조절이라 한다. 보통 이 경로의 첫 단계 반응을 촉매하는 효소가 저해되어 대사계 전체의 흐름이 약해짐으로써 최종 생성물은 정상상태로 되돌아간다. 이것이 효소의 되먹임에 의한 조절이다.

② 효소량에 의한 조절

장기간 동안 음식물 등의 외부환경이 변화되면 기질이 증가하고, 이에 대응하여 효소의 합성이 왕성해져서 효소량이 증가하는 현상이 나타난다. 또 최종산물이 축적되면 효소합성을 감소시킨다. 이것은 효소단백질의 합성이 억제인자의 증감 때문에 일어나는 조절이다.

(5) 생체막 투과성에 의한 조절

생체막은 필요한 것만을 선택하여 세포 내와 세포 외의 물질 출입을 조절한다. 소화관의 흡수도 생체막 투과성에 의한 것으로, 빈혈이 있는 사람이 정상인보다 철의 흡수율이 높아져 체내 철 분량이 상승하는 것이 이에 속한다.

4. 생명체의 특성

생명체의 특성에는 유기적 체제(organization), 물질대사(metabolism), 운동(movement), 자극 감수성(irritability), 성장(growth), 생식(reproduction), 적응(adaptation) 등이 있다.

(1) 유기적 체제

생명체는 세포, 조직, 기관, 기관계, 유개체 등의 크고 작은 단위로 이루어져 있다. 각 부분은 모두 유기적으로 조직화되어 있으며, 상호의존(interdependence)과 상호작용(interaction)의 관계를 맺고 있다. 이러한 유기적 체제의 특성은 비생명체에서는 결코 찾아 볼 수 없는 독특한 것이다.

(2) 물질대사

생명체는 주위 환경으로부터 물질을 얻어 이것을 체내에서 분해하는 이화작용(catabolism)과 합성하는 동화작용(anabolism)을 통해 활동에 필요한 에너지를 얻으며, 대사의 결과로 발생되는 노폐물은 체외로 배설한다. 이때 생체 내에서 일어나는 화학반응과 그에 따른 에너지 전환과정을 물질대사(metabolism)라고 한다. 이 활동이 정지되면 생명체는 생명을 잃는다[그림 1-4].

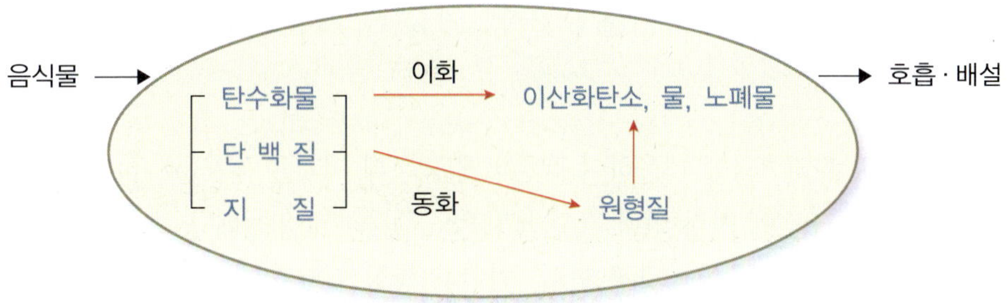

[그림 1-4] 인체의 물질대사

(3) 운동

생명체가 살아있다는 사실은 운동(movement)을 통하여 감지할 수 있다. 이러한 운동에는 운동하는 장소의 이동, 개체의 움직임 및 세포 내부와 외부 간의 물질이동, 합성 등이 있다. 그리고 생명체는 변화에 대응하는 운동을 하기 위하여 에너지를 소비한다.

(4) 자극 감수성

생명체는 다양한 자극(stimulus)에 대하여 감지하고 그것에 반응(response)하는 특성을 갖고 있다. 자극을 받아들일 때, 그 자극에 대한 피해를 최소화하는 쪽으로 반응을 함으로써 자기에게 유리한 방향으로 작용하게 한다. 이러한 특성을 자극 감수성(irritability)이라고 한다.

(5) 성장

생명체는 외부로부터 섭취한 물질을 물질대사를 통하여 에너지와 저분자물질로 전환시켜 사용함으로써 성장한다. 일반적으로 동화작용이 이화작용에 비해 많이 일어나므로 그 결과 물질이 축적되며, 이와 같은 물질의 축적은 생물체 형성물질로 전환되어 증가한다. 이러한 현상을 성장(growth)이라고 한다.

(6) 생식

모든 생물은 사는 동안 일정한 시기에 이르면 자신과 같은 종(species)의 새 생명체를 만든다. 예를 들면, 인간은 하나의 정자(sperm)와 난자(ovum)가 결합한 수정란(fertilized egg)이 자궁(uterus) 안에서 착상하여 발육하는 과정을 거쳐 태아가 되고, 분만에 의하여 새로운 생명이 탄생한다. 따라서 생식(reproduction)은 종족을 유지하는 수단이 되며, 개체의 유한한 생명을 다음 세대의 생물을 통하여 계승하는 방법이라고 할 수 있다.

(7) 적응

생명체는 주위 환경변화에 대응하여 생존하게 되는데 이것을 적응(adaptation)이라고 한다. 다양한 환경조건에 따라 여러 가지 모양으로 적응하게 되는데 오랜 시간에 걸쳐 일어나는 적응을 진화(evolution)라고 한다. 이러한 특성이 있기 때문에 생물체는 개체의 생존이나 번식에 유리한 상태를 갖는다.

용어 및 핵심정리

생리학(physiology)	생체의 기능이나 작용에 관한 현상을 연구하는 학문
세포소기관(organelle)	특수한 기능을 지닌 각각의 세포 구조를 의미하며, 진핵세포의 세포질 가운데 떠 있는 구조
세포(cell)	모든 식물과 동물의 기본적인 생체단위
조직(tissue)	• 비슷한 구조와 기능을 가진 세포군 • 인체를 구성하는 조직: 상피조직, 결합조직, 근육조직, 신경조직
기관(organ)	• 두 개 이상의 조직으로 구성되어 하나 이상의 기능을 수행 • 예: 폐, 위, 눈 및 심장 등
기관계(organ system)	• 일반적인 기능의 단위로서 분류되는 기관의 집합 • 인체의 11개 기관계: 피부계(신체 보호와 체온 조절), 골격계(인체의 지지와 보호), 근육계(운동과 이동), 신경계(생리기능과 외계에 대한 반응 조절), 내분비계(생체 내 반응 조절과 외계에 대한 반응 조절), 순환기계(물질 운반), 면역계(박테리아 또는 이물질 등을 제거하는 우리 몸의 1차 방어선 역할), 호흡기계(산소와 탄산가스 교환), 소화기계(음식물의 소화와 흡수), 비뇨기계(노폐물 배출, 체액삼투압 조절), 생식기계(생식세포의 생성과 신생아 출산)
항상성(homeostasis)	주위의 환경이 변해도 인체 내의 환경을 비교적 일정하게 유지시키는 것
음성 되먹임 (negative feedback)	변화와 반대 방향(역 방향)으로 반응하여 정상 방향으로 일정하게 유지되는 것
물질대사 (metabolism)	생명체는 주위 환경으로부터 물질을 얻어 이것을 체내에서 분해하는 이화작용과 합성하는 동화작용을 통해 활동에 필요한 에너지를 얻으며, 대사의 결과로 발생하는 노폐물은 체외로 배설됨. 이때 생체 내에서 일어나는 화학반응과 그에 따른 에너지 전환과정을 물질대사라고 함
적응(adaptation)	생명체가 주위 환경변화에 대응하여 생존하게 되는 현상

Chapter 02

세포생리

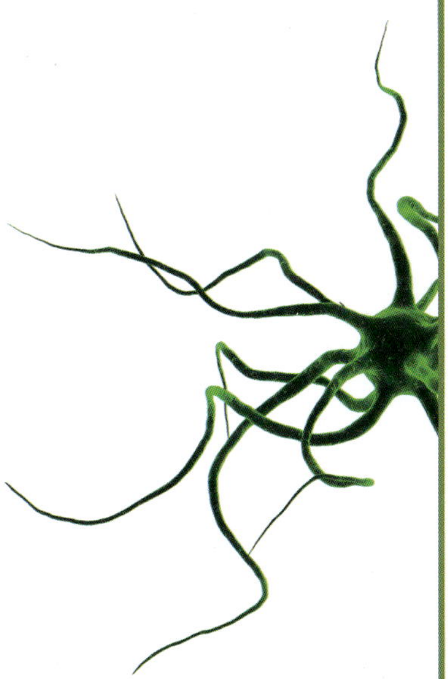

1. 세포의 구조와 기능
2. 세포막을 통한 물질이동
3. 세포의 성장과 분열
4. 조직

1. 세포의 구조와 기능

세포의 어원은 희랍어로 방(room)이라는 뜻이다. 사람의 영양은 세포에 의해 시작되며, 모든 세포의 영양은 식이에서 공급한다.

세포의 크기는 약 10~30 μm 정도이고 인체를 구성하는 세포의 수는 10^{14}개 정도이고, 세포의 크기나 모양은 다양하다. 가장 큰 세포는 난세포로 직경 230 μm이고, 가장 작은 것은 약 6 μm이며, 신경 세포처럼 긴 것도 있고 난세포처럼 둥근 것도 있다[그림 2-1].

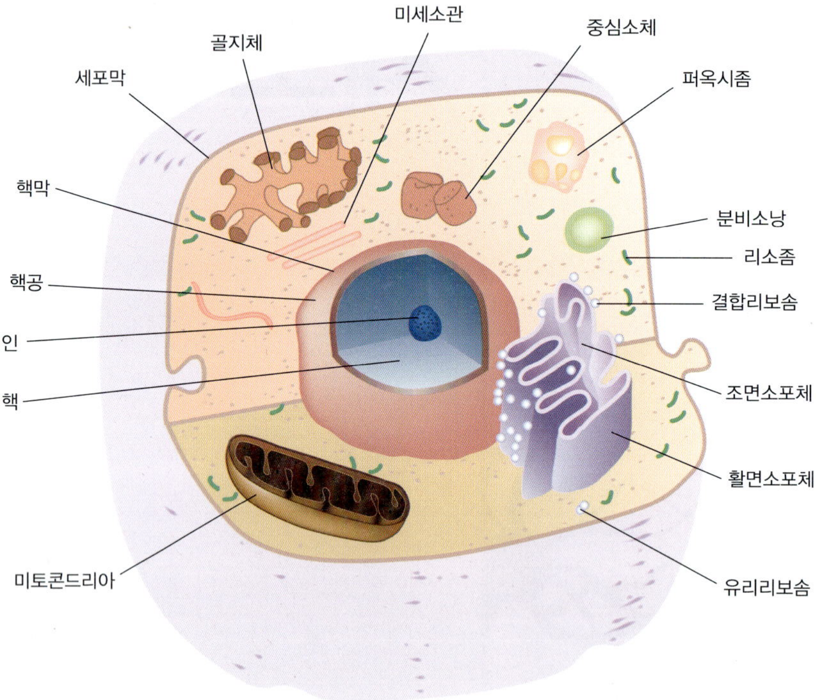

[그림 2-1] **세포의 구조**

세포는 일반적으로 한 개의 핵을 가진 원형질의 덩어리로 개체의 구조상 · 기능상의 기본단위이다. 기능상으로는 자기증식성, 자극반응성, 대사조절성의 성질이 있으며, 형태적으로는 지지세포, 상피세포, 근육세포, 신경세포로 나눌 수 있다. 세포는 그 자체가 독립된 생물로서의 성질을 갖추고 있으나, 단위로서의 세포는 단순한 모임 개체의 구조나 기능을 나타내지는 못한다.

1) 세포막

(1) 구조

세포막(cell membrane)은 단위막(unit membrane)을 기본으로 하는데 두께는 7.5~10 nm정도로 거의 일정하며 세 가지의 층으로 구성되어 있다. 외층(external layer)은 단백질(protein)과 점액 다당류(mucopolysaccharide)가 결합된 물질로 두께가 약 2.5 nm이며, 중간층은 지질분자로서 두께는 약 4.0 nm이고, 내층(internal layer)은 단백질로 두께는 약 2.5 nm이다. 중간층의 지질은 주로 인지질(phospholipid)로 세포막의 구조적 안정에 기여하며 두 층으로 마주 보면서 배열되어 있다. 실 모양의 소수성 부분(hydrophobic region)은 막의 안쪽으로, 둥근 모양의 친수성 부분(hydrophilic region)은 막의 양쪽 바깥으로 향해 있다[그림 2-2].

단백질 분자의 일부는 인지질층을 관통하거나 표면에 산재하여 있는데, 표면에 있는 단백질을 표재성 단백질(peripheral protein)이라 하며 지질 이중층(lipid bilayer) 내부에 있는 것을 내재성 단백질(integral protein)이라 한다.

단백질은 다음과 같은 기능이 있다.

① 막의 구성 성분

② 이온물질의 통로

③ 막 표면에서의 화학반응을 촉진하는 효소

④ 수용체(receptor)로서 신경전달물질(neurotransmitter) 및 호르몬(hormone)과 결합하여 세포 내의 변화 유도

⑤ 이온물질이 수송될 수 있도록 하는 펌프(pump)

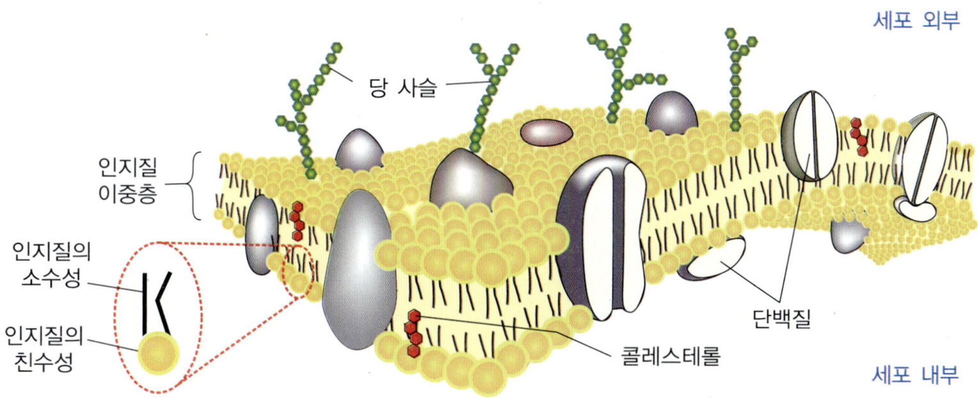

[그림 2-2] 세포막의 구조

(2) 조성

세포막의 기본 구성성분은 지질(lipid)과 단백질이고, 외막에는 탄수화물(carbohydrate)이 부착되어 있다. 예를 들면, 신경세포의 수초(myelin)는 지질 75%와 단백질 20%로 구성되어 있으며, 미토콘드리아(mitochondria)의 내막(inner membrane)은 지방 23%와 단백질 75%로 구성되어 있다.

동물 세포막의 지질에는 인지질, 당지질(glycolipid) 및 콜레스테롤(cholesterol)의 3종류가 있으며, 인지질은 전체 지질량의 약 70%로 반액체 상태로 존재한다. 콜레스테롤은 약 25%로 물질이 막을 통과할 수 있는 속도를 결정하는 유동성(fluidity)을 조절한다. 당지질은 면역반응(immune reaction)에서 항원(antigen)의 역할을 하며, 적혈구 응집반응을 일으키는 주된 물질이다.

(3) 기능

① 세포와 외부환경 사이를 구분함
② 대사에 필요한 물질이 내부로 들어오고 대사산물은 외부로 나감
③ 수용체가 있어 외부로부터의 호르몬 작용이나 신경흥분을 받아들임
④ 세포막에는 여러 효소가 있어 물질대사를 촉진시킴
⑤ 막 전위를 발생함
⑥ 투과성(permeability)과 선택적 특이성(selective specificity)이 있어 세포 밖의 분자가 세포막의 선별 능력에 따라 세포 내로 들어올 수 있음
⑦ 내부 환경의 항상성(homeostasis)을 유지함
⑧ 세포막에 접촉하는 세포가 같은 종류인지 다른 종류인지를 식별함

2) 핵

핵(nucleus)은 핵산(nucleic acid)을 갖고 유전적 특질을 결정하며, 세포의 분열과 성장 및 단백질 합성에 관여한다.

직경이 4~6μm이며, 핵막(nuclear membrane)으로 싸여 있고 500Å 정도의 핵공(nuclear pore)이 있다. RNA(ribonucleic acid)를 함유한 핵소체(nucleolus)와 DNA(deoxyribonucleic acid)를 함유한 DNA와 RNA의 복합체인 염색질(chromatin)로 구성되어 있다.

핵산은 인산, 5탄당 및 4개의 염기가 결합된 복합물이다. 염기는 퓨린 염기(purine base)

와 피리미딘 염기(pyrimidine base)로 구별한다. 퓨린 염기는 아데닌(adenine, A), 구아닌(guanine, G)이며 피리미딘 염기는 시토신(cytosine, C), 티민(thymine, T), 우라실(uracil, U)로 구성되어 있다. DNA는 아데닌, 구아닌, 시토신, 티민을, RNA는 아데닌, 구아닌, 시토신, 우라실을 함유하고 있다.

(1) 핵막

핵막은 이중 막으로 되어 있으며 세포질과 경계를 이룬다. 핵막의 곳곳에는 핵공이라는 구멍이 있는데 이를 통하여 핵과 세포질 사이에 물질교환이 이루어진다. 핵막은 핵 내 물질을 안정적으로 감싸고 있으며 단백질, 저분자, RNA 등을 통과시킨다.

(2) 핵소체

핵소체는 핵 안에 있는 구형체로서 막이 없으며 크기가 거의 일정하다. 리보솜 형성에 필수적이며, 내부는 단백질과 리보솜 RNA(ribosomal RNA)로 구성되어 있다. 단백질 합성이 왕성하게 이루어지면 핵소체는 커지고 염색질(chromatin)이 RNA를 합성하면 핵소체에 저장되었다가 세포질 속으로 나가서 단백질 합성을 조절한다.

(3) 염색질

염색질(chromatin)에는 유전자(gene)가 들어 있으므로 유전적 특질을 결정하며, 세포분열기에 실 모양의 염색체로 변화한다. 주성분은 DNA와 히스톤(histone)단백질로 구성되어 있다. 유전자는 세포의 활동에 필요한 효소들의 화학적 구조를 결정하는 동시에 활동상황에 알맞게 일정한 순서로 효소의 생산을 지시하고 있다.

3) 세포질

세포질(cytoplasm)은 세포의 주요 부분을 차지하고 있으며, 수분 75~85%, 단백질 10~20%, 지질 2~3%, 무기질 1%, 탄수화물 1%로 구성되어 있다.

세포질은 세포의 유형 성분으로 세포소기관(cell organelle)과 시토졸(cytosol)로 구성되어 있으며, 해당과정, 아미노산 합성, 요소 합성 등에 관여하는 효소들이 용해되어 있다.

(1) 사립체

사립체(mitochondria, 미토콘드리아)의 구조는 이중 막으로 싸인 주머니 모양이며, 평활한 외막(outer membrane)과 내부의 기질(matrix)로 뻗쳐 있는 주름(crista)을 형성하는 내막(inner membrane)을 갖고 있다. 외막과 내막의 두께는 10 nm이며 두 막 사이의 공간은 대략 8~10 nm이다. 사립체는 세포 내 물질대사의 대부분을 담당하는 소기관으로 세포가 소비하는 산소의 75%를 사용하며, 구연산 회로(citric acid cycle)와 지방산의 β-산화 등 반응에 관계되는 효소와 보조효소 대부분이 이곳에 집중되어 있다[그림 2-3].

사립체의 기능은 다음과 같다.

① 사립체 내막에서 능동적 수송(active transport)에 의한 물질 수송
② 아데노신 3인산(adenosine triphosphate, ATP)을 생산
③ 신경자극전도
④ 근육 수축

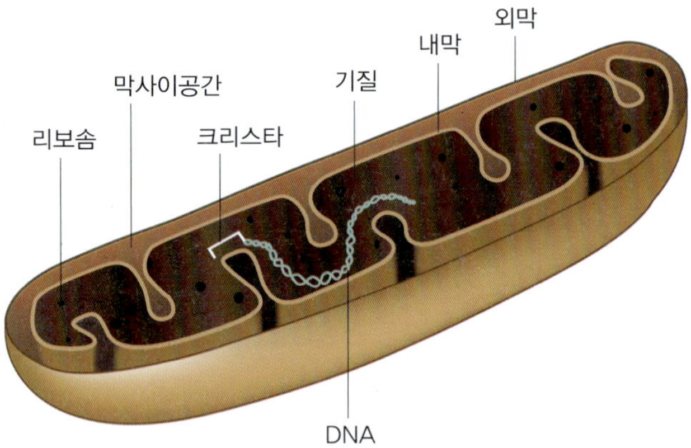

[그림 2-3] **미토콘드리아의 구조**

(2) 리보솜

리보솜(ribosome)은 단백질을 합성하는 기능적 단위로 리보솜 RNA와 단백질로 이루어져 있으며, 두 개의 단위 구조인 대단위(large subunit)와 소단위(small subunit)로 구성되어 있다. 두 단위 사이에 메신저 RNA(messenger RNA)가 존재하며, 리보솜 여러 개가 메신저 RNA에 의해 염주모양으로 결합된 집단을 폴리좀(polysome)이라고 한다[그림 2-4].

리보솜은 핵 내에서 유전자로부터 rRNA분자에 의해 운반되어 온 정보로 아미노산으로부터 단백질을 합성하고 골지체에 저장한다.

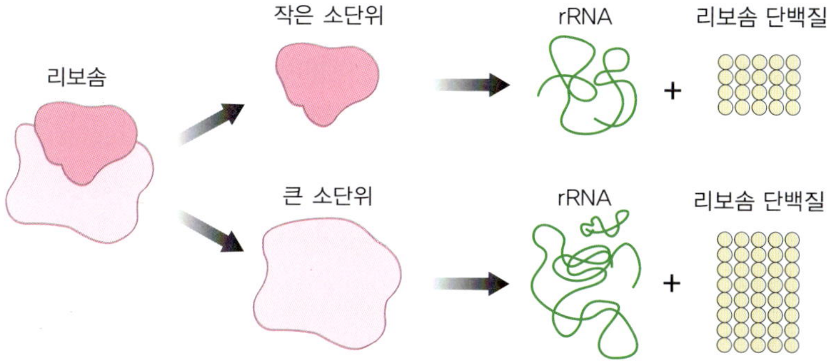

[그림 2-4] **리보솜의 구조**

(3) 소포체

소포체(endoplasmic reticulum)는 그물 모양의 작은 관으로 단위막(unit membrane)에 싸여 있고 세포막이나 핵막에 연결되어 있다.

소포체는 조면 소포체와 활면 소포체로 구분한다. 조면 소포체(rough endoplasmic reticulum), RER에는 리보솜이 부착되어 있고, 췌장(pancreas)이나 간세포(liver cell)에 많으며, 단백질의 합성을 담당하여 합성된 단백질은 골지체로 이동한다. 활면 소포체(smooth endoplasmic reticulum, SER)는 리보솜이 부착되어 있지 않아 매끈한 형태를 유지하며, 소장이나 상피세포에 많고 스테로이드(steroid)와 지방을 합성하는 장치이며, 생합성 물질의 통로이기도 하다.

소포체는 분비활동이 활발한 세포에 잘 발달되어 있으며, 세포의 종류에 따라 기능이 다르다. 간세포는 해독작용(detoxification)과 물질대사 기능이 있으며, 성선세포(gonad cell)는 스테로이드 호르몬(steroid hormone)을 합성하고, 위벽세포(parietal cell)는 염산분비 기능이 있다.

(4) 골지체

골지체(golgi apparatus)는 소포체에서 형성되며, 납작하고 작은 액포들이 포개진 형태로 핵 주위에 위치하고 있다. 모양은 막의 구조와 작은 관의 구조가 뒤섞인 형태이며, 분비 세포(secretory cell)에서 흔히 볼 수 있다.

골지체의 기능은 다음과 같다.

① 소포체에서 형성된 물질의 집합 장소로 농축 · 저장 · 분비

② 다당류(polysaccharide)를 합성하여 조면 소포체에서 만들어져 이동되어 온 단백질과 결합, 세포벽과 세포막의 구성 성분인 당단백질(glycoprotein)을 형성하여 세포 외로 분비

③ 리보솜을 형성

④ 뼈나 연골의 조골 작용에 사용되는 결합조직(connective tissue) 세포의 생산을 촉진

⑤ 지방은 단백질과의 복합체인 유미과립(chylomicron)을 만들어 혈액 속으로 방출

(5) 용해소체

용해소체(lysosome)는 단일 단위막으로 둘러싸여 있는 구조로서 이물질(foregin body)이 세포 내로 들어오면 소화시키는 자기소화(autolysis) 기능이 있고, 내부에는 가수분해효소(hydrolytic enzyme)를 함유하고 있다. 이들 가수분해효소들은 산성영역에서 활동적이며, 정상적 상태에서는 효소가 누출되지 않는다. 그 예로 DNA 분해효소(deoxyribonuclease), RNA 분해효소(ribonuclease), 인산염 분해효소(phosphatase), 콜라겐 분해효소, 펩타이드 분해효소(peptidase) 등이 있다.

1차 용해소체는 골지체의 일부가 떨어져 나와 생성되며, 이들과 외부에서 침입한 이물질과 결합하여 2차 용해소체를 형성하게 되는데, 용해소체 내에서 소화와 흡수가 이루어진 다음 찌꺼기는 세포 밖으로 배출한다.

용해소체 막의 안정성 여부는 정상적인 신체 생리에 중요하다. 비타민 E는 막의 지방산화를 방지하여 안정제 역할을 하나, pH 저하, 저산소증(hypoxia), 과량의 비타민 A는 막을 파괴하여 세포 자체가 자기소화(autolysis)되기도 한다.

(6) 과산화소체

과산화소체(peroxisome)는 간과 신장의 세포에 존재하며 크기와 형태에서 용해소체와 비슷한 막으로 된 주머니이다. 내부에는 카탈라아제(catalase)라는 효소가 존재하여 지방과 아미노산의 산화 시 발생하는 독성물질인 과산화수소(H_2O_2)를 물(H_2O)과 산소(O_2)로 분해시키는 기능이 있으며, 광합성 세포는 광호흡(photorespiration)에도 관여한다. 한편 체내에서 생성된 과산화수소는 살균작용을 한다.

7) 중심소체

중심소체(centriole)는 직경이 0.15 μm, 길이가 0.3~0.5 μm의 원통형 소체로 핵 근처에 있다. 중심소체의 벽은 9개의 미세소관(microtubule)으로 구성되어 있으며, 1개의 미세소관은 3개의 섬유로 이루어져 있다. 중심소체는 세포분열(cell division)이 시작되기 이전에 분열하여 양극을 향해 이동하면서 방추(mitonic spindle)를 형성하며, 분열한 염색체는 양극으로 이동함으로써 세포 내 운동과 밀접한 관계가 있다. 운동기능이 있는 편모(flagella)와 섬모(cilia)의 중심체와 구조적으로 비슷하다.

표 2-1 세포소기관의 구조적 특성과 기능

세포소기관	구조적 특징	주요 기능
세포막	인지질의 이중층구조와 단백질	세포 내부와 세포 외액 사이의 물질이동과 출입구 역할
세포기질	반유동성 물질	용해성 영양소, 이온, 대사산물을 함유
중심소체	미세소관 다발	세포분열에 관여
리소좀과 퍼옥시좀	막으로 둘러싸인 소포로 내부에 효소 포함	세포 내 소화기관
미토콘드리아	이중 막 구조	ATP 생성
골지체	납작한 막 주머니	단백질의 분류, 농축변형 및 포장
핵	이중핵막을 가진 원형구조, DNA, RNA, 단백질을 가지고 있는 핵 내의 부분	DNA 함유, 리보솜 RNA 합성
조면소포체	외부 핵막과 연결된 막성소관 리보솜이 부착되어 있음	리보솜에 합성된 단백질 운반
활면소포체	리보솜이 부착되어 있지 않은 소포체	지방산, 스테로이드, 지질 합성
리보솜	RNA와 단백질로 구성된 과립상	단백질 합성
미세소관	단백질섬유	세포질 지지

2. 세포막을 통한 물질이동

인체의 모든 생리적 기능은 물질이동에서 시작한다. 물, 영양물질, 노폐물, 가스, 여러 가지 이온 등의 분자들은 세포막을 통해 이동하며, 세포 내외의 균형을 이루는데 이러한 상태를 안정 상태(steady condition)라 한다.

세포막을 통한 물질의 이동은 수동적 수송(passive transport), 능동적 수송(active transport) 및 세포막이 함몰되면서 세포 안으로 직접 삼키는 음세포 작용(pinocytosis)으로 크게 구분한다[그림 2-5].

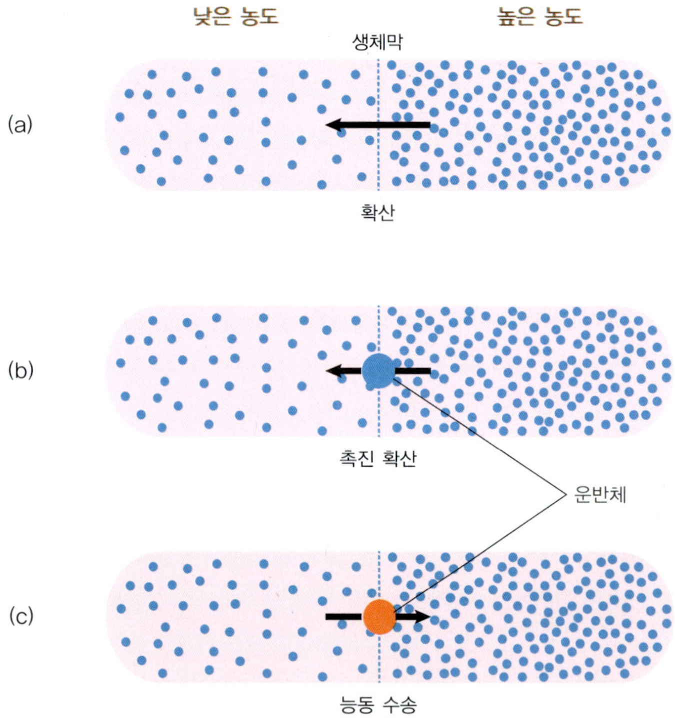

[그림 2-5] 세포막 내외의 농도 차에 의한 물질이동

1) 수동적 수송

수동적 수송은 세포 내외의 농도 중 높은 곳에서 낮은 곳으로 이동되며, 에너지 공급이 필요 없고, 세포 내외의 농도가 균형을 이룰 때까지 이동한다. 수동적 수송 방식에는 확산(diffusion), 여과(filtration), 삼투(osmosis)가 있다.

(1) 확산

확산이란 농도가 높은 곳에서 낮은 곳으로 물질이 이동하여 균등하게 분포되는 현상이며, 세포막을 통한 물질이동이 가장 기본적인 과정이다. 확산에서 가장 중요한 요소는 물질에 대한 세포막의 투과도이며, 투과도는 그 물질과 지방에 대한 용해도, 분자의 크기 및 전해질의 경우에는 해리된 정도에 따라 달라진다. 또한 확산은 농도 차이나 전위차가 클수록, 분자량이 작을수록, 이동거리가 짧을수록, 온도가 높을수록 빠르게 일어난다.

확산은 물질농도에 비례하여 확산이 증가하는 단순 확산(simple diffusion)과 확산이 일어날 수 있는 속도가 세포막에 있는 운반체(carrier)의 수에 의해 제한되는 촉진적 확산(facilitated diffusion)으로 나눌 수 있다. 촉진적 확산의 예로는 아미노산과 포도당의 세포 내로의 이동으로, 아미노산과 포도당같이 지방에 대한 용해도가 매우 작은 물질들은 세포막의 지질층을 통해 이동하지 못하므로, 세포막의 단백질 운반체로 하여 세포 내로 이동하거나 단백질에 의해 형성된 구멍(pore)을 통해 이동한다.

(2) 여과

물질이 막을 통과할 때 통과할 수 없는 큰 입자는 남고, 통과할 수 있는 저분자 물질만 걸러지는 현상을 여과라 한다.

인체 내에서 여과가 일어나는 곳은 신장(kidney)의 신소체인데, 막에서 혈액성분 중 수분과 저분자 물질은 여과되나, 분자량이 큰 단백질은 여과되지 않는다. 또한 심장박동으로 발생되는 혈압에 의해 모세혈관 내 물질이 밖으로 스며들어 가는 현상도 한 예이다.

(3) 삼투 현상

반투과성 막을 중심으로 물질의 이동이 있을 때 통과되거나 통과되지 않는 현상은 막의 반투과성인 물리적 성질 때문이며, 이러한 성질을 삼투라고 한다.

삼투압이 같은 경우 두 가지 용액이 반투막을 사이에 두고 접해 있더라도 물의 이동은 일어나지 않는다. 이런 용액은 적혈구의 농도 0.9% NaCl과 같은 농도로 삼투압이 같기 때문에 등장액(isotonic solution)이며, 이것을 생리적 식염수(physiological saline solution)라 한다. 0.9% 이상의 고장액(hypertonic solution)에서는 세포 외부로 수분이 빠져나가 세포의 부피가 줄어드는 탈수(dehydration)가 일어나며, 0.9% 이하의 저장액에서는 수분이 세포 내부로 들어가 세포의 용적이 증가하여 세포막이 파열되고 내용물이 터져 나오는 용혈(hemolysis) 현상이 일어난다.

2) 능동적 수송

세포막을 통한 물질이동은 농도, 압력 및 전위가 높은 곳에서 낮은 곳으로 이동하는 것이 원칙이나 이러한 전기 화학적인 에너지 경사와 반대로 물질을 이동시키는 것을 능동적 수송이라고 한다.

(1) 능동적 수송 기전

세포 내의 농도가 높고 세포 밖의 농도가 낮은 물질 S가 세포 밖에서 세포 내로 이동할 때, 세포막 외측에서 운반체 C와 결합하여 CS복합체를 형성한다. CS복합체가 막의 안쪽으로 확산되어 들어가면 S는 분리되어 세포질 내로 들어가고, C는 다시 세포막 바깥쪽으로 확산되어 나와 새로 들어온 물질 S와 복합체를 형성한다. 이 과정에서 C와 S가 분리하거나 결합할 때 효소와 에너지가 필요하다[그림 2-6].

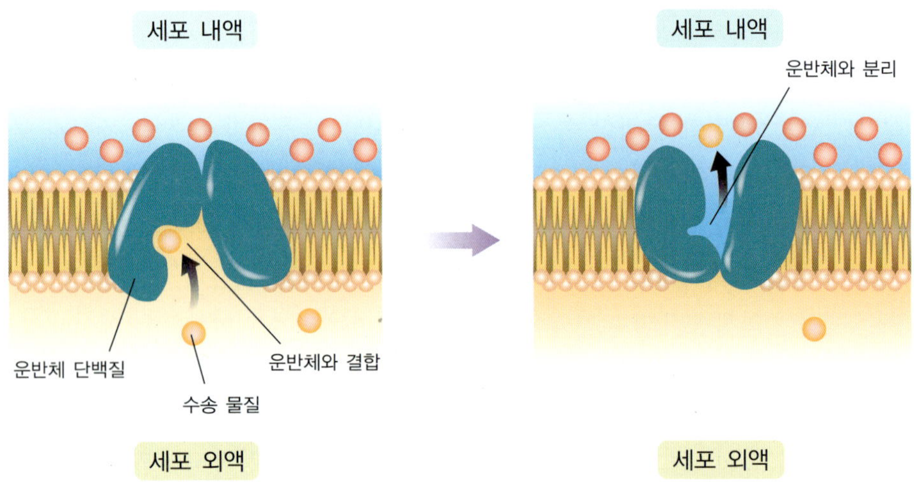

[그림 2-6] 운반체를 통한 물질이동 기전

(2) Na^+ 펌프

Na^+의 농도는 세포 내액보다 외액이 높고 반대로 K^+의 농도는 세포 외액보다 내액이 높다. 이 이온들은 농도 차에 의해 Na^+은 세포 내액으로, K^+은 세포 외액으로 이동할 것이다. Na^+ 펌프(sodium pump)는 Na^+-K^+ ATPase로 능동적 수송 기전에 의해 세포 내로 확산하여 들어간 Na^+을 세포 외로 운반하고, 세포 내에 Na^+이 축적되는 것을 방지하

며, 세포 내로 물이 유입되는 것을 방지한다. 반면에 세포 외로 확산되어 나온 K^+은 세포 내로 운반한다. 보통 3개의 Na^+을 밖으로 운반하는 동시에 2개의 K^+을 안으로 운반한다. 따라서 세포 내외의 Na^+과 K^+의 분포는 확산과 능동적 수송의 동적인 평형(dynamic equilibrium)에 의하여 항상 일정하게 유지된다[그림 2-7].

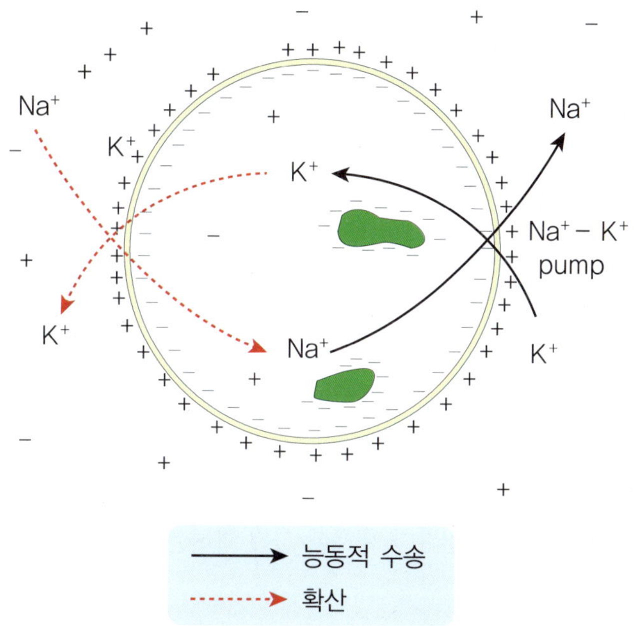

[그림 2-7] Na^+–K^+ 펌프

(3) 능동적 수송의 특징

① 농도구배(concentration gradient)에 역행해서 일어나는 물질이동
② 제한된 수의 운반체에 의해 이루어지므로 이동 기전이 포화되는 현상을 보임
③ 운반체와 유사한 물질에 의하여 이동이 경쟁적으로 억제(competitive inhibition)됨
④ 대사에너지가 필요
⑤ 운반체는 선택적으로 운반하는 특이성(specificity)을 가지며 온도가 높을수록 운반 속도가 커짐

3) 음세포 작용

음세포 작용(pinocytosis)은 세포막을 투과하지 못하는 물질이동 시 세포막이 함몰하거나 융기해 조그마한 주머니를 형성하여, 일부의 세포질과 함께 물질분자를 이동시키는 작용으로 대사 에너지를 필요로 한다[그림 2-8].

(1) 세포 내 섭취

세포 내 섭취(endocytosis)는 세포막이 조그만 주머니를 형성하여 함몰하면서 이동 물질을 삼켜 세포 내로 수송하는 현상이다.

① 액체 세포 내 섭취(fluid endocytosis)

소량의 세포 외액만을 함유한 주머니에 의해 세포 안으로 물질이동이 일어난다.

② 흡착 세포 내 섭취(adsorptive endocytosis)

물질 분자들이 세포막 표면의 단백질 분자들과 결합하여 세포 외액과 함께 세포 안으로 이동한다.

③ 식세포 작용(phagocytosis)

백혈구에서 위족현상으로 세균을 탐식하여 고형물질이 이동하는 것으로 박테리아나 손상된 세포 조각과 같이 커다란 입자가 세포에 의해 먹히는 과정이다.

(2) 세포 외 배출

세포 외 배출(exocytosis)은 세포질에 존재하는 조그만 주머니를 세포막과 유합시켜 주머니 속의 내용물을 세포 밖으로 수송하는 과정으로 신경전달물질, 호르몬 및 효소의 분비에 이용한다.

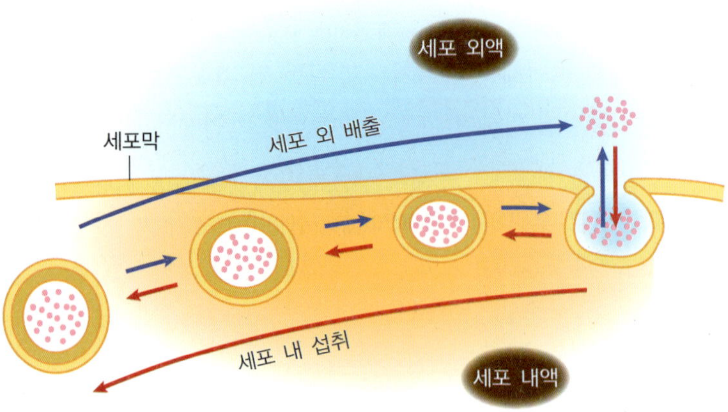

[그림 2-8] 음세포 작용

3. 세포의 성장과 분열

1) 세포의 성장

세포의 성장은 세포분열에 의한 세포증식과 세포 크기가 커지는 세포의 증대, 세포의 증식과 증대가 함께 형성되는 세포의 분열, 3단계로 일어난다.

(1) 증식

DNA가 양적으로 증대하는 것으로 세포분열에 의해서만 발달한다. 이 단계의 특징은 무게, 단백질과 DNA양의 비율적인 증대이며, 세포 각각의 비율과 크기는 변하지 않는 반면에 세포 수는 많아지는 것이다. 이 단계는 체중과 단백질 함량이 계속 증가하는 동안 순 DNA합성률이 완만해질 때 끝난다.

(2) 증대

세포분열은 끝나고 성장은 단지 세포증대에 의해서만 일어난다. 즉 기관의 DNA양은 비교적 일정하게 남아 있으나 중량이나 단백질량은 계속 증대되어 세포 크기가 커진다.

성장은 전체 기관의 무게나 일정량의 단백질이 될 때 끝난다.

2) 세포의 분열

개체의 성장과 새로운 세포의 공급을 위하여 세포는 끊임없이 분열, 증식을 계속한다. 세포분열에는 모세포가 각기 동일한 핵형을 갖는 두 개의 딸세포로 분열하는 유사분열(mitosis)과 생식세포 형성에서만 일어나는 감수분열(meiosis)이 있다.

(1) 유사분열

유사분열은 분열 도중에 염색체가 나타나며 과정이 복잡하면서도 규칙적이다. 이 과정을 통해 모세포는 각기 동일한 핵형을 갖는 두 개의 딸세포로 분열하며, 세포의 분열 시기나 속도는 세포의 형태에 따라 다르다. 유사분열은 4기로 나뉘는데 소요시간은 약 1시간이며, 전기가 가장 길고 후기는 짧다.

① 전기

세포분열이 시작되는 초기로서 중심체가 복제되어 두 쌍이 되며, 염색질이 축합되어 염색사가 형성되고 점차 굵고 짧아져 염색체를 형성한다. 한편 핵막과 핵소체는 소실되고 중심체 주위에 성상체(aster)가 형성되면서 양극(pole)으로 이동하며, 두 중심체 사이에 방추사(spindle fiber)가 나타난다.

② 중기

완성된 염색체가 적도판(equatorial plate)에 나란히 배열되며 염색체에서 각각의 염색분체(chromatid)를 잇고 있는 동원체(centromere)가 방추사에 부착된다. 이 시기에는 핵막이 완전히 소실되고 염색체가 가장 잘 보이며 짧은 시간을 유지한다.

③ 후기

각각의 염색체를 이루고 있던 두 개의 염색분체가 분리되어 방추사 수축에 의하여 양극에 있는 중심소체로 향해 이동한다.

④ 종기

양극으로 끌려간 염색체가 다시 염색질로 되돌아가고 핵막 및 핵소체가 출현하며, 방추사를 소실한다. 또한 세포질 분열에 의해 모세포(mother cell)가 완전히 두 개의 딸세포(daughter cell)로 나누어진다.

(2) 감수분열

감수분열은 연속하여 2회 분열이 일어나며, 4개의 딸세포를 형성한다. 제1분열에서는 염색체 수가 반(2n)이 되고, 그 후 체세포 분열과 같은 방식으로 제2분열이 일어나 반수체(n)를 형성한다. 모세포에 비해 염색체의 수가 반으로 줄어드는 것이 보통의 체세포 분열과 다르다.

4. 조직

조직이란 같은 방향으로 분화되어 일정한 기능을 가진 것들이 모인 세포군을 말한다. 인체의 조직은 상피조직, 결합조직, 근육조직, 신경조직으로 나눌 수 있다.

1) 상피조직

상피조직(epithelial tissue)은 인체의 내부에 있는 공간의 표면을 덮는 조직으로 상피세포는 서로 밀착되어 있으며, 세포간질이 거의 없다. 또한 폐쇄대와 접착반에 의하여 결합이 강화되어 있고, 상피 기저면에서 결합조직으로 연결되는 원형질 막 바로 밖에 형성되는 막상구조의 기저막(basal lamina)이 있다.

상피세포의 종류는 단층상피, 중층상피, 섬모상피, 다열상피, 이행상피가 있다.

단층상피는 한 층으로 된 것으로 단층편평상피, 단층입방상피, 단층원주상피가 있고, 중층상피는 여러 층이 모인 것으로 중층편평상피가 대부분이다.

또, 섬모상피는 자유표면에 섬모를 갖춘 상피이며, 다열상피는 자유표면에 도달하기도 하고 미달되기도 하는 키가 크고 작은 상피이다. 이행상피는 중층상피의 표면에 대형세포가 한 층으로 줄지어 있는 상피를 말한다.

2) 지주조직

지주조직(supporting tissue)에는 결합조직(connective tissue), 연골조직(cartilage tissue), 골격조직(bone tissue)의 3종류가 있고, 그 성질과 기능은 다음과 같다.

(1) 결합조직

중배엽에서 발생한 결합조직은 다른 조직의 간격을 메우거나 기관의 피막, 인대, 힘줄 등을 형성한다. 이러한 결합조직에는 강인결합조직과 소성결합조직을 형성하는 교원섬유(collagen fiber)와 탄성섬유(elastic fiber)가 있다. 결합조직의 세포요소로는 섬유아세포(fibroblast)와 자유세포(free cells)가 있으며, 섬유아세포는 가장 많은 세포로 교원섬유를 만들고, 자유세포에는 비만세포, 형질세포, 백혈구, 지방세포 등이 있다.

(2) 연골조직

연골조직에는 초자 연골, 탄성 연골, 섬유 연골이 있으며, 초자 연골에는 연골점소(chondromucoid), 콘드로이틴황산염(chondroitin sulfate)을 다량 함유하고 있으며, 탄성 연골에는 탄성섬유가 많고, 섬유 연골에는 굵은 교원섬유가 많다.

(3) 골격조직

골격조직은 기질과 섬유로 이루어진다. 교원섬유는 규칙적인 배열로 골층판을 형성하며, 혈관의 통로이며 망상인 하버스 관(Haversian canal)과 뼈의 표면에 개구된 볼크만 관(Volkmann canal)이 있다.

3) 근육조직

근육조직(muscular tissue)은 근세포로 이루어졌으며, 기관의 수축 운동에 관여한다. 평활근조직, 골격근조직, 심근조직으로 구분되며, 평활근조직은 자율신경의 지배를 받는 불수의적 활동에 관계되며, 내장, 혈관 벽을 구성하고 있다. 골격근조직은 뇌척수신경의 지배를 받는 수의적 활동에 관계되며, 골격근을 형성한다. 심근조직은 심장의 근층을 형성한다.

4) 신경조직

신경조직(nervous tissue)은 신경세포와 지주세포로 구성되며, 신경세포(nervous cell)는 자극전달 기능을 갖고 있고, 고도로 분화된 세포로 성숙한 개체에서는 분열 증식 능력이 없다. 지주세포(supporting cell)는 신경세포의 핵 주위를 덮고 있는 외투세포와 신경섬유의 둘레를 싸고 있는 슈반세포(Schwann cell)로 구성된다.

용어 및 핵심정리

세포막 **(cell membrane)**	세포 내부와 세포 외액 사이의 물질이동과 구분 역할을 하는 단위막
핵 **(nucleus)**	이중 핵막을 가진 원형구조로 핵산을 갖고 유전적 특질을 결정하며 세포의 분열과 성장 및 단백질 합성에 관여
사립체(mitochondria)	이중 막 구조로 ATP 생산에 관여
골지체 **(golgi apparatus)**	납작한 막 주머니로 단백질의 분류, 농축, 변형 및 포장
소포체(endoplasmic reticulum)	• 조면소포체: 리보솜에서 합성된 단백질 운반 • 활면소포체: 지방산, 스테로이드, 지질의 합성
리보솜(ribosome)	RNA와 단백질로 구성된 과립상으로 단백질 합성
리소좀(lysosome): **용해소체**	가수분해효소를 가지며 세포 내 소화기관
수동수송 **(passive transport)**	에너지를 필요로 하지 않으며 농도 기울기에 따라서 생체막을 통과하는 물질이동으로 확산, 여과, 삼투가 있음
능동수송 **(active transport)**	대사에너지가 필요하며 농도 기울기에 역행하여 생체막을 통과하는 물질이동
음세포작용 **(pinocytosis)**	대사에너지가 필요하며 세포막을 투과하지 못하는 물질이동 시 세포막이 함몰하거나 융기해 조그만 주머니를 형성하여 일부의 세포질과 함께 물질분자를 이동시키는 작용

Chapter 03

근육생리

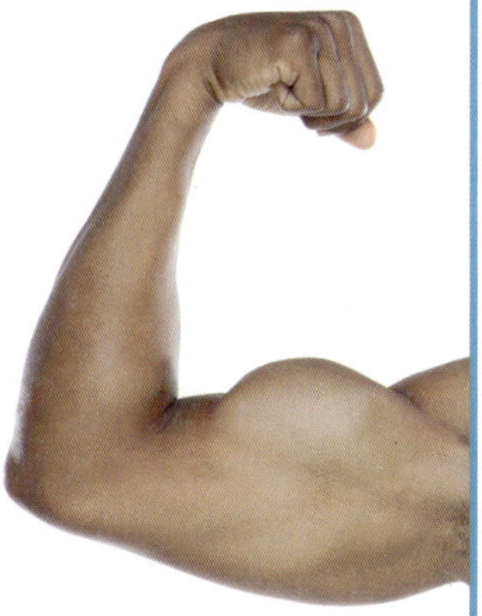

1. 근육의 종류와 특징
2. 골격근
3. 평활근
4. 심장근

1. 근육의 종류와 특징

화학 에너지를 기계적 에너지와 열로 변환시킬 수 있는 근육(muscle)은 근조직(muscle tissue)으로 구조와 수축성, 조절기전에 따라 크게 3가지 유형으로 분류할 수 있다. 첫째, 골격근(skeletal muscle)은 뼈에 부착되어 수축 시 뼈에 힘을 가하여 움직이게 하며, 수의근(voluntary muscle)으로 운동신경에 의해 조절된다. 둘째, 평활근(smooth muscle)은 유일하게 가로무늬가 없으며, 위장관, 혈관, 방관, 허파 등과 같은 기관을 둘러싸고 있는 불수의근(involuntary muscle)이기 때문에 의도하는 대로 조절할 수 없다. 셋째, 심근(cardiac muscle)은 심장근육으로 횡무늬를 가지고 기능적으로 의지와 관계없는 불수의근이며, 자동능(automation)을 나타낸다[표 3-1, 그림 3-1].

표 3-1 골격근, 심장근, 평활근 비교

구분	골격근	평활근	심장근
근형질세망	잘 발달됨	극히 적음(세포막과 연결)	발달이 나쁨
Ca^{2+} 급원	근소포체(sarcoplasmic reticulum, SR)	근소포체 또는 세포 외액	근소포체 또는 세포 외액
Ca^{2+} 조절자리	트로포닌	칼모듈린, 미오신	트로포닌
신경자극효과	흥분	흥분 또는 억제	흥분 또는 억제
신경 지배	운동신경	자율신경	자율신경
운동	수의적	자율적	자율적
핵의 갯수	다수	1개	1(2)개
자동성	없음	근절조직에 있음	심박조율기가 세포 내에 있음
안정 전위	−70~−90 mV	−30~−50 mV	−80~−115 mV
활동 전위	120~140 mV	30~60 mV	110~150 mV
전기적 자극역치	낮음	높음(기계적 자극에는 민감)	중등
전도속도	3~4 m/sec	2~3 cm/sec	20~30 cm/sec
절대불응기	1~2 m/sec	50~100 m/sec	100~200 m/sec
가중	함	현저함	하지 않음
피로	쉽게 피로함	쉽게 피로하지 않음	쉽게 피로하지 않음

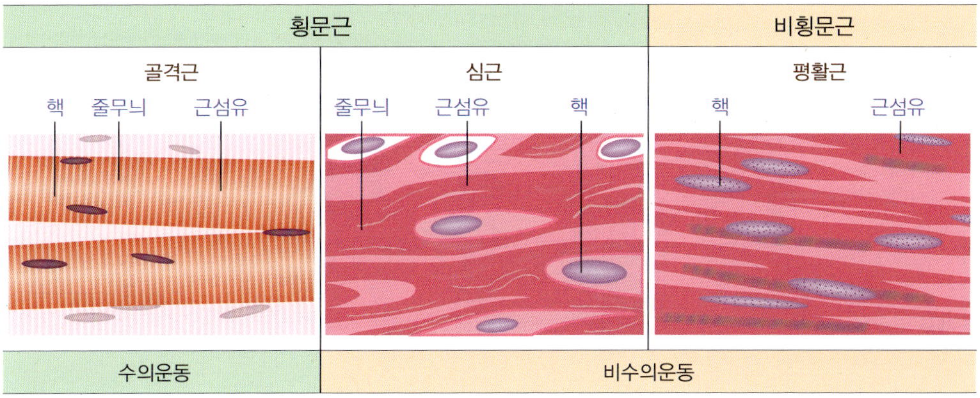

[그림 3-1] 근육의 분류

2. 골격근

1) 골격근의 종류 구조

가로무늬가 있는 횡무늬근(striated muscle)이며, 수의근에 속한다. 신체를 움직이는 골격근은 인체에서 체중의 약 40%를 차지하며, 근의 기본단위인 근섬유(muscle fiber)와 이들을 결합하는 결체조직(connective tissue)으로 존재한다.

(1) 골격근의 미세구조

근섬유는 수많은 근원섬유(myofibril)와 이를 수용하는 반유동성 내용물인 근형질(sarcoplasm)과 이들을 둘러싸고 있는 근초(sarcolemma)라는 얇은 막으로 구성되며, 근초 바로 밑에 다수의 핵이 존재한다. 근초에 의해 인접된 근섬유와의 사이가 전기적으로 절연되어 있어, 근초에서 일어난 흥분은 근소포체(sarcoplamic reticulum, SR)와 T세관(transverse tubules)을 통해서 전달된다. T세관과 근소포체는 근막으로부터 골격근 세포 내부로 깊숙히 들어가서 근원섬유의 I대와 A대의 접합 부위에 직각으로 위치해 있다. 근섬유 전체에 뻗쳐 있는 근소포체는 각각의 근원섬유를 싸고 있으며, 많은 Ca^{2+}이 저장되어 있다.

근섬유가 모여서 근섬유속(muscle fasciculus)을 이루고, 이들은 결체 조직에 의해 결합되어 근육(muscle)을 이룬다. 근육의 양끝은 건(tendon)에 연결되어 골격(skeleton)에 부착되어 있다[그림 3-2, 3-3].

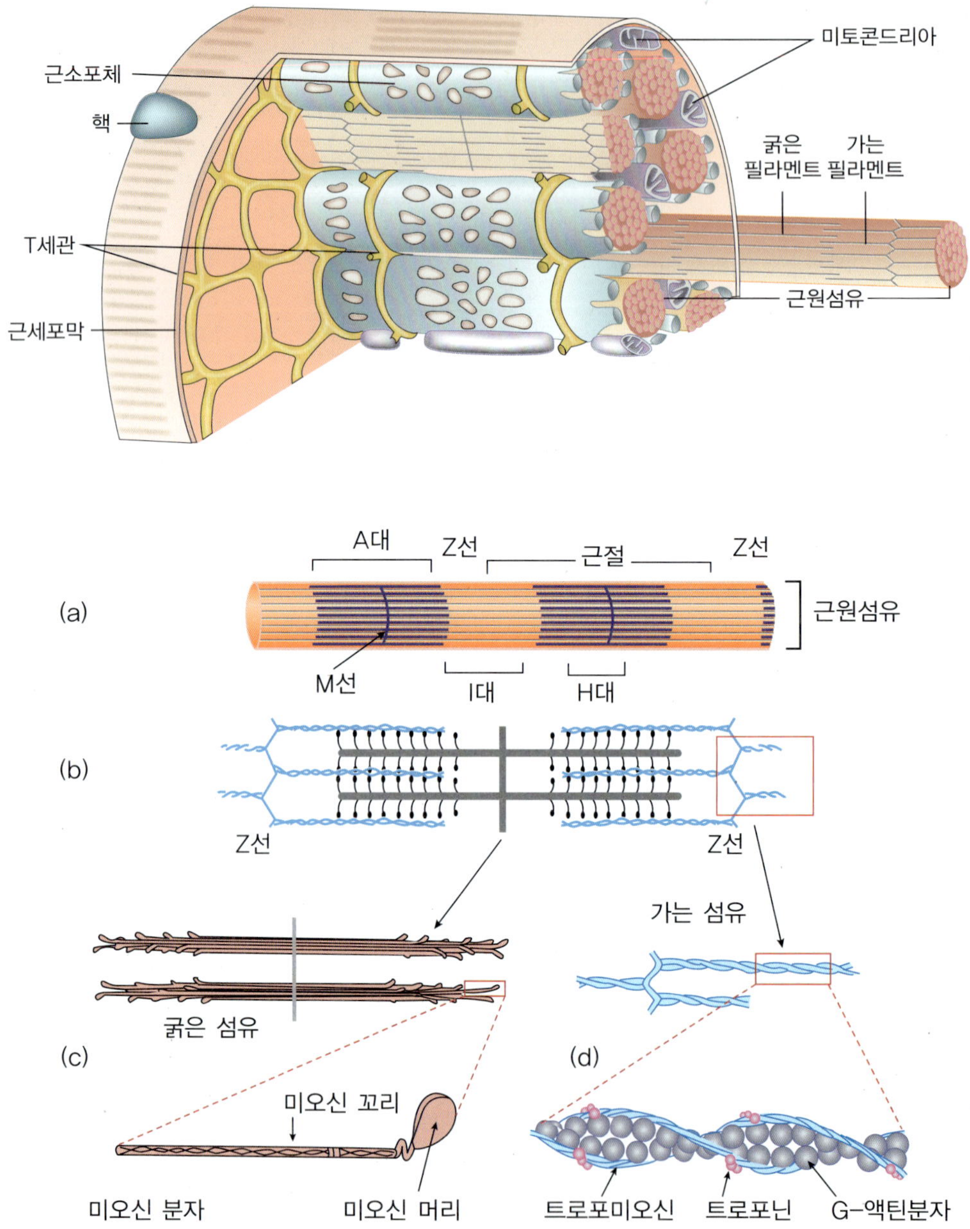

[그림 3-2] 근원섬유의 세부구조

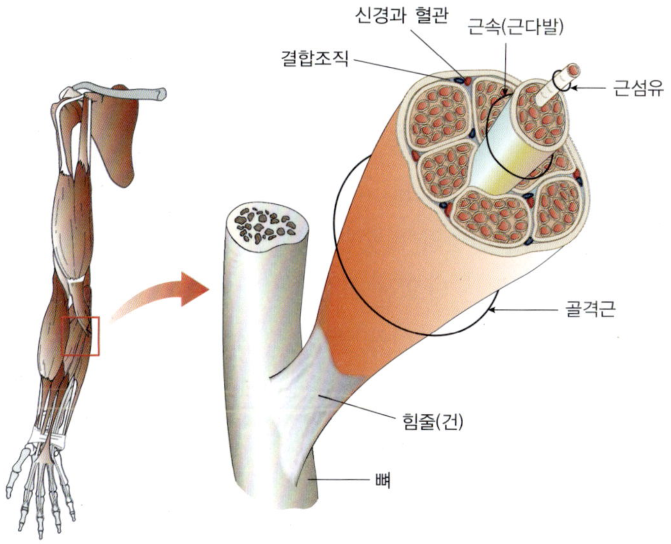

[그림 3-3] **골격의 구조**

(2) 근원섬유

근원섬유(myofibrils)는 평행으로 주행하는 400~2,500개의 미세 근섬유(myofilament)로 구성되어 있으며, 하나의 근섬유는 100만 개의 미세 근섬유로 구성된다. 이 미세 근섬유에는 미오신(myosin)이라는 단백질로 이루어진 굵은 섬유(thick filament)와 액틴(actin), 트로포미오신(tropomyosin), 트로포닌(troponin) 등의 단백질로 이루어진 가는 섬유(thin filament)가 있다[그림 3-4].

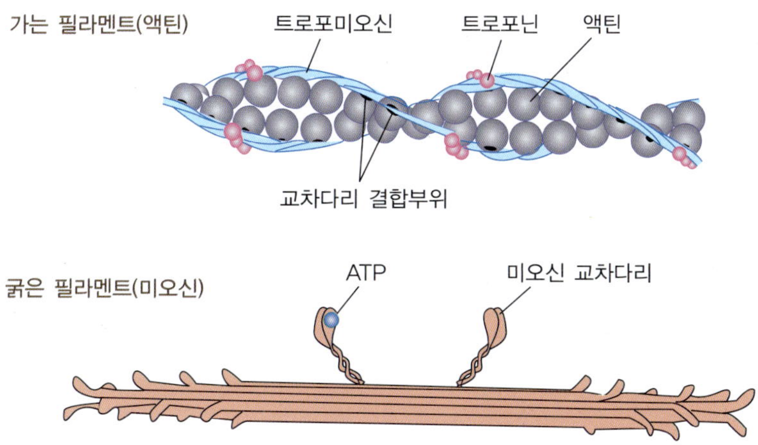

[그림 3-4] **액틴과 미오신 분자 구조**

미오신 분자는 긴 꼬리를 가진 구형의 큰 분자로, 대략 200개 정도의 미오신 분자가 한 개의 굵은 섬유를 구성하고 있다. 미오신의 머리 부분은 헤비메로미오신(heavy meromyosin)이라고 하며, 교차다리(cross bridge)를 형성하는 데 관여하고 미오신 표면 전체에 돌출되어 있다. 액틴 분자는 2개의 사슬(chain)이 꼬여서 가는 섬유를 형성하고, 트로포미오신은 7개 정도의 액틴 분자의 길이와 비슷한 막대 모양 분자로서 액틴 분자의 사슬을 따라 연결되어 있으며, 액틴에 있는 미오신 결합부위를 부분적으로 봉쇄하고 있다[그림 3-5]. 칼슘이 없는 상태에서 트로포미오신은 액틴에 있는 교차다리 결합부위를 봉쇄하고 있으나 트로포닌에 칼슘이 결합하면 트로포미오신을 이동시켜서 결합부위가 드러나게 되고 미오신의 교차다리가 액틴에 결합하게 된다.

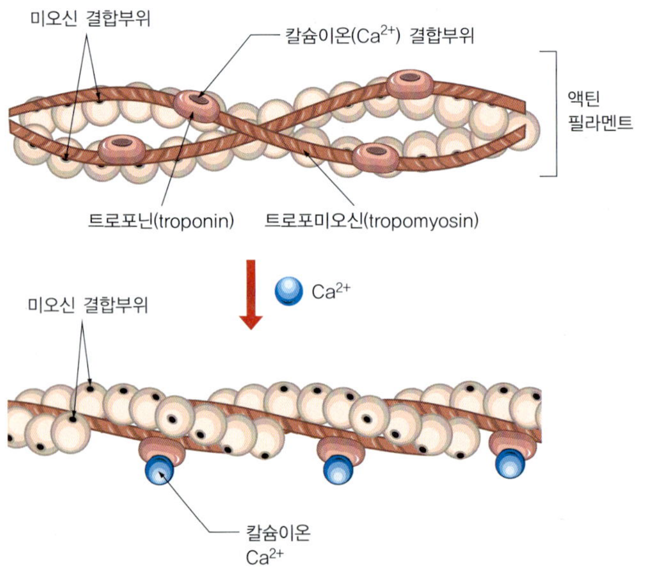

[그림 3-5] **교차다리 결합과정**

광학 현미경으로 관찰할 때 근원섬유는 밝게 보이는 부분인 I대 명대(isotropic band, I band)와 어둡게 보이는 부분인 A대 암대(anisotropic bond, A band)가 서로 교대로 배열되어 횡문을 형성한다.

2) 운동신경과 근육의 접합

골격근의 근원섬유는 운동신경(motor nerve)의 지배를 받는다. 골격근에 분포하는 운동신경은 척추의 전각에서 시작하고, 그 축색돌기(axon)는 근육에 접근함에 따라 많은 분자를 내며, 많은 근육세포 표면의 여러 곳에서 근육과 접속한다.

운동신경과 근육 사이의 연결부를 신경-근 접합(neuromuscular junction)이라 한다. 운동신경의 섬유가 근육에 가까워지면 제일 먼저 수초(myelin sheath)가 없어진 후 근육표면에 도달하며 그 끝이 약간 부풀어 올라가는데, 이것을 신경종말(nerve ending)이라 한다. 또한 신경종말과 접촉하는 근육의 세포막은 약간 두터워진 근막에 함몰되어 종판(end plate)을 형성하는데, 종판과 신경종말 사이에 세포질의 직접적인 연관은 없다. 자극에 의하여 신경섬유가 흥분되면, 전기적 변동이 일어나서 신경섬유를 따라 흥분이 전도된다. 흥분이 신경종말까지 전달되면 신경종말 내 액포 속에 저장되어 있는 아세틸콜린(acetylcholine, Ach)이라는 신경전달물질이 분비되어 신경종말과 종판 사이의 좁은 간격으로 확산되어 유출된다. 이것이 근의 수용체(receptor)에 도달하면 아세틸콜린-신경 수용체 복합체(Ach-receptor complex)를 형성하게 되는데, 이것은 좁은 간극과 근섬유 내에 있는 여러 종류 이온들의 종판 막에 대한 투과성을 높이고, 탈분극을 유발시켜 흥분이 근섬유에 전달되게 한다[그림 3-6].

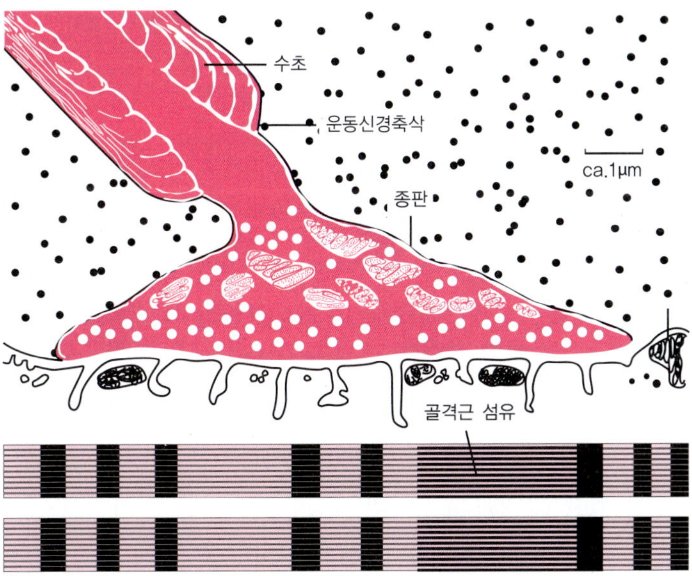

[그림 3-6] **신경-근 접합부위**

아세틸콜린은 근세포막의 수용체와 결합한 후, 1~2 m/sec 만에 아세틸콜린 에스테라아제(acetylcholine esterase)라고 하는 효소에 의해 콜린(choline)과 아세트산(acetic acid)으로 가수분해되어 불활성화하고, 신경종말 막으로 흡수되는데 필요에 따라 다시 아세틸콜린으로 합성한다[그림 3-7].

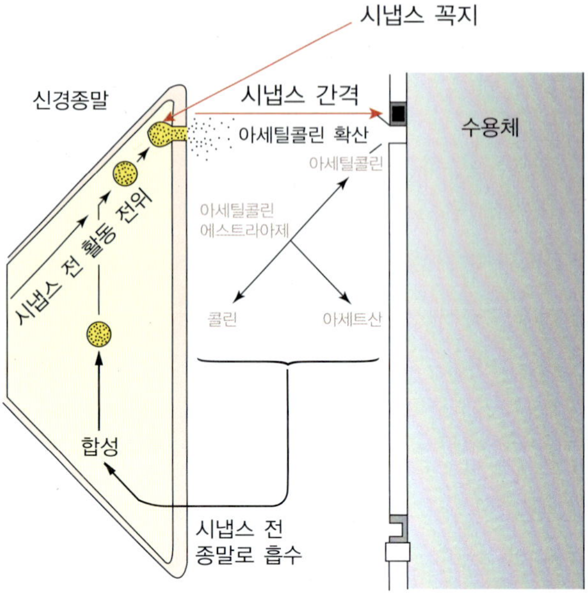

[그림 3-7] 신경-근 접합부위에서 아세틸콜린의 대사

3) 근육수축기전

운동 뉴런으로부터 전도된 활동 전위가 근세포막과 세포 외부로부터 근육세포 내부로 연결된 T세관(T-tubule)을 따라 근소포체(sarcoplasmic reticulum, SR)에 도달하면, 근소포체 속에 저장되었던 Ca^{2+}이 방출되어 가는 섬유의 트로포닌과 결합한다. Ca^{2+}이 트로포닌의 결합부위에 결합하면, 트로포닌이 트로포미오신을 이동시켜서 봉쇄하고 있던 액틴의 결합부위를 드러나게 하고, 이 부위에 미오신이 결합할 수 있도록 한다.

미오신 머리(head) 부분은 액틴 미세섬유와 교차다리를 형성하는 결합부위와 ATP를 ADP와 무기물로 분해하는 2개의 효소부위(enzymatic site)를 가지고 있다. 미오신이 액틴과 결합하기 전에 미오신에서 ATP의 분해가 일어나고, 이때 생긴 에너지가 미오신과 결합하게 되어 고에너지 미오신을 형성하는데, 미오신 내에 저장된 에너지를 이용하여 미오신의 머리를 움직여 액틴과 결합하게 한다. 액틴과 결합한 미오신 머리가 가는 섬유를 근절의 중심부로 당겨 수축하는데 이를 교차다리 운동(cross bridge movement)이라 한다[그림 3-8].

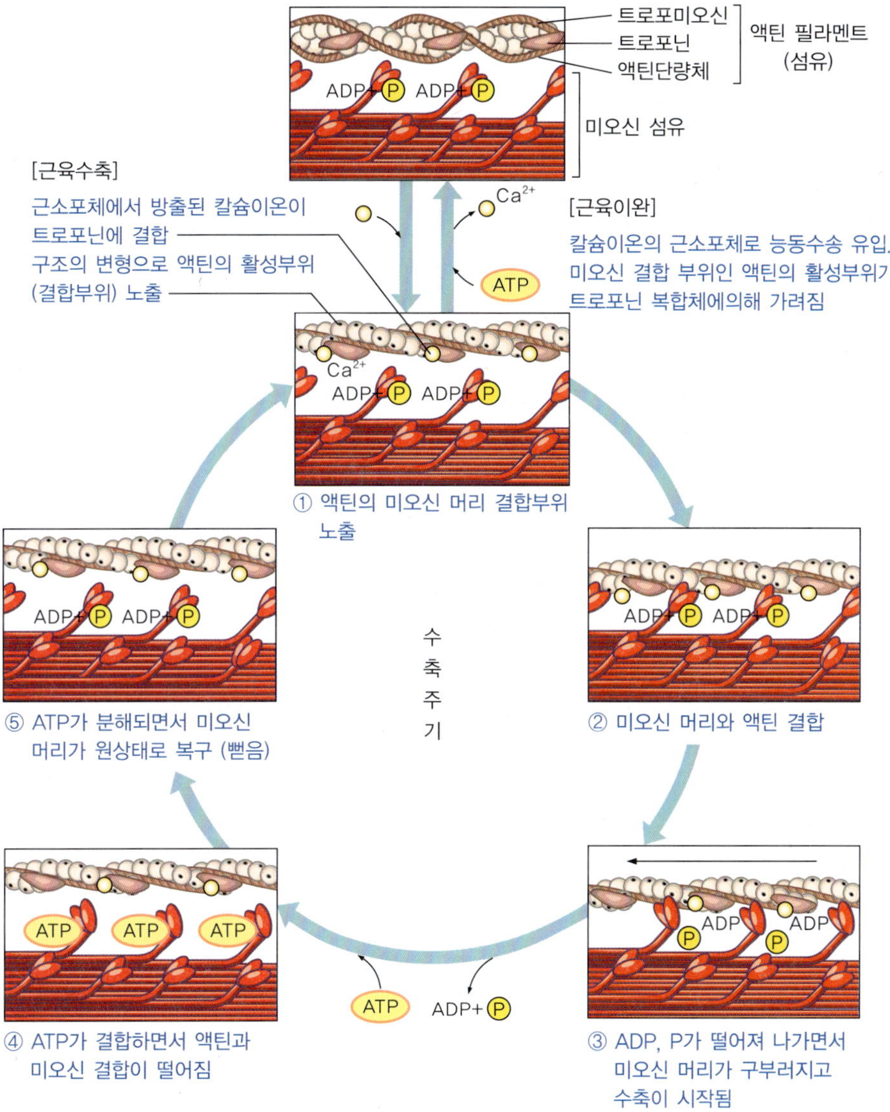

활동 전위 → 세포질 Ca^{2+} 증가 → Ca^{2+}이 가는 액틴 필라멘트의 트로포닌에 결합 → 트로포닌에 형태적 변화가 일어나 트로포미오신이 가리고 있던 액틴의 미오신 결합 부위가 노출됨 → 미오신 교차다리가 액틴에 결합 → 교차다리의 주기작용에 의해 장력과 수축 발생

[그림 3-8] 세포질 내 칼슘이온 작용에 의한 골격근의 수축

밝게 보이는 부위를 H대(H zone)라 하고, 그 중앙부위의 가느다란 선을 M선(M line)이라 한다. 액틴만 있는 I대의 중앙의 약간 굵은 선을 Z선(Z line)이라 하고 Z선과 Z선 사이를 근절(sarcomere)이라 하는데, 이는 근육 수축의 최소 단위이다. 이때 굵은 섬유와 가는 섬유의 길이는 변화하지 않고 근절 내의 A대의 길이는 일정하지만, 근절의 길이와 I대 및 H대의 길이를 짧아지게 한다[그림 3-9]. 그 다음 미오신과 ATP가 다시 결합하면 액틴과 결합되었던 미오신이 액틴으로부터 분리되게 한다.

위와 같은 근육 수축 기전을 굵은 섬유와 가는 섬유가 서로 미끌어져 간다고 하여 필라멘트 활주 기전(sliding filament mechanism)이라 한다.

Ca^{2+}은 더 이상의 부분 활동 전위가 없으면 근형질세망 내로 능동이동에 의해 되돌아간다. Ca^{2+}이 트로포닌과 결합하지 않으면, 트로포미오신은 다시 액틴의 교차다리 결합부위를 봉쇄하는 방해 위치로 미끌어져 되돌아가게 되고, 근수축을 종결한다.

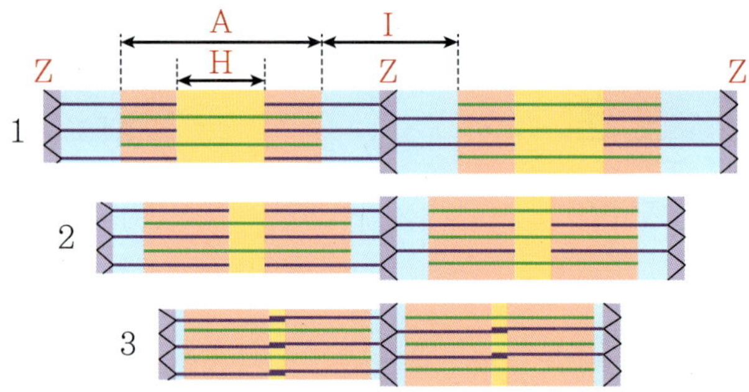

[그림 3-9] **근육 수축과정에서 근절의 변화**

4) 근수축의 에너지원

(1) 근수축 및 이완 시 ATP 역할

근섬유의 수축 및 이완에 관련해서 ATP는 다음과 같은 기능을 수행한다. 첫째, 미오신에 의해 ATP가 분해되면서 생기는 에너지로 교차다리 운동에 관여한다. 둘째, 미오신과 결합한 ATP는 교차다리와 액틴 사이의 연결을 깨뜨리는 데 필요하다. 셋째, ATP 분해과정에서 생기는 에너지는 근형질세망에서 Ca^{2+} 이온을 재충전시키고 근섬유를 이완시키는 칼슘 펌프에 사용된다.

(2) ATP 생성

근육이 수축활동을 계속 유지하기 위해서는 ATP 분자가 분해되는 것과 같은 속도로 합성되어야 한다. ATP 생성은 크게 세 가지 과정에 따른다. 첫째, 크레아틴 인산(creatine phosphate)과 ADP에서 ATP를 합성하는 과정, 둘째, 미토콘드리아 내에서 이루어지는 산화적 인산화(oxidative phosphorylation) 과정, 셋째, 세포질 내에서의 해당과정에 의한 ADP의 기질 인산화(substrate phosphorylation) 과정이다[그림 3-10].

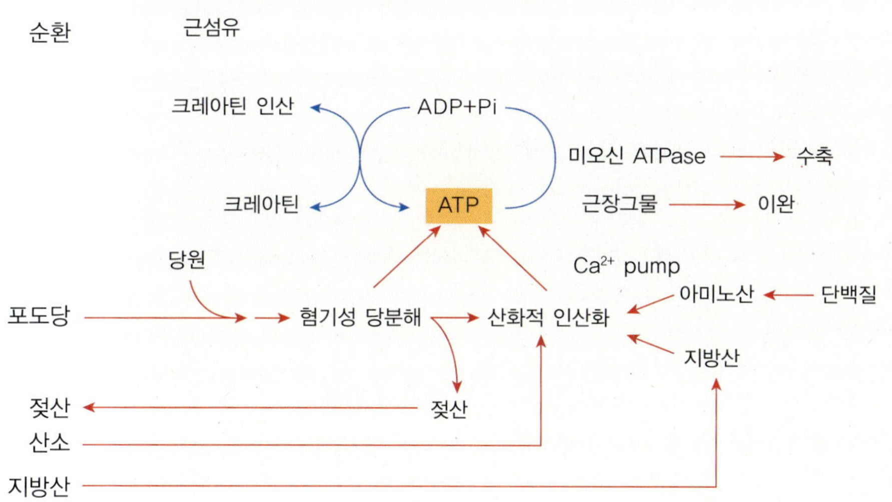

[그림 3-10] 근수축 시 이용되는 ATP 생성과정

5) 근육의 수축 현상

근육의 수축 현상을 근육의 길이 및 장력 변화에 따라 연축, 강축, 긴장 및 강직으로 분류할 수 있다.

(1) 연축

근육 또는 신경에 역치(threshold) 이상의 단일 자극을 가하면 빠르고 갑작스런 하나의 수축이 일어나는데 이러한 1회의 수축과 이완과정을 연축(twitch)이라 한다. 연축의 시간적 변동을 구분해 보면 잠복기(latent period), 수축기(contraction period) 및 이완기(relaxation period)로 나눌 수 있다[그림 3-11].

① 잠복기는 자극을 가하고 근수축이 시작되기 전까지 약 0.01초를 말하며 이 시기에 활동 전위와 에너지 유리반응이 나타난다.

② 수축기는 복잡한 화학반응이 진행되어 화학적 에너지가 기계적 수축으로 전환되는 시기로 약 0.04초 동안 지속한다.

③ 이완기는 수축한 근육이 원상 복귀하는 시기로 약 0.05초 동안 계속한다.

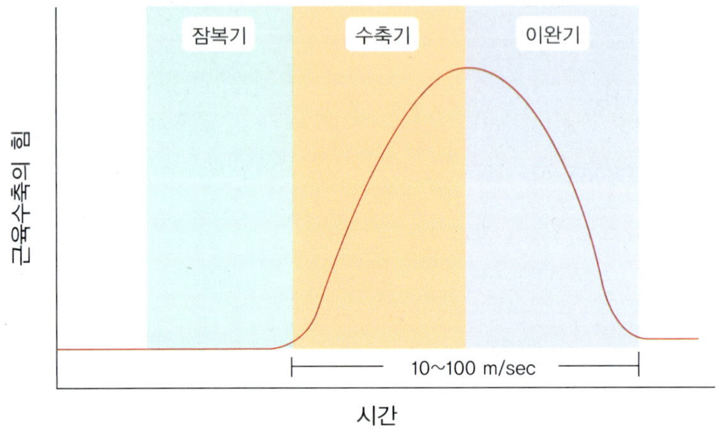

[그림 3-11] **연축의 단계**

(2) 연축의 분류

연축은 생리적 수축이 아닌 실험적 수축으로 거의 모든 근육 수축은 강축에 의해서 일어난다.

① 등력성 수축(isotonic contraction)은 근육의 한 끝을 고정하고 다른 끝에 무게를 달아 이것을 끌어올릴 수 있게 하였을 때 일어나는 수축으로, 팔 · 다리를 움직이거나 물건을 들어 올릴 때 일어난다.

② 등장성 수축(isometric contraction)은 근육의 양쪽 끝을 고정하여 근육이 자극을 받아 수축하더라도 근육 길이의 단축 없이 힘만을 나타내는 수축으로, 똑바로 선 자세로 있을 때 일어난다 [그림 3-12].

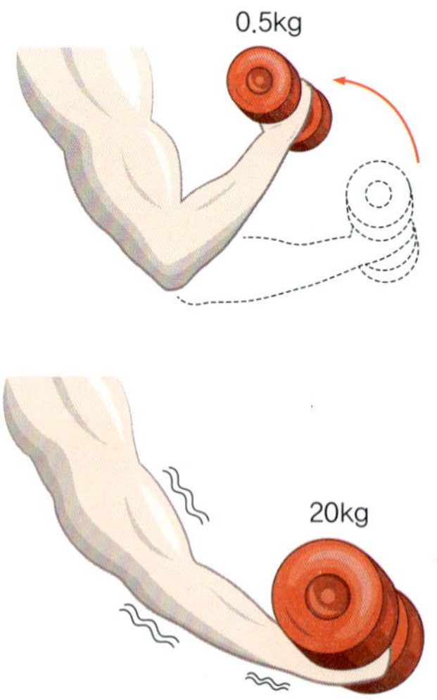

[그림 3-12] **등력성 수축(위)과 등장성 수축(아래)**

(3) 강축

골격근에 적당한 시간적 간격으로 되풀이하여 자극을 가할 경우 연축이 합쳐져서 단일 수축의 경우보다 더 큰 힘과 지속적인 수축을 일으키게 되는데, 이를 강축(tetanus)이라 한다.

(4) 긴장

정상적인 근육은 운동신경으로부터 지속적인 자극을 받고 있어 항상 약한 수축상태를 유지하고 있는데, 이를 긴장(tonus)이라 한다. 이는 자세 유지나 각 기관들의 기능 유지 등에 관여한다.

(5) 강직

병적 상태 시 골격근은 활동 전위 없이도 수축을 계속하는데, 이를 강직(contracture)이라 한다.

6) 근육의 성질

(1) 불응기

불응기(refractory period)는 자극을 받은 조직이나 세포가 자극에 대한 반응을 했을 때, 그 직후에는 어떤 강한 자극에도 반응을 나타내지 않는 짧은 기간을 말한다. 활동 전위가 발생하고 있는 동안에는 아무리 강한 자극을 반복하여 가하더라도 새로운 활동 전위를 생성하지 않는데, 이 기간을 '절대 불응기(absolute refractory period)'라 한다. 그 후 보통 강도의 자극에서는 반응하지 않으나 정상보다 큰 자극에는 활동 전위를 일으킬 수 있는 기간이 있는데, 이 기간을 '상대 불응기(relative refractory period)'라 한다.

(2) 실무율의 법칙(All or None Law)

근육이 수축을 시작하는 최소의 자극강도를 역치(threshold)라 한다. 모든 단일 신경섬유가 자극 강도에 따라 역치 이상의 자극을 가하였을 경우에 최고의 크기로 흥분(수축)하고, 역치 이하의 자극에는 전혀 흥분을 하지 않는 현상을 실무율(all or none law)이라 한다.

(3) 가중

처음 자극으로 생긴 수축이 완전히 이완되기 전에 새로운 자극을 가하면, 나중에 가한 자극으로 생긴 수축곡선이 처음보다 훨씬 크게 나타난다. 이는 처음 자극으로 발생된 장력 위에 나중 자극의 장력이 가세되어 융합되므로 하나씩 따로 자극할 때보다 더 강력한 수축을 하는 것으로 이를 가중(summation)이라 한다.

시간적 가중(temporal summation)은 역치 이하의 자극이 같은 장소에서 시간적 간격을 두고 발생하여 수축곡선을 나타내는 것이며, 공간적 가중(spatial summation)은 같은 시각에 여러 곳에서 역치 이하의 자극을 줄 경우에 나타나는 것으로 그 자극들이 합해져서 활동 전위를 만들고 수축곡선을 그리게 한다[그림 3-13].

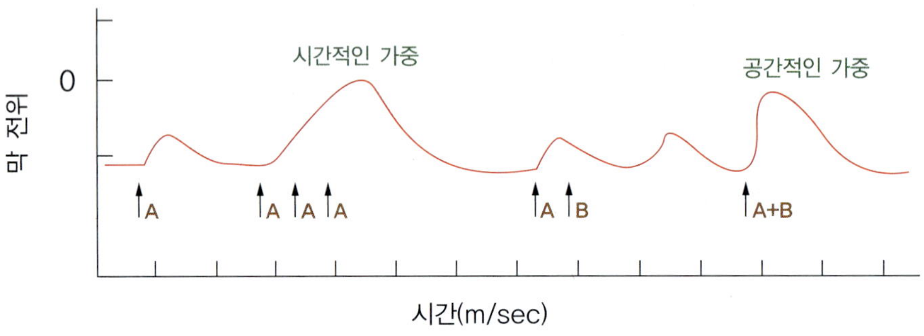

[그림 3-13] 가중

(4) 근전도

두 개의 전극(electrode)을 생체 피부의 적당한 거리 내에서 접촉시키고 이를 전압계(voltmeter)에 연결하면, 두 전극 사이에 전압 차(electrical potential difference)가 나타나며, 근육 수축 시 전기현상이 변화한다. 근전도(electromyogram, EMG)는 인체에서 근육이 수축할 경우에 발생되는 전기적 변동을 기록한 것이다.

3. 평활근

1) 평활근의 구조

평활근(smooth muscle)은 내장근(visceral muscle)이라 하며, 가로 무늬가 없는 불수의근으로 자율신경의 지배를 받으며 흥분성은 골격근보다 낮다. 평활근은 미오신과 액틴의 양이 적어 수축이 느리고 약하나 지속적이며 지치지 않는다. 또한 자발적 흥분발사를 되풀이하여 수축을 반복하는 자동능(automatism)을 지니고 있다.

2) 평활근의 분류

(1) 단단위 평활근

소화관, 자궁, 방광 등 속이 빈 관강성 장기를 구성하는 평활근으로, 이들 근육은 활동전위를 발생시키며, 근섬유들이 서로 융합되어 있어 마치 한 개의 세포처럼 행동하고 신경의 지배 없이도 운동능력을 가진다.

(2) 다단위 평활근

혈관벽, 눈의 홍채와 모양체근에 있는 평활근으로서, 단단위 평활근과 같은 근세포 사이에서의 세포막의 융합이 없는 것이 특징이고 신경의 지배 없이는 근수축이 불가능하다.

3) 평활근의 수축

평활근 수축은 교감신경계와 부교감신경계의 신경 지배를 받는다. 세포 외액이나 근형질세망에서 분비된 칼슘(Ca^{2+})이 칼모듈린(calmodulin)과 결합하여 Ca^{2+}-calmodulin 복합체를 형성하는데, 이는 미오신 L사슬인산화효소(myosin light-chain kinase, MLCK)와 결합하여 교차다리 수축을 할 수 있도록 미오신을 인산화시키는 데 작용한다. 인산화한 미오신은 골격근 수축 시와 마찬가지로 액틴과 결합하여 근육 수축을 일으키게 한다[그림 3-14].

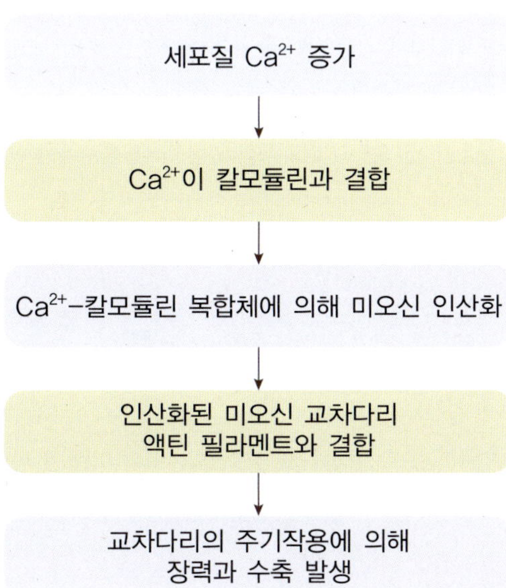

[그림 3-14] 칼슘 이온의 작용에 의한 평활근의 수축

4. 심장근

심장근(cardiac muscle)은 심장 벽에서만 볼 수 있는 근육으로 골격근과 같이 횡무늬가 있으나 불수의근이며, 평활근과 같이 세포 결체를 이루어 어떤 한 점에 흥분이 발생하면 모든 심장근 섬유로 흥분을 전도한다.

흥분과 수축 사이에 Ca^{2+}의 역할은 골격근의 경우와 비슷하나 다만 심장근의 수축 시에는 세포 외액으로 들어온 Ca^{2+}도 이용한다. 심장근의 활동 전위는 그 기간이 길어 수축기간 내내 지속되는데, 이는 불응기를 길게 하여 수축이 끝나기 전에 다시 근육이 흥분되지 않도록 해 준다. 심장근은 수축의 가중이나 강축현상이 일어날 수 없으며, 심박조율기(pacemarker)라는 세포가 존재하여 자발적으로 반복하여 탈분극하고 활동 전위를 발생시킨다.

용어 및 핵심정리

근원섬유(myofibril)	근육세포 내에서 수축활동을 수행하는 섬유상의 단백질로 미오신과 액틴으로 구성
근절(sarcomere)	근원섬유에 존재하는 Z선과 Z선 사이로 골격근의 기능적 단위
필라멘트 활주기전(sliding filament mechanism)	미오신과 액틴이 결합하여 각각의 필라멘트 길이는 그대로 유지되면서 서로 미끄러져 지나가 근절이 짧아져 근육이 수축하는 기전
미오신 교차다리(myosin cross bridge)	액틴과 결합하는 미오신 분자의 머리 부위로, ATP 결합부위도 존재하는 ATPase로 작용하여 ATP가 분해되면서 미오신 분자의 구조가 바뀌어 액틴과 결합함
근소포체(sarcoplasmic reticulum)	근세포 내에서 근원섬유를 둘러싸고 있는 세밀한 그물망이며 칼슘이온을 저장하고 방출하는 구조물
운동종판(motor end plate)	운동신경의 말단과 거의 닿아 있는 아세틸콜린 수용체를 지닌 골격근 근섬유막 부분
활동 전위(action potential)	흥분성 세포에 자극이 가해져 신속히 역전된 막전위로 근 섬유막의 탈분극으로 발생함
연축(switch)	단일 근섬유에서 단일 활동 전위에 의해 일어나는 짧고 약한 수축
강축(tetanus)	근섬유의 빠른 자극이 반복되어 전혀 이완의 기회를 갖지 못해 발생하는 최대의 수축 현상
칼모듈린(calmodulin)	칼슘이온으로 활성화되어 평활근의 수축과 이완 등 세포의 기능을 조절하는 세포 내 칼슘이온 결합 단백질

Chapter 04 체액생리

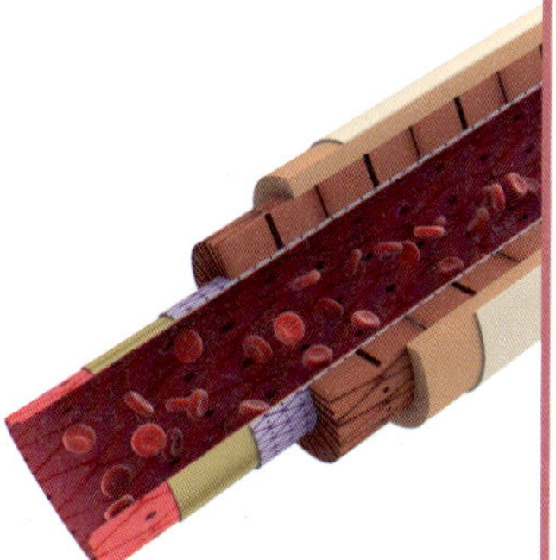

1. 체액의 조성
2. 세포 외액의 이동
3. 체액의 평형 및 불균형

1. 체액의 조성

체액(body fluid)은 체중의 약 50~70%를 차지한다. 그 안에는 유기질(organic substance)과 무기질(inorganic substance)이 녹아있어 세포 내외 환경을 구성하며, 유기체의 항상성 유지에 관여하고 있다.

총 체액(total body fluid, TBF)은 크게 세포 내액(intracellular fluid, ICF)과 세포 외액(extracellular fluid, ECF)으로 구분되며, 다음과 같이 조성되어 있다[표 4-1].

표 4-1 체액의 구성

총 체액(total body fluid, TBF)	체중의 약 60%
세포 내액(intracelluar fluid, ICF)	체중의 약 40%
세포 외액(extracellular fluid, ECF)	체중의 약 20% 세포 간질액, 혈장, 특수체액(세포횡단수분: 뇌척수액, 관절액, 소화액, 늑막액, 안방수)
세포 내액과 세포 외액의 이온 분포	세포 내액: K^+, HPO_4^{2-} 세포 외액: Na^+, Cl^-

1) 세포 내액

세포막을 경계로 세포 내의 액체를 세포 내액(intracellular fluid, ICF)이라 하며, 체중의 약 40%를 차지하는데, 유기물질이 대부분이고 무기물질은 적다.

세포 내액에 가장 다량으로 존재하는 이온은 K^+이고 양이온인 Mg^{2+}, Na^+ 등이 소량 존재하고, 음이온으로서는 HPO_4^{2-}가 대부분을 차지하고 있으며, 단백질이 많다는 것이 특징이다. 세포 내액은 수분평형 조절, 삼투작용, 능동적 운반, 산 · 염기 평형 조절 등의 생명현상에 본체가 되는 모든 생화학적 반응이 일어나는 장소이고, 세포의 대사과정에서 쓰이는 영양물질인 포도당, 중성지방, 콜레스테롤, 인지질 및 다량의 아미노산과 영양물질 산화 시 이용되는 산소가 포함되어 있다.

2) 세포 외액

세포 외액(extracellular fluid, ECF)은 체중의 약 20%를 차지하고, 세포 내액과 세포 외액 사이에는 세포막이 존재하며, 이 막을 통해서 물질의 교류가 일어난다. 세포 외액에 가장 다량으로 존재하는 이온은 Na^{+}과 Cl^{-}이고, Ca^{2+}, K^{+}, Mg^{2+} 등이 세포 내액보다 세포 외액에 많이 존재한다.

세포 외액은 다시 간질액(interstitial fluid, ISF)과 혈장(plasma)으로 구분하는데, 간질액은 세포와 세포 사이에서 세포를 직접 둘러싸고 있는 액체로 체중의 약 15%이며, 조직액(tissue fluid)이라고도 한다. 체중의 약 5%를 차지하는 혈장은 혈관 내에 있는 세포 외액으로 혈구를 제외한 혈액성분이다.

또한 구분이 모호하지만 세포 외액의 일부인 세포 횡단액(transcellular fluid)이 있으며, 주로 상피조직의 분비물로서 뇌척수액(cerebrospinal fluid), 소화액(digestional fluid), 관절액, 안구의 방수 등이 이에 속한다.

혈장과 간질액의 무기 이온 조성은 대체로 유사하나 혈장 내에는 단백질이 포함되어 있고, 간질액에는 단백질이 없는 차이점이 있다. 이는 모세혈관막이 단백질을 통과시키지 못하기 때문에 나타나는 결과이다[표 4-2].

표 4-2 체액의 전해질 조성

이온	혈장	간질액	세포 내액(적혈구)
	(mEq/L)		
Na^{+}	145	140	17
K^{+}	4	4	135
Ca^{2+}	5	2.5	1
Mg^{2+}	3	1.5	4
총 양이온	157	148	157
Cl^{-}	106	114	78
HCO_3^{-}	27	30	18
PO_4^{2-}	2	2	4
기타	6	6	25
단백질	16	0	32
총 음이온	157	152	157
삼투압(mOsm/L)	300	300	300

3) 체액의 조성

체액의 각 구간 간에는 전해질 조성차가 나타나지만 각 구간 내의 양이온(+) 총량과 음이온(-) 총량은 같아 전체적으로 전기적으로 중성을 유지하고 있으며, 삼투질 농도는 모든 체액구간에서 300 mOsm/L 내외로 균일하게 유지되고 있다.

4) 체액량

체액량은 연령, 성별 및 체내 지방 함량에 따라 달라진다. 일반적으로 유아의 체액량은 성인보다 많은데 그 이유는 세포 외액, 특히 간질액의 양이 많기 때문이다. 성인 남자의 경우 성인 여자에 비해 체액량이 많은데 이유는 체내 지방 함량이 다르기 때문이다. 체내 대부분 조직의 수분 함량은 70% 이상인데 지방조직의 수분 함량은 6~10%에 불과하므로, 남자보다 체내 지방조직이나 지방 함량이 많은 여자의 경우 체내 수분 함량 및 세포내액량이 적어 총 체액량도 적다[표 4-3].

표 4-3 연령과 성별에 따른 체액량 비교(체중의 백분율, %)

	유아	남자	여자
총 체액(TBF)	77	60	50
세포 내액(ICF)	48	45	35
세포 외액(ECF)	29	15	15
간질액(ISF)	25	11	10
혈장(plasma)	4.1	4.5	4.3

2. 세포 외액의 이동

신체는 항상성을 유지하기 위하여 세포 내외액을 끊임없이 이동시켜 체액을 일정하게 유지한다. 세포 내에서 소비된 세포 내액은 세포 외액으로 제거되고, 세포 외액 중 간질액은 조직내에서 물과 용질분자의 확산에 의해 이동한다. 모세혈관 벽을 통하여 액체가 이동하며, 혈액은 혈액순환에 의하며 전신을 순환하므로 체액은 서로 교류하고 있다.

1) 모세혈관에서 액체 이동

모세혈관은 적혈구 3개가 함께 통과할 정도의 가는 관이며, 모든 조직 내에 퍼져 있다. 모세혈관에는 작은 구멍(pore)이 있어 액체는 이곳으로 출입하지만, 단백질이나 입자가 큰 물질은 통과하지 못하고 각종 삼투압과 액압, 조직압 등에 의해 물질이 이동한다[그림 4-1].

(1) 액압

모세혈관 내 혈액의 압력을 액압(fluid pressure, FP) 혹은 모세혈관혈압(capillary pressure, CP)이라 한다. 소동맥단(arteriole)은 35mmHg, 소정맥단(venule)은 15mmHg으로 심장이 수축하여 혈액을 내보낼 때, 혈액 내 액체 성분을 모세혈관 밖으로 여과시키는 힘을 말한다.

(2) 혈장 교질삼투압

혈장 교질삼투압(plasma colloidal osmotic pressure, PCOP)은 모세혈관이 혈장 내에 있는 단백질을 통과시키지 못하므로 생기는 삼투압이다. 즉 모세혈관 밖에 있는 액체를 모세혈관 내로 밀어 넣는 힘을 말하며, 혈장단백질의 교질삼투압은 25 mmHg이다.

(3) 조직압

조직압(tissue pressure, TP)은 세포 사이에 있는 조직액이 갖는 압력으로 조직액을 모세혈관 내로 밀어내는 힘을 말하며, 조직압은 2 mmHg이다.

(4) 조직 교질삼투압

조직 교질삼투압(tissure colloidal osmatic pressure, TCOP)은 조직액 내에도 소량이나마 단백질이 있기 때문에 교질삼투압을 갖게 되는데, 조직 교질삼투압은 2 mmHg이다.

이 네 가지 압력이 모세혈관 벽을 경계로 혈장과 조직액 사이에서 서로 상반된 방향으로 힘을 나타내기 때문에 액체가 이동한다.

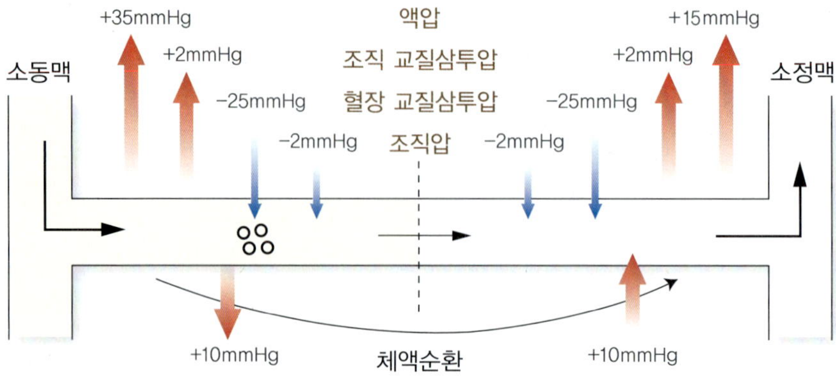

[그림 4-1] 모세혈관과 조직 사이 액체 이동

모세혈관에서 액체의 이동은 모세혈관과 조직 사이의 각종 압력경사에 의해 이루어진다.

모세혈관의 동맥단에서 액체에 작용하는 액압은 35 mmHg, 조직에서 생긴 조직 교질삼투압은 2 mmHg이며, 이들의 합이 모세혈관 내 액체를 혈관 밖으로 이동시키는 압력, 즉 35+2 = 37 mmHg이다. 반대로 액체를 혈관 쪽으로 이동시키는 압력은 혈장 교질삼투압 25 mmHg과 조직압 2 mmHg로 총 압력은 25+2 = 27 mmHg이다. 따라서 37 mmHg-27 mmHg = 10 mmHg의 압력으로 인해 모세혈관 내에 있는 액체가 조직 내로 이동된다.

한편 모세혈관 정맥단에서 액체를 조직 쪽으로 이동시키는 압력은 액압 15 mmHg과 조직 교질삼투압 2 mmHg, 즉, 15 mmHg + 2 mmHg = 17 mmHg이며, 혈관 쪽으로 이동시키는 압력은 혈장 교질삼투압 25 mmHg과 조직압 2 mmHg, 즉 25 mmHg + 2 mmHg = 27 mmHg로 정맥 쪽에서는 총 27-17 = 10 mmHg의 압력으로 액체가 이동한다. 이것을 스타링 가설(Staring' s hypothesis)이라 한다.

이와 같은 기전으로 혈액과 조직액 사이에 액체 교류가 이루어지고 혈액 순환으로 인해 서로 혼합된다.

3. 체액의 평형 및 불균형

1) 체액의 평형

체액의 수분과 전해질은 적당량의 섭취와 배설에 의하여 언제나 일정한 평형을 유지하고 있다. 즉 수분 취득과 수분 손실이 균형을 이루고 있다. 하루에 섭취하는 수분량은 대략 2.5 L(음료수 1.2 L, 음식물 1.0 L, 대사수분 0.3 L)이고 하루에 배설되는 수분량 또한 2.5 L[소변 1.5 L, 대변 0.2 L, 피부나 호흡을 통한 불감성 손실(insensible loss) 0.9 L]로 체내 수분량이 거의 일정하게 유지되고 있다[표 4-4].

표 4-4 수분균형

섭취량	배설량
음료수 1.2L 음식물 1.0L 대사수 0.3L	소변 1.2~1.5L 대변 0.2L 피부 0.6L 폐 0.3L

2) 체액의 불균형

(1) 부종

부종(edema)이란 조직액이 과다하여 조직압이 2 mmHg보다 높은 상태를 말한다. 즉 혈관과 조직 사이에서 액체이동의 압력 변화가 있을 때 발생되며, 그 기전은 다음과 같다. 모세혈관 내 액압이 상승할 때, 신장병이나 영양부족으로 혈장단백질이 감소될 때, 모세혈관의 투과성이 증가하여 혈장단백질이 조직 내로 이동하고 조직의 교질삼투압이 증가하였을 때, 림프관이 폐쇄되어 순환장애가 일어날 때 부종이 생긴다.

(2) 탈수

성인은 체액량의 1%만큼 수분 부족이 오면 갈증을 느끼게 된다. 이런 현상은 물을 섭취하지 못한 경우와 요붕증, 실혈, 구토 및 설사 등으로 인해 체액의 다량 손실이 있을 때 나타나며 탈수(dehydration)라고 한다.

용어 및 핵심정리

체액 (body fluid)	체중의 약 50~70%를 차지하며 세포 내외 환경을 구성하고 유기체의 항상성 유지에 관여함
세포 내액(intracellular fluid, ICF)	세포 내에 존재하는 수분으로 모든 생화학적 반응이 일어나는 곳
세포 외액(extracellular fluid, ECF)	혈장과 세포들 사이에 있는 간질액을 합한 것으로 세포의 내부 환경 역할을 하는 곳
항상성(homeostasis)	내부 환경을 일정하게 유지하려는 생리적 조절 과정
액압 (fluid pressure, FP)	모세혈관 내의 혈액의 압력을 말하며 심장이 수축하여 혈액을 내보낼 때 혈액 내 액체 성분을 모세혈관 밖으로 여과시키는 힘
혈장 교질삼투압(plasma colloidal osmotic pressure, PCOP)	모세혈관이 혈장 내에 있는 단백질을 통과시키지 못해서 생기는 삼투압으로 모세혈관 밖에 있는 액체를 모세혈관 내로 밀어 넣는 힘
조직압 (tissue pressure, TP)	세포 사이에 있는 조직액이 갖는 압력으로 조직액을 모세혈관 내로 밀어내는 힘
조직 교질삼투압(tissue colloidal osmatic pressure, TCOP)	조직액 내에도 소량이나마 단백질이 있기 때문에 교질삼투압을 갖는 것
부종 (edema)	조직액이 과다하여 조직압이 높은 상태로 혈관과 조직 사이에서 액체이동의 압력 변화가 있을 때 발생
탈수 (dehydration)	물의 섭취를 하지 못한 경우와 요붕증, 실혈, 구토 및 설사 등으로 인해 체액의 다량 손실이 있을 때 발생

Chapter 05

혈액생리

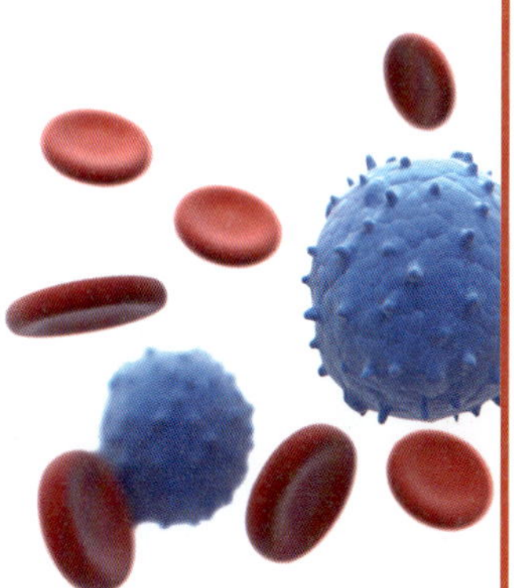

1. 혈액의 조성과 성분
2. 혈액의 기능
3. 적혈구
4. 백혈구
5. 혈소판
6. 혈장
7. 혈액형과 수혈

1. 혈액의 조성과 성분

혈액은 여러 물질이 녹아 있는 유동성의 현탁액(suspension)으로 심장의 펌프작용에 의해 혈관으로 흘러 들어가 각 세포에 산소와 영양소를 공급해 주고, 동시에 불필요한 물질을 배설기관으로 운반해 준다.

혈액의 유형성분과 체액성분은 일정 비율을 지니기 때문에 전혈(whole blood)의 비중은 1.005~1.065 사이이고 혈장의 비중은 1.025~1.029, 적혈구의 비중은 1.091~1.093이다. 따라서 혈액을 원심분리하면 비중이 무거운 유형성분이 밑으로 가라앉아 두 층을 형성한다. 원심분리 시 상층 액을 혈장(plasma)이라고 하며, 혈액이 응고된 후 얻을 수 있는 상층 액을 혈청(serum)이라 하는데 이는 혈장에서 섬유소원(fibrinogen)이 제거된 것을 말한다[그림 5-1].

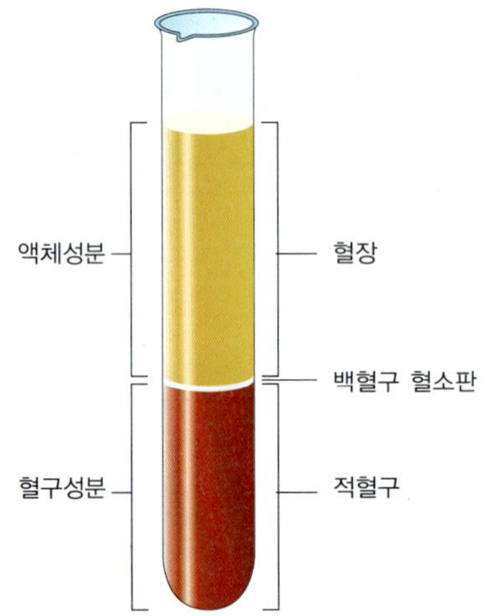

[그림 5-1] 혈액의 구성

혈액량은 체중의 약 8%이며, 혈액은 전혈의 약 45%를 차지하는 유형성분인 혈구(blood cell)의 전혈의 약 55%를 차지하는 체액성분인 혈장으로 구성되어 있다. 유형성분인 혈구는 적혈구(erythrocyte, RBC), 백혈구(leucocyte, WBC) 및 혈소판(platelet, thrombocyte)으로 되어 있다. 체액성분인 혈장은 약 91%가 수분이고, 약 7%가 혈장단백질이며, 나머지 1% 미만은 무기물질, 지질, 효소, 호르몬, 비타민 등으로 되어 있다[그림 5-2].

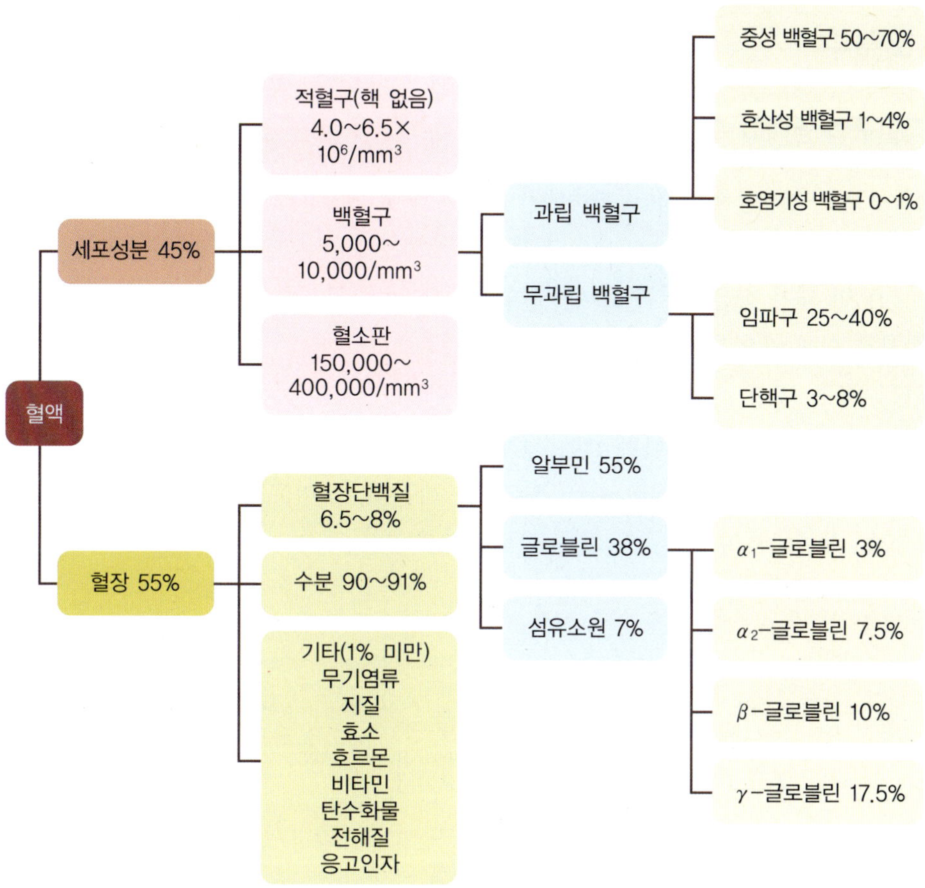

[그림 5-2] 혈액의 조성과 성분

2. 혈액의 기능

- 소화된 물질의 흡수 및 운반작용
- 폐에서 각 세포로 산소를 운반하며, 조직에서 폐로 이산화탄소를 운반
- 대사과정에서 생성된 노폐물을 신장이나 배설기관으로 운반하여 배설
- 호르몬은 표적기관(target organ)으로 운반
- 항체 생성과 식균 작용에 의해 감염으로부터 방어 작용
- 조직 내 수분을 일정하게 유지
- 체온 조절작용
- 완충계(buffer system)가 있어 체액의 pH를 유지
- 출혈 시 지혈작용

3. 적혈구

1) 적혈구의 형태와 수

적혈구는 성숙되면 핵이 없고 가운데가 오목한 도넛 모양으로 변하며 직경은 7.2μm이다. 중앙에 오목한 곳의 두께는 1μm, 가장자리 두께는 2μm이다. 적혈구는 혈액 1mm³당 450~500만 개가 함유되어 있으며, 부피에 비해 넓은 표면적을 지녀 산소와 이산화탄소의 확산을 쉽게 일으킨다[그림 5-3].

적혈구 수는 정상 성인 남자인 경우 약 500만 개/mm³이며, 정상 성인 여성의 경우 약 450만 개/mm³인 것으로 나타났다. 전체 혈액량에 대한 적혈구의 백분율을 혈구혈장비율 또는 헤마토크리트(hematocrit, HCT)라 하는데, 헤마토크리트는 성인남자의 경우 43~52%, 성인여자의 경우 35~48%로 보고되고 있다.

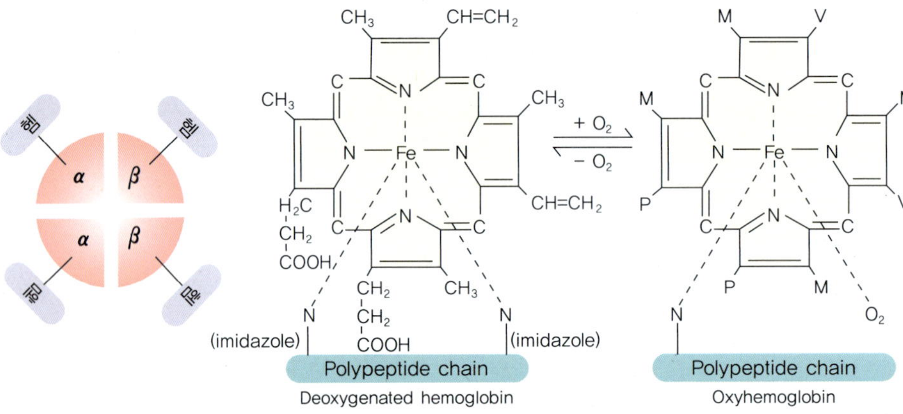

[그림 5-3] 헴과 산소의 반응

2) 구성과 기능

적혈구는 산소 O_2와 이산화탄소 CO_2를 운반하는 능력을 가지고 있는데, 적혈구 내용물 중에 가장 많이 존재하는 혈색소인 헤모글로빈(hemoglobin)이 1g당 1.34mL의 산소를 운반한다.

헤모글로빈은 두 개씩의 α 및 β 사슬로 된 복합 단백질로 헴(heme)이라는 유기화합물이 각 펩티드의 가운데에 자리 잡고 있다. 헴은 프로토포르피린(protoporphyrin)이라고 하는 질소를 함유하는 4개의 고리를 가진 복잡한 구조를 지니며, 분자 중앙에 철분(Fe^{2+})

을 함유한다[그림 5-4]. 한 개의 철분 원자는 한 분자의 산소와 결합할 수 있으므로 헤모글로빈 한 분자는 산소 4분자와 결합하여 산화혈색소(oxyhemoglobin, HbO_2)를 만든다. 이것이 다시 CO_2와 결합하여 산소와 해리되면 환원혈색소(reduced hemoglobin, Hb)를 만들게 된다.

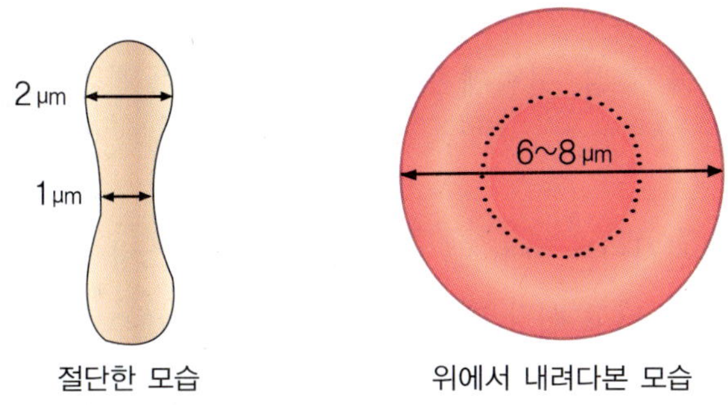

[그림 5-4] 헤모글로빈의 구조

헤모글로빈과 산소 O_2의 결합능력은 산소분압 변화에 따라 달라지는데, 이런 변동을 추적한 곡선을 '산소 해리곡선(oxygen dissociation curve)'이라 한다. 해리곡선은 체온과 산 · 염기 평형의 변동에 따라 크게 영향을 받는다. 즉 체온이 높아지거나 pH가 낮아지면 해리곡선이 오른쪽으로 이동되어 산소와 쉽게 해리되나, 반대로 체온이 낮아지거나 pH가 높아지면 해리곡선이 왼쪽으로 이동되어 산소의 해리가 어려워진다[그림 5-5].

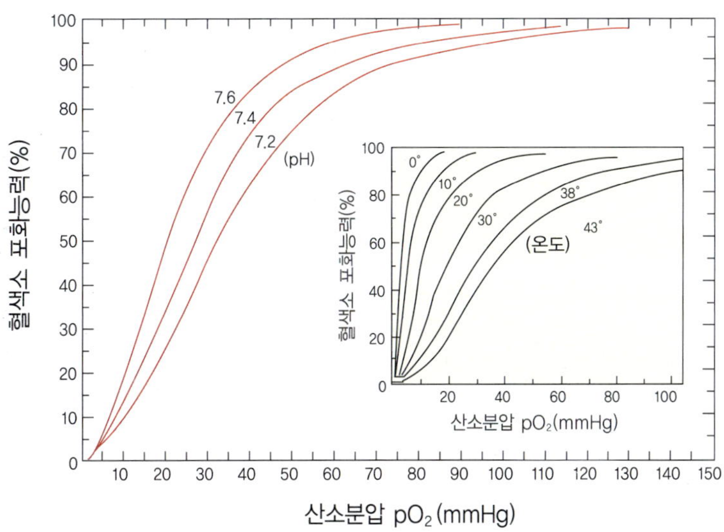

[그림 5-5] pH와 온도가 산소 해리곡선에 미치는 영향

3) 적혈구의 생성 및 조혈

(1) 적혈구의 생성

적혈구는 태아기 초기에 난황낭에서 합성하고, 수정 후 2~5개월 사이에는 간과 비장에서 생성한다. 그 후 적색골수가 발달하면서 유아기와 아동기에는 대부분 적색골수에서 적혈구를 생성한다. 그러나 성인이 되면서 장골(long bone)의 골수가 황색골수로 대치됨으로써 두개골, 척수, 늑골, 흉골, 골반에 있는 적색골수에서만 적혈구를 생성한다.

(2) 적혈구의 조혈인자

적혈구의 생성을 촉진시키는 가장 큰 자극은 조직의 산소량이 감소되는 것이다. 동맥혈액의 산소 분압이 감소되고 신장 혈류의 산소 농도가 저하되면 신장의 구심성 소동맥벽에 위치한 방사구체 세포(juxtaglomerular cell)에서 에리트로제닌(erythrogenin)이라는 효소가 분비된다. 이 효소는 간에서 합성된 후 혈액 내에 일정한 농도로 존재하는 에리트로포이에티노겐(erythropoietinogen)을 에리트로포이에틴(erythropoietin)으로 활성화시킨다. 에리트로포이에틴은 골수로 가서 적혈구 생성을 자극한다[그림 5-6].

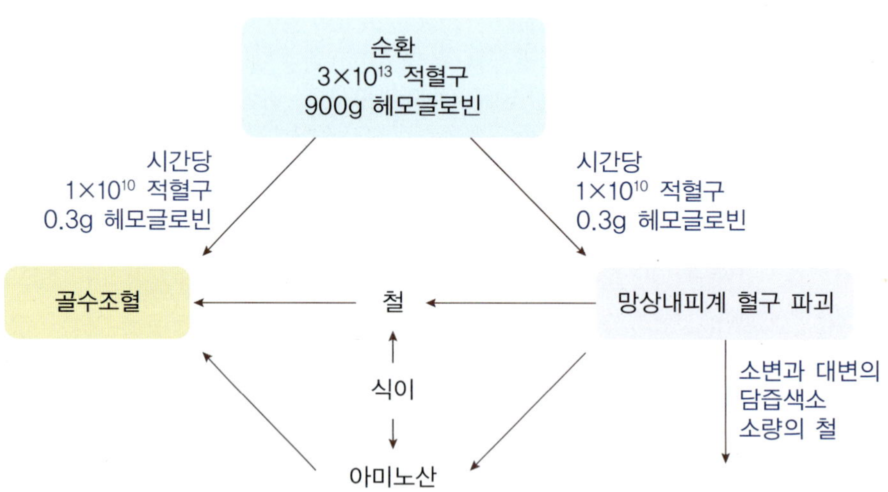

[그림 5-6] 적혈구 조혈인자에 의한 조혈 촉진

4) 적혈구 생성에 관여하는 영양소

정상적으로 적혈구를 생성하기 위해서는 단백질, 철분, 비타민 B_{12}, 엽산 및 구리가 필요하다.

(1) 단백질

적혈구의 세포막과 헤모글로빈의 글로빈 성분을 위해 필요하다.

(2) 철분

헤모글로빈 합성에 가장 중요한 구성성분으로 헤모글로빈 합성에 사용되는 철분은 대부분 적혈구가 파괴될 때 유리된 철분들로 재생되어 이용된다. 수명을 다한 적혈구가 비장에서 파괴되면, 철분은 혈장 내로 유리되고 철분 운반 단백질(transferrin) 형태로 골수로 이동하여 다시 새로운 적혈구 합성에 이용된다.

(3) 엽산

엽산은 DNA 합성과 세포분열에 필수적으로 요구되는 영양소로서, 엽산이 부족하면 세포분열에 손상이 일어나고 적혈구의 합성 또한 감소한다.

(4) 비타민 B_{12}

적혈구 합성 시에 엽산의 작용을 위해서 소량의 비타민 B_{12}가 필요하다. 비타민 B_{12}의 섭취가 부족하거나 흡수가 안 될 경우는 적혈구 수가 감소되고 비정상적인 적혈구가 나타난다.

(5) 구리

구리는 철분의 흡수와 혈색소 합성과정에 촉매로써 필요하다.

5) 적혈구의 파괴

적혈구는 약 120일을 전후하여 수명을 다하므로 체내에서 매일 새로 합성되며, 동시에 파괴되고 있다. 노화된 적혈구는 세포막이 취약해지고 모세혈관 내에서 소립자(fragment)로 파열된다. 파열된 적혈구는 간, 비장(지라, spleen), 골수의 망상내피세포와 조직 내 대식세포(marcrophage)에 의해 탐식된다.

헤모글로빈은 헴과 글로빈(globin)으로 분리되고, 헴 내의 철을 소실한 후 빌리버딘

(biliverdin)을 거쳐 빌리루빈(bilirubin)으로 변한다. 여기서 다시 철은 비장에 저장되고, 빌리루빈은 간에서 담즙색소가 되어 소장 내로 분비되며, 대장에서 세균의 작용으로 유로빌리노겐(urobilinogen)이 되어 분변과 함께 배설된다[그림 5-7].

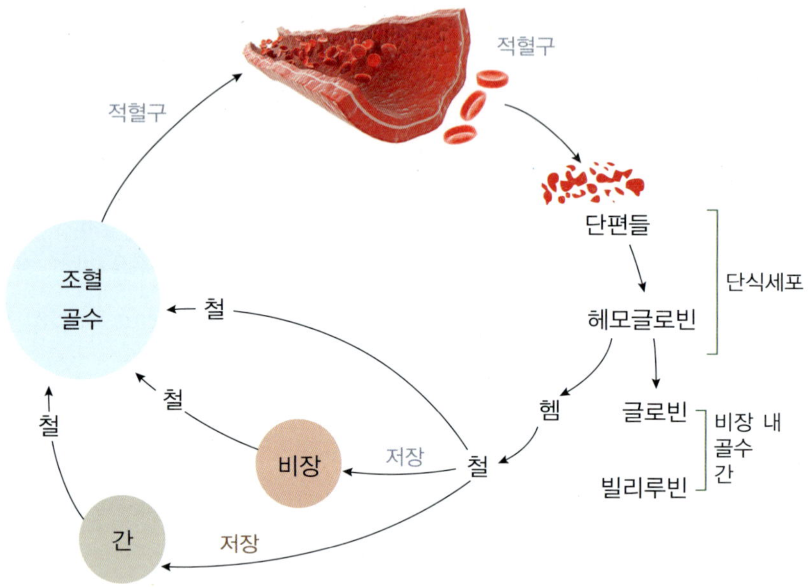

[그림 5-7] **적혈구의 생성 및 파괴**

6) 용혈

적혈구 막이 파괴되어 적혈구 속에 들어 있는 혈색소가 적혈구 밖으로 나오는 현상을 용혈(hemolysis)이라 한다.

7) 빈혈

빈혈(anemia)은 적혈구 수효가 400만 개/mm^3 이하이거나 헤모글로빈 양이 10 g/μL 이하일 때를 말한다. 빈혈의 발생원인은 실혈(blood loss), 적골수 이상에 의한 적혈구 생산 부족, 임신기나 성장기와 같이 혈액의 필요량 증가 시, 흡수 부전 등을 들 수 있다. 특히 악성 빈혈(pernicious anemia)은 비타민 B$_{12}$, 엽산, 니코틴산(nicotinic acid), 티아민(thiamine), 피리독신(pyridoxine) 등의 부족으로 발생한다[그림 5-8].

- 소(적)혈구성 빈혈 (철의 부족)
  - 철 섭취불량
  - 철 흡수불량
  - 만성 장기출혈
- 대(적)혈구성 빈혈
  - 비타민 B_{12} 부족, 흡수불량
    - 원발성: 악성 빈혈
    - 2차성
  - 엽산 부족, 흡수불량
    - 편식
    - 엽산, 비타민 B_{12} 섭취불량
- 정(적)혈구성 빈혈
  - 적혈구 파괴항진
    - 이상적혈구
    - 자가면역성 용혈성 빈혈
  - 골수기능 억제
    - 원발성: 특별성 재생불량성 빈혈
    - 약물, 독물중독: 2차성 재생불량성 빈혈, 종양, 백혈병

[그림 5-8] 빈혈의 종류별 원인

4. 백혈구

백혈구(leucocytes: white blood cell, WBC)는 핵은 갖고 있으나 무정형이고, 크기는 8~20μm 정도로 적혈구보다 크다. 백혈구는 혈액 1mm^{3}당 5,000~10,000개 정도 존재하고, 혈색소를 가지고 있지 않아서 무색을 띠며, 아메바 운동을 하여 미생물이나 이물질을 탐식하는 등 면역기전에 관여한다.

1) 백혈구 구조 및 분류

세포질 내에 과립을 갖고 있는 것을 과립 백혈구(granulocyte), 세포질 내에 과립을 갖고 있지 않은 것을 무과립 백혈구(agranulocyte)라고 부른다. 과립성 백혈구에는 핵이 중성 색소에 염색되는 중성 백혈구(neutrophils), 산성색소에 염색되는 호산성 백혈구(eosinophil)와 염기성 색소에 염색되는 호염기성 백혈구(basophil) 등이 있다. 무과립 백혈구에는 림프구(lymphocyte)와 단핵구(monocyte)가 있다[그림 5-9].

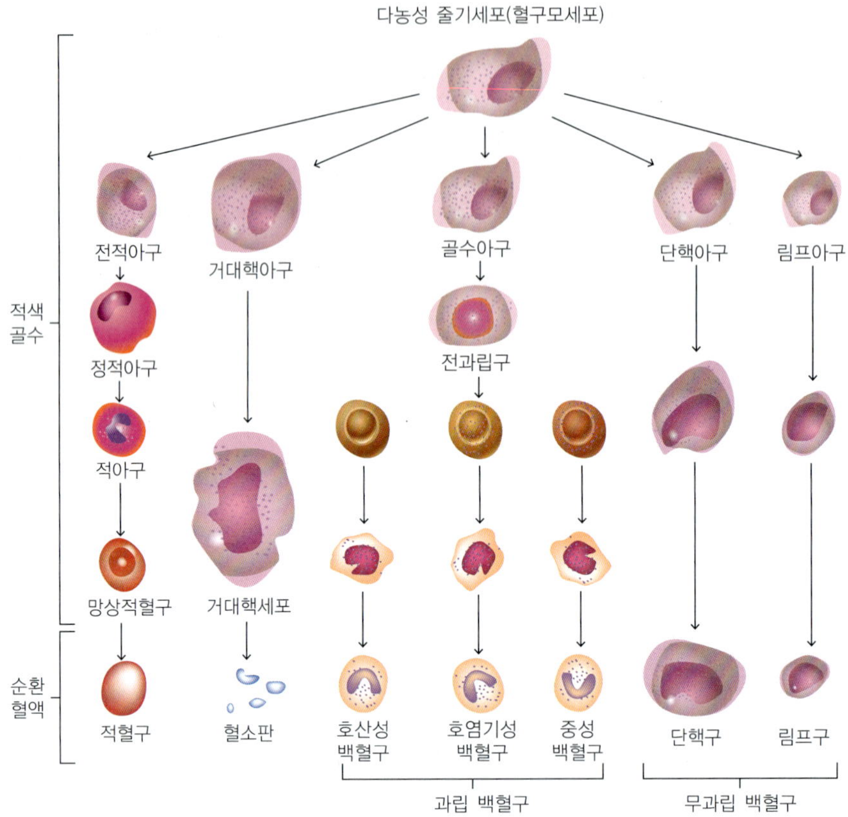

[그림 5-9] 혈구 종류에 따른 생성과 분화

2) 백혈구의 형태 및 기능

표 5-1 백혈구의 형태 및 기능

종류	중성 백혈구 (neutrophil)	호산성 백혈구 (eosinophil)	호염기성 백혈구 (basophil)	단핵구 (monocyte)	림프구 (lympohcyte)
형태	과립 백혈구			무과립 백혈구	
크기	9~12㎛	10~14㎛	8~10㎛	15~20㎛	7~8㎛
비율	54~62%	1~3%	0~1%	3~9%	25~33%
기능	• 세균에 대한 식균작용 • 급성염증 시 증가	• 알레르기 질환에 대처	• 헤파린 함유 • 혈액응고 방지	• 세균에 대한 식균 작용 • 조직세포로 이동되어 대식세포로 변함	• 면역항체를 보유 • 만성 염증 시 증가 • 세포성 면역(T-cell), 체액성 면역(B-cell)에 관여

5. 혈소판

1) 혈소판

혈소판(platelet)은 핵이 없고 불규칙적이고 과립체를 갖는 혈구로 직경이 2~4 μm 정도이며, 정상 혈액에 20~30만 개/mm^3가 함유되어 있다. 골수의 거핵세포(megakaryocyte)에서 분화하여 순환 혈액 내로 나오며, 수명은 약 1주일이다. 혈소판은 아데노신 2인산(adenosine diphosphate, ADP), 세로토닌(serotonin), 히스타민(histamine), Ca^{2+}, K^+ 및 트롬보플라스틴과 같은 혈액 응고인자와 효소 등을 축적하고 있다. 혈소판은 혈관 벽이 손상되어 혈관의 결합조직이 노출되면, 그곳에 달라붙어서 세로토닌이나 아데노신 2인산을 방출하여 응집(agglutination)한다. 응집된 혈소판에 Ca^{2+}이 작용하면 혈소판 혈전(platelet plug)이 형성되어 지혈을 일으킨다.

2) 지혈과 혈액 응고

혈관이 손상을 입으면 출혈이 일어나지만 1~3분 후에 멈추게 되는데, 이는 혈관벽이 파괴되어 혈액이 유출되면 혈관이 수축하여 내경을 좁히고 혈액이 응고하는 지혈(hemostasis)이 이루어지기 때문이다[그림 5-10].

지혈과정을 크게 3단계로 나누면 다음과 같다. 1단계는 손상된 부위의 국소적 혈관 수축, 2단계는 혈전 형성, 3단계는 혈액 응고 기전의 활성화이다.

(1) 국소적 혈관 수축

혈관에 상처가 나면 상처 부위의 동맥(artery) 또는 세동맥(arteriol)을 중심으로 양쪽에서 근육의 수축이 일어나는데, 이는 혈소판에서 유리된 세로토닌과 다른 혈관 수축제에 의한 것으로 여겨진다.

(2) 혈전의 형성

혈관이 손상되면 혈관 내피세포층(endothelial cell)이 파괴되고, 여기서 배열되어 있는 결합조직인 교원섬유(collagen)를 노출한다. 교원섬유는 혈소판을 잡아당기므로 주위에 혈소판이 와서 달라붙고 부착된 혈소판을 파괴하면서 세로토닌과 아데노신 2인산을 방출한다. 이들 혈관수축 물질들에 의해서 손상된 혈관의 구멍은 좁아진다. 아데노신 2인산은 다른 혈소판을 잡아끌기 때문에 혈소판들이 그곳에 집합을 한다. 혈소판들이 모여 혈소판

마개(temporary hemostatic plug)를 만들어 줌으로써 출혈을 막아 주나 혈소판에 의한 지혈은 일시적 현상이다.

(3) 혈액 응고

지혈현상의 최종 단계인 혈액 응고는 일시적으로 만들어진 혈전에 적혈구가 응집을 일으켜서 서로 결합하고 섬유소(fibrin)에 의해 단단한 응고물로 변하는 일련의 복잡한 과정을 거친다. 이 과정에서 응고인자(clotting factor)가 관여하며, 응고인자는 현재까지 13가지 종류가 알려져 있다. 이 중 응고인자 VIII은 항혈우병 인자로 선천적인 혈우병(hemophilia)의 원인이 된다[그림 5-10, 5-11].

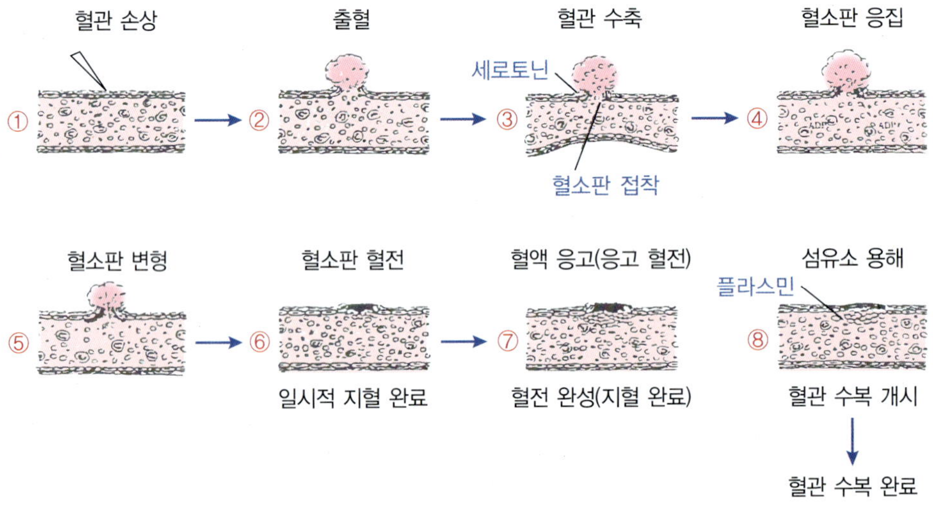

[그림 5-10] 지혈과 혈액 응고 기전

혈액 응고의 기본적 반응은 다음과 같다[그림 5-11]. 즉 조직이 손상을 입거나 혈관이 파괴되면 트롬보플라스틴(thromboplastin)이란 물질이 발생한다. 이것은 혈당에 있는 불활성 물질인 프로트롬빈(prothrombin)에 작용하여, 트롬빈(thrombin)으로 바꾸는데, 이때 Ca^{2+}을 필요로 하게 한다. 이어서 트롬빈은 혈장 중의 섬유소원에 작용하여 섬유소(fibrin)를 발생시킨다. 응고의 최종산물인 섬유소는 주위에 있는 물질들과 결합하여 혈병을 형성하는 등 지혈 작용을 한다.

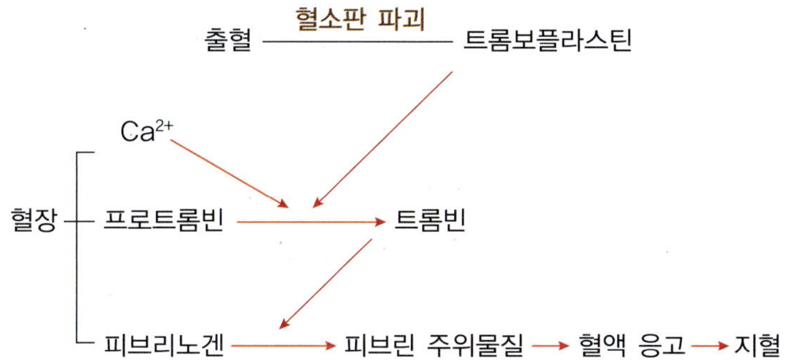

[그림 5-11] 혈액 응고 기전

(4) 항응고 기전

상처를 입은 부위가 아닌 혈관 내에는 혈액이 쉽게 정상적으로 흘러야 하므로 체내에는 혈액 응고를 방지하는 항응고 기전(anticlotting mechanism)이 응고 기전과 더불어 발달한다.

① 섬유소 용해계에 의한 혈전의 용해

생체 내에는 응고된 혈액의 혈전을 용해시키는 섬유소 용해계(fibrinolytic system)가 존재한다. 섬유소 용해계의 대표적인 효소는 플라스민(plasmin)과 피브리놀리신(fibrinolysin)으로, 섬유소원(fibrionogen)이나 섬유소를 용해시켜 혈액 응고를 억제한다[그림 5-12].

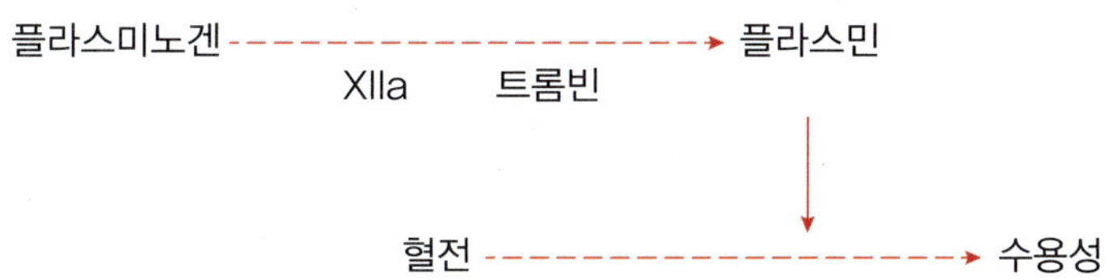

[그림 5-12] 섬유소 용해계

② 항응고제

혈액에는 플라스민 외에 헤파린(heparin)이 함유되어 있어 혈액 응고를 방지해 준다. 헤파린은 간에서 유리되어 순환혈액으로 나오면 응고인자 IX의 활성화를 억제하는 한편 트롬빈의 작용을 억제함으로써 항응고작용을 나타낸다.

③ 그 외 항응고제 종류별 작용

디큐마롤(dicumarol)은 비타민 K의 작용을 차단하여 간에서 프로트롬빈의 합성을 감소시키는 작용을 하며, 구연산염(sodium citrate)이나 수산염(sodium oxalate), 에틸렌디아민사초산(ethylene diamine tetraacetic acid, EDTA)은 Ca^{2+}과 결합하여 혈액의 Ca^{2+} 농도를 저하시킴으로써 프로트롬빈에서 트롬빈으로의 전환을 차단하고 혈액 응고를 방지해 준다. 또한 혈액을 냉각시키면 응고되지 않는데 이는 트롬보플라스틴의 활동이 억제되므로 Ca^{2+}의 활성화가 이루어지지 않기 때문이다.

6. 혈장

혈장(plasma)은 혈액의 약 55%를 차지하는 액체성분으로 90~91%는 물이고, 7~9%는 단백질이며, 나머지 1% 미만은 전해질, 무기질 및 유기질 등으로 구성되어 있다. 혈장의 비중은 1.025~1.029 사이에 있으며, pH는 7.35~7.45 사이에서 변동을 보인다.

혈장단백질은 양성단백질로서 등전점보다 pH가 높으면 약산으로, pH가 낮으면 약알칼리로 작용하므로 산 · 염기 평형을 조절하는 중요한 역할을 한다. 혈장단백질에는 알부민(albumin), 글로블린(globulin), 섬유소원(fibrinogen) 등이 있다.

알부민은 혈장단백질의 대부분을 차지하고 있으므로 체액의 삼투압을 유지하는 데 중요한 역할을 하며, 특히 이 단백질에 의해 형성되는 교질삼투압은 모세혈관에서 물의 이동에 대단히 큰 영향을 미친다. 또한 알부민은 호르몬, 이온, 효소, 약물 등의 운반체로서 작용하기도 한다.

감마글로블린(γ-globulin)은 일명 면역 글로블린 항체(immunoglobulin, Ig)라 부르고 IgG, IgA, IgM, IgD, IgE 등으로 분류되는데, 이 중 IgG와 IgA가 대부분을 차지한다. 이들은 항체를 형성하여 감염과 외부 이물질로부터 생체를 방어하는 기능을 갖고 있다. 글로블린 중 알파글로블린(α-globulin)은 알파1글로블린(α1-globulin)과 알파2글로블린(α2-globulin)으로 나누어지는데, 알파1글로블린은 지단백질(lipoprotein)인 HDL(high density lipoprotein), 당단백(glycoprotein)을 함유한다. 알파글로블린은 비타민, 호르몬 등과 결합하여 이들을 운반하는 역할을 하며, 베타글로블린도 지단백질인 LDL(low density lipoprotein), 비타민, 호르몬, 철 등을 운반한다.

섬유소원은 혈액응고인자로서 혈액응고에 중요한 역할을 한다.

7. 혈액형과 수혈

사람이 수혈을 받을 경우 어떤 경우에는 적혈구가 응집되어 치명상을 입지만 어떤 경우에는 응집이 생기지 않아 생명을 구할 수 있다. 응집(agglutination)이란 적혈구끼리 서로 엉켜 작은 덩어리로 뭉치고 용혈을 일으키는 것을 말한다. 적혈구에 응집이 생기는 것은 한쪽 사람의 혈장 중에 적혈구를 응집시키는 인자, 즉 응집소(agglutinin)가 있고 다른 쪽 사람의 적혈구에는 그 응집소와 결합되는 인자, 즉 응집원(agglutinogen)이 있어서 응집소와 응집원이 결합하기 때문에 일어나는 현상이다.

1) ABO식 혈액형

사람의 적혈구의 응집원에는 A, B의 두 가지 형이 있고 응집소에는 α, β의 두 가지 형이 있으며, A와 α, B와 β가 만나면 응집이 되므로 응집원과 응집소의 결합 유무에 따라 사람의 혈액형을 분류한다. 그 분류에 의하면 A형(응집원 A만 가진 사람), B형(응집원 B만 가진 사람), AB형(응집원 A, B를 가진 사람), O형(응집원을 갖지 않는 사람)의 4형으로 나눌 수 있는데 이를 ABO식 혈액형이라고 한다.

또한 응집원 A를 갖지 않는 사람(B형과 O형)은 응집소 α를 갖고 있고 또 응집원 B를 갖지 않는 사람(A형과 O형)은 응집소 β를 갖고 있다는 법칙이 존재하는데 란트슈타이너(Landsteiner) 법칙이라 한다. 이에 따르면 A형인 사람은 응집소 β, B형인 사람은 응집소 α, O형인 사람은 응집소 α, β를 가지며 AB형인 사람은 응집소를 갖지 않는다[표 5-2].

표 5-2 혈액형과 응집원 및 응집소

혈액형	혈구-응집원	혈장-응집소	공급 혈액형	수혈 혈액형
A	A	anti-B(β)	A, AB	O, A
B	B	anti-A(α)	B, AB	O, B
AB	AB	없음	AB	A, AB, B, O
O	없음	anti-A, B	A, B, AB, O	O

2) 수혈

수혈 시에 같은 혈액형에게 혈액을 주는 것이 가장 이상적이나, 만일 같은 혈액형의 혈액을 언지 못할 경우에는 O형의 혈액을 A형, B형 및 AB형의 사람에게 수혈할 수가 있다. A형과 B형의 혈액은 AB형의 사람에게 혈액을 줄 수가 있다. 그러나 AB형의 혈액은 어느 누구에게도 줄 수가 없다. 그러므로 O형의 혈액을 갖고 있는 사람을 만능 공혈자(universal donor), AB형의 혈액을 갖고 있는 사람을 만능 수혈자(universal recipient)라고 한다.

공혈자와 수혈자 간의 혈액 적합성 검사로는 교차실험(cross matching)이 있으며 이때 응집반응이 없어야 수혈할 수 있다. 교차실험이란 환자의 혈청(recipient serum)과 공혈자의 혈구(donor cell)를 섞어 보는 주 시험(major cross matching), 환자의 혈구와 공혈자의 혈청을 섞어 보는 부 시험(minor cross matching)이 있다. 두 시험에서 응집반응, 용혈현상이 없어야 수혈할 수 있다.

3) Rh형

사람의 혈액은 ABO식 혈액형 이외에 Rh인자가 있는 것과 없는 것에 따라 분류한다. Rh인자는 적혈구에 있는 특별한 단백질의 성질을 의미하는데, 붉은색 원숭이(Rhesus monkey)의 적혈구로 면역시킨 기니피그(guinea pig)의 혈청에 대해 사람의 적혈구도 응집하는 것을 발견하고, 이 응집원을 Rh인자라 하였다. 응집반응이 나타나면 Rh인자를 갖고 있다고 하여 이를 Rh(+)로 표시하며, 응집현상이 없으면 Rh인자가 없다고 하여 이를 Rh(−)로 표시한다.

Rh인자의 수혈에 있어서는 Rh(+)인 사람에게 Rh(+), Rh(−)인 사람에게 Rh(−)를, Rh(+)인 사람에게 Rh(−)의 수혈이 가능하나, Rh(−)인 사람에게 Rh(+)를 수혈하게 되면 처음에는 응집반응이 없으나 재차 수혈을 받을 경우 응집반응이 일어나는 수혈 부작용이 일어난다.

한편 Rh(−)인 어머니와 Rh(+)인 아버지 사이에 임신이 되었을 때 유전적인 Rh인자에 대한 우열관계는 Rh(+)가 우성이므로 태아의 Rh인자형은 Rh(+)가 된다. 이 경우 임신기간 중에 태아의 적혈구 단백질이 태반을 통해 어머니 혈액 내로 들어가면 어머니의 혈장 내에 Rh인자에 대한 항체가 생기는데 어머니의 적혈구에는 Rh인자가 없기 때문에 어머니 자신은 지장이 없다. 그러나 재차 임신하여 이미 어머니 쪽에 생겼던 Rh항체가 태반을 통하여 태아의 혈액 내로 들어오면 태아는 Rh인자의 반응이 나타나 태아의 적혈구 응집, 용혈, 빈혈, 혈중 적아세포의 출현, 중증신생아 황달, 전신부종 등을 일으키며 심한 경우 출산 후 아이가 죽거나 출산 전에 사산이나 유산이 되는데, 이런 경우를 '태아적아세포증(erythroblastosis fetalis)' 이라 한다.

용어 및 핵심정리

혈장 (plasma)	채취한 혈액에 헤파린, EDTA 등의 혈액응고 방지제를 넣어 원심분리한 후 세포성분을 제거하고 남은 담황색의 액체성분
혈청 (serum)	항응고제를 넣지 않고 수집한 혈액을 10분 정도 시험관에 가만히 세워 둔 후 원심분리하여 얻은 액체성분이며, 피브리노겐 등 응고인자가 제거된 성분
적혈구(erythrocyte, red blood cell)	산소와 이산화탄소를 운반하는 역할을 하며 핵이 없고 산소를 운반하는 혈색소인 헤모글로빈이 들어 있음
헤마토크리트 (hematocrit)	전체 혈액량에 대한 적혈구의 백분비율을 '혈구혈장비율' 이라 하고 빈혈을 진단하는 데 이용
중성 백혈구(neutrophil)	과립백혈구로 세균에 대한 식세포 작용을 하며 급성 염증 시 증가
호산성 백혈구 (eosinophil)	과립백혈구로 이물질 해독과 혈전용해효소를 분비하며 기생충 감염 방어
호염기성 백혈구 (basophil)	과립백혈구로 항응고제인 헤파린을 방출하여 혈액 응고를 방지
단핵구(monocyte)	무과립백혈구로 식세포 작용을 하며 조직세포로 이동되어 대식세포로 변함
림프구 (lymphocyte)	무과립백혈구로 면역항체를 보유하고 만성염증 시 증가하며 세포성면역(T-cell)과 체액성면역(B-cell)에 관여
혈액 응고 (blood coagulation)	일시적으로 형성된 혈전이 섬유소에 의해 단단한 응고물로 변하는 과정

인체생리학

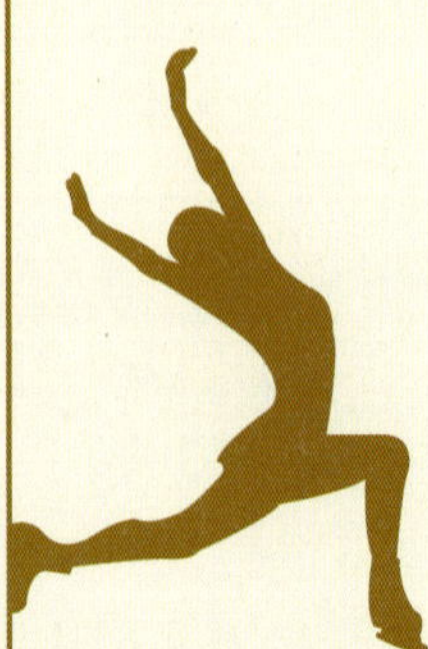

Chapter 06

신경생리

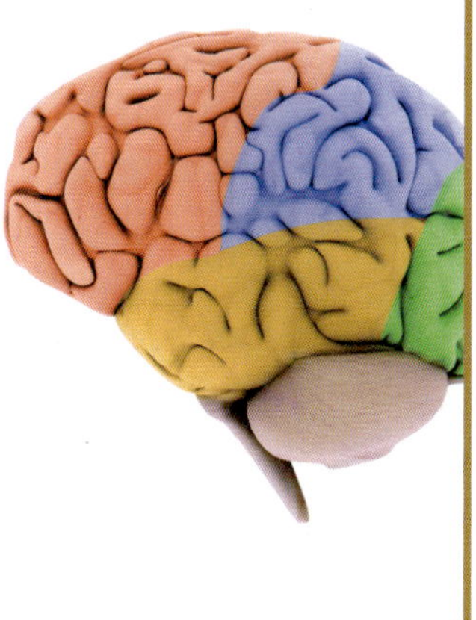

1. 신경계
2. 중추신경계
3. 말초신경계

신경계는 내분비계와 함께 신체의 주요 조절계로 항상성 유지에 큰 역할을 하며, 지각, 기억 등의 정신활동을 담당하는 중추기관이다. 신경계는 뇌와 척수로 이루어진 중추신경계와 체성신경계와 자율신경계로 이루어진 말초신경계로 나누어진다. 신경계는 특징적인 신경세포(뉴런)의 충동에 의한 흥분 발생과 다른 세포로 전기적 신호를 전달함으로써 신체 각 부위의 조직과 기관들의 작용을 상호조절한다.

1. 신경계

1) 신경계의 구성

신경계는 [표 6-1]과 같이 구성된다.

① 중추신경계: 뇌와 척수

② 말초신경계: 12쌍의 뇌신경과 31쌍의 척수신경, 구심신경과 원심신경

③ 자율신경계: 교감신경계와 부교감신경계

표 6-1 신경계의 구성

<table>
<tr><td rowspan="11">신경계
(nervous system)</td><td rowspan="7">중추신경계
(central nervous system)</td><td rowspan="6">뇌
(brain)</td><td colspan="2">대뇌(cerebrum)</td></tr>
<tr><td colspan="2">소뇌(cerebellum)</td></tr>
<tr><td colspan="2">간뇌(diencephalon)</td></tr>
<tr><td rowspan="3">뇌간
(뇌줄기, brain stem)</td><td>중뇌
(mesencephalon)</td></tr>
<tr><td>뇌교(pons)</td></tr>
<tr><td>연수(medulla)</td></tr>
<tr><td>척수(spinal cord)</td><td colspan="2">척수 안에 있는 신경</td></tr>
<tr><td rowspan="4">말초신경계
(peripheral nervous system)</td><td rowspan="2">체성신경계
(somatic nervous system)</td><td colspan="2">뇌신경(12쌍, cranial nerve)</td></tr>
<tr><td colspan="2">척수신경(31쌍, spinal nerve)</td></tr>
<tr><td rowspan="2">자율신경계
(autonomic nervous system)</td><td colspan="2">교감신경(sympathetic nerve)</td></tr>
<tr><td colspan="2">부교감신경(parasympathetic nerve)</td></tr>
</table>

2) 신경조직의 구조

신경계는 신경세포(neuron, 뉴런)와 신경교세포(neuroglia)로 구성된다. 뉴런은 자극을 받아들이고, 받은 자극을 다른 세포로 전달하는 기능을 담당한다. 신경교세포는 신경세포를 지지, 격리, 영양 공급을 통해 뉴런을 보호하고, 뉴런의 기능을 보조하는 역할을 한다.

(1) 뉴런

신경계를 구성하고 신경 활동을 담당하는 단위 신경세포를 뉴런 또는 신경원이라 한다. 뉴런은 재생이 불가하며 세포분열을 하지 않고, 수명이 가장 긴 세포로 흥분성을 가진다. 뉴런은 자극을 받으면 이를 전기 신호화하고, 뉴런의 말단에서 신경전달물질을 분비함으로써 다른 세포들에게 자극 정보를 전달한다. 뉴런의 모양과 크기는 신경계의 부위에 따라 다양하지만 정보의 전달에 적합하게 분화되어 있다. 기본적으로는 핵을 포함한 신경세포체와 수상돌기, 축삭돌기 그리고 축삭 말단에 있는 신경종말로 이루어져 있다[그림 6-1].

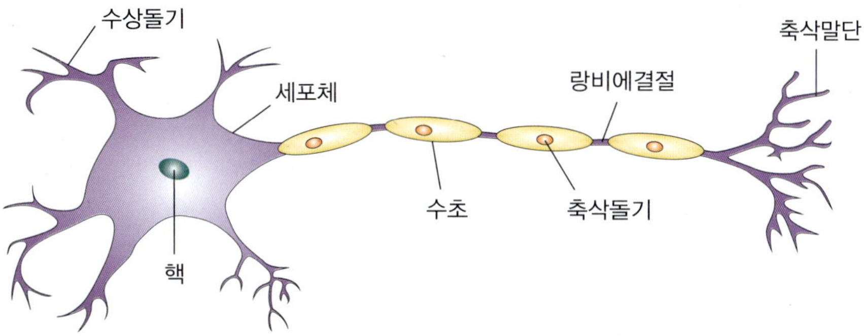

[그림 6-1] **신경세포(뉴런)**

신경세포체에는 골지체, 미토콘드리아, 색소과립, 글리코겐, 지방소체, 니슬소체(nissl bodies) 등이 있다. 수상돌기는 다른 뉴런의 수상돌기나 축삭돌기들과 접촉하여 이들로부터 정보를 받아들여 신경세포체로 전달하는 역할을 한다. 축삭은 흥분을 신경종말로 전달하는 정보 전달 기능을 한다. 수초는 축삭 부분에 있는 전기절연체인데, 축삭의 시작 부분, 랑비에 마디, 끝 부위에는 없다. 신경에 따라 수초가 있는 신경(유수신경)과 수초가 없는 신경(무수신경)이 있다. 신경초는 축삭의 재생 기능을 하는데, 말초신경에만 존재한다.

(2) 신경교세포

신경계의 지지세포인 신경교세포는 뉴런의 세포체, 수상돌기, 축삭돌기 등을 둘러싸고 지지하는 역할을 한다. 또한 신경교세포들은 뇌 모세혈관을 포위하고, 이들은 뇌-척수를 보호하는 혈액-뇌 장벽(blood brain barrier)의 역할을 한다. 이 모세혈관은 혈액으로부터 신경세포에 전달되는 물질들을 선택적으로 통과시키며, 신경교세포와 혈관 사이의 영양물질과 노폐물의 교환도 일어난다. 이외에도 수초를 형성하고, 면역 기능을 담당하며, 식세포작용을 한다.

(3) 신경연접(시냅스)

한 뉴런의 축삭돌기의 말단, 즉 신경종말(axon terminals)과 다음 뉴런의 기능적 접합부를 신경연접(synapse, 시냅스)이라 한다. 신경종말의 작은 주머니 안에는 신경전달물질이 저장되어 있어 신경 충동에 따라 이를 시냅스로 분비한다. 한 뉴런의 신경종말은 시냅스를 거쳐 다음 뉴런으로 연결된다. 이 밖에 근육이나 분비선 등의 효과기 세포와 연결되기도 한다[그림 6-2].

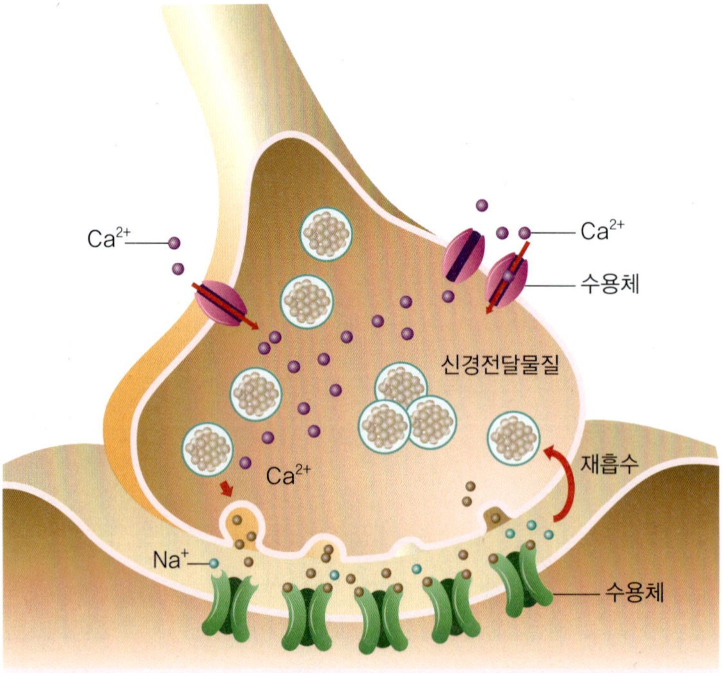

[그림 6-2] 시냅스

3) 신경의 흥분과 전도

(1) 안정 막 전위와 활동 전위

① 안정 막 전위

휴식(안정)상태 세포의 세포막 내외의 전위차를 안정 막 전위(resting membrane potential, 분극)라고 한다. 휴식상태 신경세포의 경우, 뉴런의 세포 내액에는 주로 칼륨(K^+) 이온이 존재하고, 세포 외액에는 나트륨(Na^+) 이온이 존재한다. 세포 내액의 K^+ 이온 농도는 세포 외액에 비하여 약 30배가 높으며, 세포 외액의 Na^+ 이온 농도는 세포 내액보다 10배 정도 높다. 이러한 세포 막 내외의 농도 차이 때문에 K^+ 이온은 세포 막 바깥으로, Na^+ 이온은 세포막 안쪽으로 확산하려는 힘이 작용한다. 그런데 안정 시의 세포 막을 K^+ 이온은 비교적 쉽게 투과하지만, Na^+ 이온은 거의 투과하지 못한다. 이에 세포 내에 있는 K^+은 세포 막 밖으로 확산되어 나오려고 한다. 반면 세포 내에서 양이온인 K^+을 나가지 못하게 잡아당기는 힘이 발생하는데, 이 힘이 세포 막 안쪽을 전기적으로 음성이 되게 만든다. 안정상태인 세포에서 세포 막 외부는 양(+)전하를 띠고 내부는 음(−)전하를 나타낸다. 이때 세포 막 내외는 대략 −70 mV(−60~−90 mV)의 전위차를 나타낸다. 안정 막 전위는 K^+의 확산 전위라고 말할 수 있다.

② 활동 전위

안정 상태에 있는 신경섬유에 적절한 자극을 주면 세포막의 Na^+ 이온의 투과성이 급격하게 커진다. 한편 K^+ 이온의 막 투과성은 증가하지 못하므로 막 내부가 오히려 양성이 되는 시기가 있는데, 이 과정을 탈분극(depolarization)이라 한다. 탈분극 시 전위는 약 −55 mV인 역치(threshold)에 닿은 후 막 전위가 급격히 상승하여 정점(spike potential, 스파이크 전위)에 달하게 되는데, 이때의 막 전위가 약 +35 mV이다. 스파이크 전위 이후 막 전위는 안정 막 전위로 급속히 회복하여 재분극(repolarization) 상태를 이룬다. 커졌던 Na^+ 이온의 막 투과성이 다시 줄어들고 K^+ 이온의 막 투과성이 증가한다. 재분극 시기에 막은 안정 막 전위보다 더 크게 분극되어 과분극(hyperpolarization)이 되었다가 서서히 제자리로 돌아간다[표 6-2, 그림 6-3].

이러한 일련의 전위 변동을 활동 전위(active potential)라 하고, 활동 전위가 발생된 것은 신경이 자극되었음을 말한다.

표 6-2 활동 전위의 발생 단계

단계	진행과정
1단계	• 흥분한 부위의 막 전위가 안정 막 전위(−70 mV)에서 역차수준(−50 mV)으로 탈분극된다.
2단계	• Na^+ 채널들의 문이 열린다. • 세포 외액의 Na^+이 채널을 통해서 세포 내로 들어온다. • 막 전위가 0 mV를 거쳐 +30 mV까지 변동한다(탈분극).
3단계	• Na^+ 채널들의 문이 열린다. • K^+ 채널들이 열리면서 세포 내액의 K^+이 세포 밖으로 나간다. • 재분극이 시작된다.
4단계	• 안정 막 전위(−70 mV)에 이르면 K^+ 채널들이 닫히기 시작한다. • K^+ 채널들이 닫히는 속도가 느리기 때문에 K^+의 유출이 계속되므로 일시적 과분극이 일어난다. • K^+ 채널들이 모두 닫히고 막 전위는 다시 안정 막 전위 수준으로 회복된다(재분극).

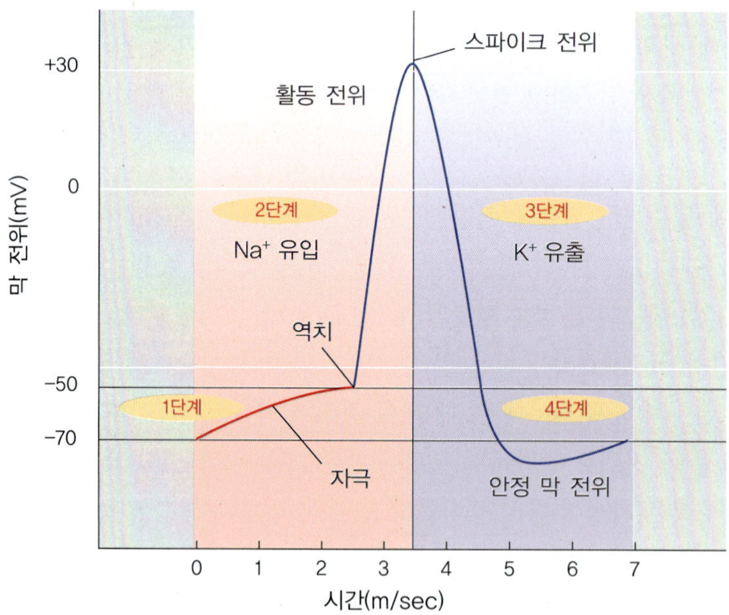

[그림 6-3] 활동 전위의 발생 단계

③ 활동 전위의 전도

활동 전위는 축색을 따라 일정한 속도로 전파된다. 한 신경세포의 어떤 부위가 자극되어 활동 전위가 발생하면 그 부위의 양쪽으로 전파될 수 있다. 이를 양방향전도(double direction conduction)라고 한다. 그러나 양방향전도는 단일 뉴런에서만 일어난다. 여러 뉴런들이 시냅스를 이루고 있는 실제의 신경계에서는 흥분이 신경세포체에서 신경종말 쪽의 한 방향으로만 전파되어 간다. 한 방향으로 흥분이 전파되는 방식을 전방전도의 법칙(law of forward conduction)이라고 한다.

활동 전위의 전도 속도는 신경세포의 종류에 따라 다르다. 무수신경섬유에서 전도속도는 축삭의 지름에 비례하며, 유수신경섬유에서의 전도속도는 축삭의 지름과 랑비에 마디 사이의 거리에 비례한다. 즉 랑비에 마디 사이의 길이가 길면 길수록 도약전도에 의해 활동 전위의 전도 속도도 빨라진다[그림 6-4, 6-5].

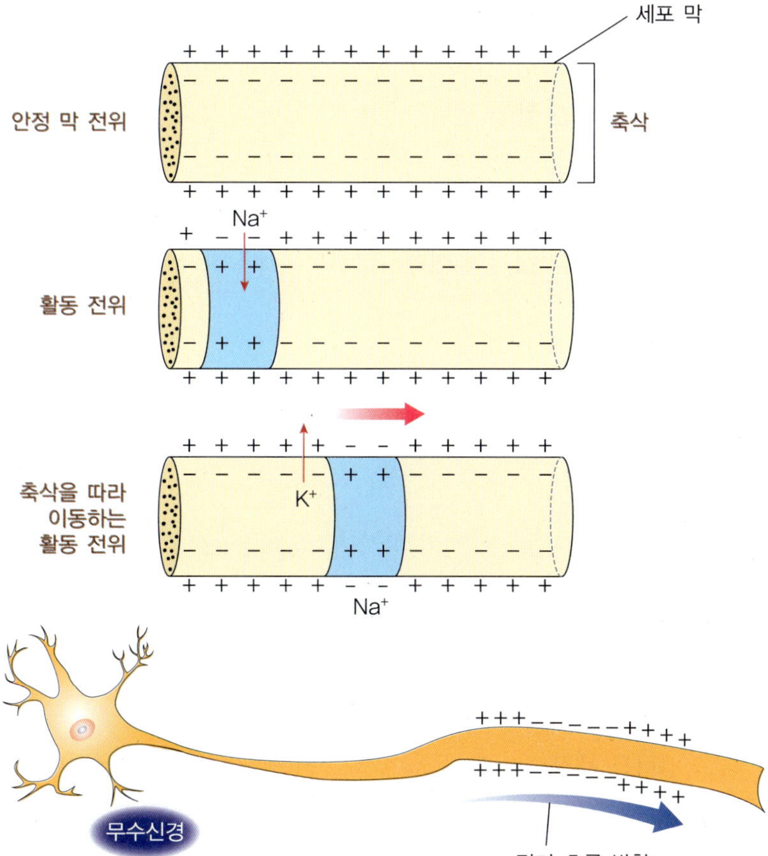

[그림 6-4] 무수신경의 국소전도

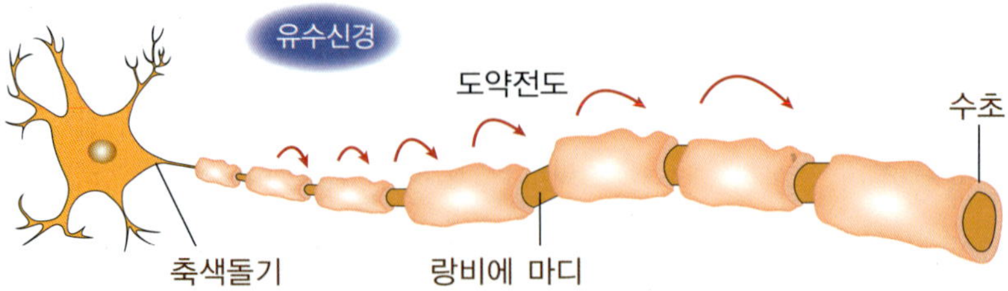

[그림 6-5] 유수신경의 도약전도

④ **신경 흥분의 특징**

- 역치 자극: 신경세포를 흥분시킬 수 있는 최소한도의 자극을 말한다.
- 자극의 가중: 단일 자극이 역치 이하의 자극이라도 빠르게 반복되면 신경흥분을 유도할 수 있다.
- 실무율: 단일 뉴런에서 역치 이상의 자극에서는 자극의 강도에 무관하게 최고의 흥분을 하게 되며 활동 전위 곡선의 형태는 자극의 강도와 무관하게 일정하다.
- 불응기: 신경섬유에 한번 활동 전위가 지나가면 다음 자극이 주어져도 흥분이 유도되지 않는 기간을 말한다.
- 절대 불응기: 자극에 대한 반응이 일어나지 않는 범위를 말한다.
- 상대 불응기: 재분극 되는 시기에 선행자극보다 더 큰 자극을 주면 활동 전위 발생이 가능한 범위를 말한다.

(2) 시냅스 전달

시냅스란 1개의 신경세포(시냅스 전세포)의 축삭 또는 다른 부분이 또 다른 뉴런의 세포체나 수상돌기(시냅스 후세포)에 닿아 있는 연결부위를 뜻한다. 신경계에서 자극의 전달은 시냅스에서 이루어진다. 시냅스는 전기적 시냅스(electrical synapses)와 화학적 시냅스(chemical synapses)로 분류한다.

① **전기적 시냅스**

시냅스 전 · 후세포 사이의 간격은 단백질 통로에 의하여 연결되어 있다. 이를 통해 전해질 이온과 작은 펩티드 분자들이 한 세포에서 다른 세포로 직접 전달된다. 이러한 방식으로 세포는 양쪽 방향으로 빠르게 정보를 전달하기 때문에 다량의 인접 세포들이 동시에 흥분하고 수축할 수 있다. 전기적 시냅스는 심근에서 볼 수 있다[그림 6-6].

② 화학적 시냅스

활동 전위가 신경종말(synaptic knob)까지 내려오면 시냅스 전세포 신경종말에서 합성 · 저장된 신경전달물질을 방출한다. 즉, 막 전위는 전위에 민감한 Ca^{2+} 통로를 활성화하여 신경종말 안으로 Ca^{2+} 이온을 유입시킨다. 이들 이온은 신경전달물질을 함유한 시냅스 소포(synaptic vesicle)로 하여금 시냅스 전세포막과 융합하도록 하고, 세포 외 반출(exocytosis)에 의해 시냅스 간격 안으로 신경전달물질을 방출한다. 방출된 신경전달물질은 시냅스 후세포의 수용체와 결합하고 이런 결합에 의해 막 투과성에 변화가 나타나 막 전위에 영향을 미친다[그림 6-6].

막 전위를 탈분극시키는 시냅스 후전위는 활동 전위를 일으키도록 신경세포를 자극하는데, 이것을 흥분성 시냅스 후전위(excitatory postsynaptic potential, EPSP)라 한다. 흥분성 시냅스 후전위를 유발하는 기전은 Na^+ 이온 통로가 열려 Na^+에 대한 투과성이 높아지는 것으로 아세틸콜린, 노르에피네프린(norepineprine), 세로토닌 등의 신경전달물질이 흥분성 시냅스 후전위를 유발하게 한다.

반면, 막 전위를 과분극시키는 시냅스 후전위는 신경세포가 활동 전위를 일으키지 못하도록 저해하는데, 이것을 억제성 시냅스 후전위(inhibitory postsynaptic potential, IPSP)라 한다. 억제성 시냅스 후전위를 생성하는 기전은 K^+ 이온이나 Cl^- 이온 통로가 열려 안정 시보다 K^+ 이온이 더 많이 세포 밖으로 유출되거나 Cl^- 이온이 세포 안으로 흘러들어와 막 전위가 과분극되는 것이다. 억제성 시냅스 후전위를 유발시키는 물질에는 감마아미노부티르산(gamma amino butyric acid, GABA)이 있다.

신경전달물질이 시냅스 전세포 신경종말 안으로 회수되거나 효소에 의해 분해되어 시냅스 간격으로부터 제거되면 시냅스 전달이 종결된다.

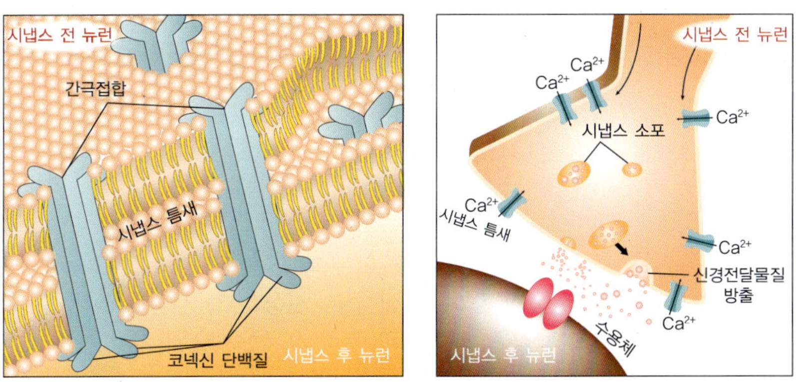

전기적 시냅스　　　화학적 시냅스

[그림 6-6] 시냅스를 통한 흥분 전달

2. 중추신경계

중추신경계(central nervous system, CNS)는 통합 및 반사기능을 수행하는데, 통합은 학습과 기억을 통한 이해 · 상상 · 판단 · 언어활동 등 뇌작용이며, 반사는 통합기능과 무관한 척수작용이다.

1) 중추신경계의 분류

중추신경계는 뇌(brain)와 척수(spinal cord)로 구성되며, 전신 활동을 직접 조절하는 중요한 요소이다.

중추신경계의 활동은 다음과 같이 외부로부터의 자극을 받아들이는 수용체에서 처음 자극을 받아 구심성 신경(afferent nerve)을 따라 각종 정보를 중심센터에 보낸다. 그곳에서 정보를 분석하고 그에 알맞은 반응을 원심성 신경(efferent nerve)을 통해 신체 각 부분으로 보내어 효과기(effector)로 하여금 적절하게 신체반응을 나타낼 수 있도록 주관하고 있다.

사람의 뇌는 1,200~1,500 g 정도의 무게로 체중의 1/40 정도를 차지한다. 뇌를 바깥쪽에서 보면 대뇌와 소뇌가 뒤쪽으로 크게 부풀어 있다. 그밖에 숨은 부분은 뇌간이라고 한다. 대뇌에는 시각이나 청각, 운동의 지령 등의 역할이 정해진 장소가 있고, 그 사이에는 고도의 정신활동을 하는 연합 영역이 크게 펴져 있다. 소뇌도 표면의 많은 주름이 피질의 표면적을 확대시키고 있다. 소뇌는 내이가 담당하는 평형감각에 의하여 안구의 움직임을 조절하거나 대뇌와 척수를 연결하여 운동이나 자세를 조절한다. 대뇌의 기부에 있는 간뇌는 시상과 시상하부로 이루어진다. 시상은 척수 등에서 온 감각의 정보를 아래에 전하고 대뇌의 운동지령을 조절한다. 시상하부는 본능이나 정서의 중추이고, 뇌하수체에서 분비되는 호르몬을 조절하는 역할도 한다. 간뇌보다 아래에 있는 뇌간은 중뇌, 뇌교, 연수로 나뉘는데, 척수는 뇌와 피부, 관절, 근육 등의 사이에서 정보를 전해 주는 주요 통로로, 운동과 관련된 신경망을 포함한다[그림 6-7].

중추신경계를 기능에 따라 분류하면 다음과 같다.

- 뇌
  - 대뇌: 대뇌피질, 기저핵, 변연계
  - 간뇌: 시상, 시상상부, 시상하부, 시상후부
  - 뇌간: 중뇌, 뇌교(다리뇌), 연수(숨뇌)
  - 소뇌
- 척수

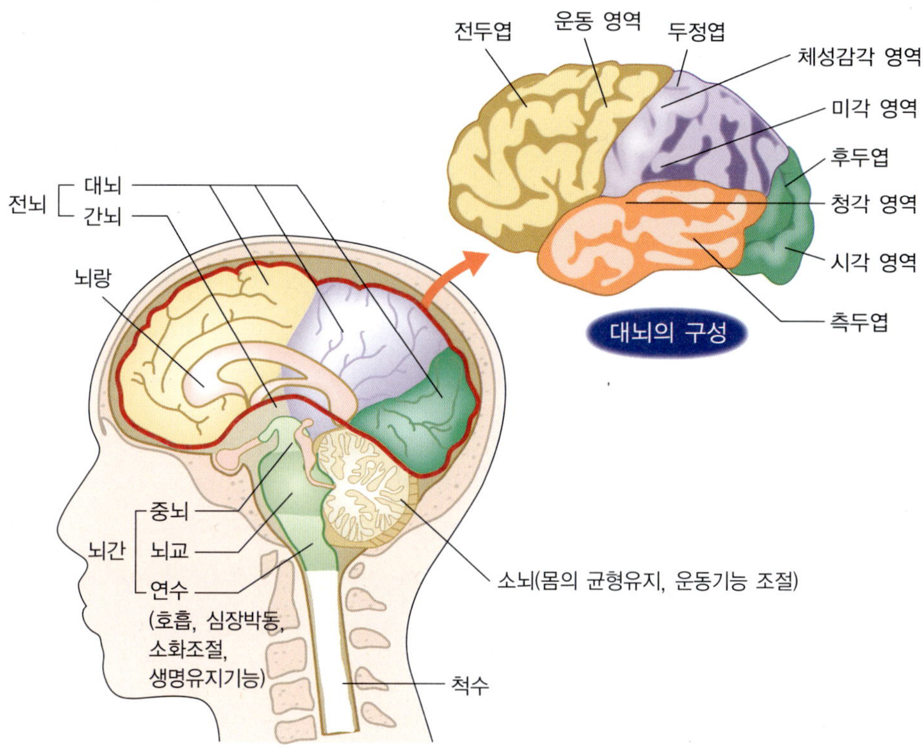

[그림 6-7] **뇌의 구성**

2) 뇌척수막과 뇌실

뇌는 매우 약한 조직이므로 단단한 두개골이 외부로부터 보호하고 있으며, 뇌와 두개골 사이의 뇌척수막(meninx)에 의해 지지되고 있다.

뇌척수막은 맨 바깥의 희고 질긴 섬유성 결합조직인 경막(dura mater), 중간층의 거미줄 모양으로 얽혀 있는 지주막(arachnoid mater), 맨 안쪽의 혈관이 분포하는 연막(pia mater)으로 이루어져 있다. 지주막과 연막 사이 공간에는 뇌척수액(cerebrospinal fluid)이 채워져 있어 외부의 충격으로부터 신경조직을 한층 더 보호할 수 있다.

뇌의 내부에는 4개의 빈 공간이 존재하는데, 이를 뇌실(ventricle)이라 한다. 뇌실은 태생기 때 뇌가 관상구조로부터 발생되기 때문에 형성된 것으로 뇌척수액으로 채워져 있다.

3) 대뇌

(1) 대뇌피질

대뇌(cerebrum)는 뇌신경 중 가장 고위의 중추로 뇌 전체의 약 80%를 차지하며, 중심구와 외측구를 중심으로 양분되는 좌우 양반구로 되어 있다. 반구의 표층은 회백질로 되어 있어서 대뇌피질(cerebral cortex)이라 하며, 내측면이 뇌량(corpus callosum)에 의해 결합되어 있다.

대뇌질은 깊게 파인 많은 주름이 잡혀 있으며, 튀어나온 부분을 회(gyrus), 들어간 부분을 구(sulcus)라고 부른다. 이 구와 회에 의해 4개의 엽(lobe)으로 구분한다. 또한 그들을 덮고 있는 두개골의 이름을 따서 전두엽(frontal lobe), 두정엽(pariental lobe), 측두엽(temporal lobe)과 후두엽(occipital lobe)이라 명명한다[그림 6-7].

전두엽은 자발적인 행동과 동기유발에 관여하여 공격성과 기분을 좌우한다. 두정엽은 통증을 인지하고 평가하며 온도 또는 촉각과 맛을 느끼게 한다. 측두엽은 후각이나 청각의 정보에 대한 평가와 기억에 중요하며, 특히 측두엽의 전면과 아랫부분은 추상적인 생각을 하거나 판단할 때 관여한다. 마지막으로 후두엽은 시각적 정보의 인지, 통합 기능에 관여하나 다른 엽과 완전하게 구분되지 않는다.

전두엽은 대뇌피질 전체 면적의 40%, 두정엽과 측두엽은 각각 21%씩, 후두엽은 17%를 차지한다.

대뇌피질의 단면을 현미경으로 관찰해 보면 6층으로 되어 있으며, 고등동물일수록 광범위한데 이것을 신피질(neo cortex)이라고 한다. 피질은 2~5 mm 두께의 회백질로 성인의 경우 표면적이 2,000~2,500 cm^2나 되며, 무려 140억 개의 신경세포로 구성되어 있다.

피질부의 회백질에 이어 수질부는 백질로 되어 있는데, 여기에는 피질의 신경세포들과 연결을 갖는 신경섬유가 여러 방향으로 진행되고 있다. 신경섬유는 진행 방향과 기능을 기준으로 3종으로 구분한다. 첫째, 투사섬유(projection fiber)는 대뇌피질의 운동영역에서 시작하여 하위의 뇌, 척수, 전신말초신경으로 흥분을 내려보내는 섬유이다. 둘째, 연합섬유(association fiber)는 뇌의 같은 쪽 대뇌반구의 피질을 연락하는 섬유이다. 셋째, 교련섬유(commissural fiber)는 좌우 양측의 대뇌반구의 피질세포를 연락하는 섬유이다.

(2) 대뇌피질의 기능

대뇌피질은 대뇌의 여러 부위 중에서도 전반에 걸쳐 특수한 감각과 운동을 담당하는 가장 상위에 있는 부위로서 감각기능(sensory function), 수의적 운동계(추체계) 및 추체

외 운동계에 의한 기능(pyramidal and extrapyramidal motor system), 그리고 연합 기능(association function)으로 구분한다[그림 6-8].

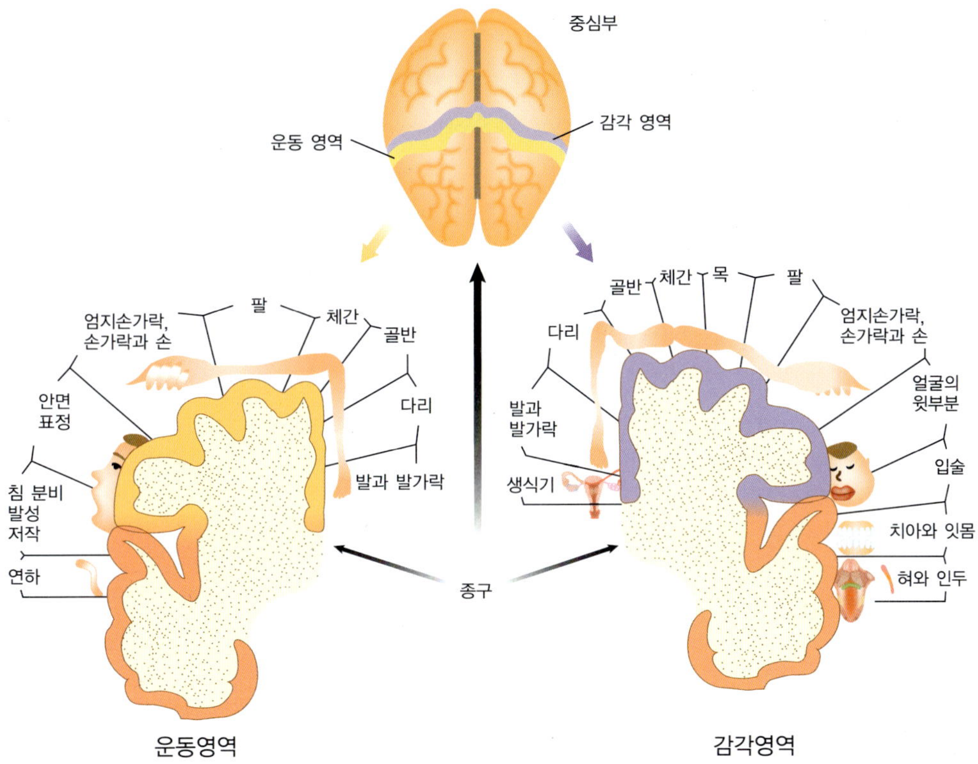

[그림 6-8] **대뇌 부위별 담당기능**

① **감각기능**

온각, 냉각, 압각 등은 서로 다른 신경경로를 거쳐 대뇌피질에 있는 일반감각 영역(general seneory area)에 도달하고, 청각, 시각, 후각, 미각은 각각 특수감각들을 수용할 수 있는 부위로 전달된다.

② **수의적(추체계) 및 추체 외 운동계에 의한 기능**

운동을 하기 위해서는 우선 뇌에서부터 운동명령이 내려와야 하는데, 뇌에서 내려오는 운동명령에는 두 가지가 있다. 대뇌피질의 운동중추에서 출발하여 연수의 추체를 거쳐 척수 및 말단근육에까지 직접 이어지는 추체로(pyramidal pathway)와 추체를 거치지 않는 추체외로(extrapyramidal pathway)이다. 대뇌의 운동중추는 온몸 각 부분의 운동을 조절하는 영역이 따로따로 정해져 있으며, 이곳에서 출발하는 추체로의 운동명령은 우리 몸을 기계적으로 움직이게 하는 큰 운동에 해당한다. 하지만 추체로의 운동명령만으로 몸이 움직이면 마치 로봇이 움직이는 것처럼 뻣뻣하고 부자연스러워진다. 추체로의 명령은 운동의 기본설계만으로 이루어져 있으며, 세부설계는 추체외로를 통해 내려오기 때문이다. 즉, 추체외로는 주위환경이나 감정을 고려해서 운동을 적당히 조절하며, 몸의 다른 부분과 조화를 이루면서 움직이게 하고 운동 내용에 교묘함과 리듬, 균형을 더해 준다. 이와 같은 추체외로를 발생하게 하는 주요부위 중 하나는 기저핵이다. 추체로와 추체외로는 대뇌피질의 운동중추로부터 시작하여 척수 및 말단 근육까지 이어지는 주요한 운동신경 흥분전도로이다. 추체로가 몸의 큰 동작을 나타내는 것에 비해 추체외로는 동작이 조화와 균형을 부여함으로써 운동을 조절한다.

추체로의 약 80%는 연수에서, 나머지 20%는 척수에서 교차된다. 그리고 추체외로는 모두 연수에서 교차가 일어난다.

③ 연합기능

피질 중 감각, 운동 영역을 제외한 나머지 대뇌피질 영역을 연합 영역이라 하는데 전체 피질의 약 80~90%를 차지한다. 이 영역에서는 고도의 정신기능인 언어, 기억, 학습, 상상, 지각, 이성, 이해 및 인격 등의 기능을 담당하며, 운동 및 감각기능을 통하여 얻은 모든 정보를 통합하여 인식하는 기능을 담당하므로 고등동물일수록 대뇌피질에서 연합영역이 차지하는 범위는 넓어진다.

(3) 기저핵

대뇌반구 수질부에 있는 백질부에 신경핵들이 집단을 이루고 있는 회백질 덩어리를 기저핵(basal ganglia)이라고 하는데, 대뇌에 있을 때는 대뇌핵(cerebral nucleus)이라고 한다.

기저핵은 주로 시상과 대뇌피질 사이의 많은 신경섬유와 왕래가 있고 망상체와도 간접적인 왕래가 있다. 그러므로 기저핵은 추체외계의 억제 기능과 관련이 깊으며, 소뇌와 함께 신체운동과 자세 조정에 관여하는 반사활동을 통합하고 있다. 사람의 기저핵이 손상되었을 때 운동기능의 통합이 불완전해지고 자발적인 이상 운동이 일어나는데 이런 증상을 '파킨슨병(Parkinson' s disease)' 이라고 한다.

(4) 변연계

형태학적으로 간뇌를 둘러싸고 있는 가장자리 피질 영역을 가리키는 변연계(limbic system)는 뇌량 주위에 존재하는 해마(hippocampus), 편도핵(amygdala), 대상회(cingulate gyrus), 시상전핵(anterior thalamic nucleus), 유도체(mamilary body), 후구(olfactory bulb), 중격핵(septal nucleus) 등으로 구성된다[그림 6-9].

변연계의 중요한 기능은 정서의 표현과 동기 유발, 학습, 기억 및 각성 등이다. 특히 해마는 학습과 기억에 관여하며, 뇌간의 망상체와 관련하여 각성 및 주위 집중에 관여한다. 동물이 생존하기 위한 섭식행동, 음수행동, 투쟁, 개체 보존과 종족 보존을 위한 집단행동과 성행위 등 본능행동에 깊이 관여할 뿐만 아니라 그에 따른 희로애락과 같은 정서반응에도 관여한다.

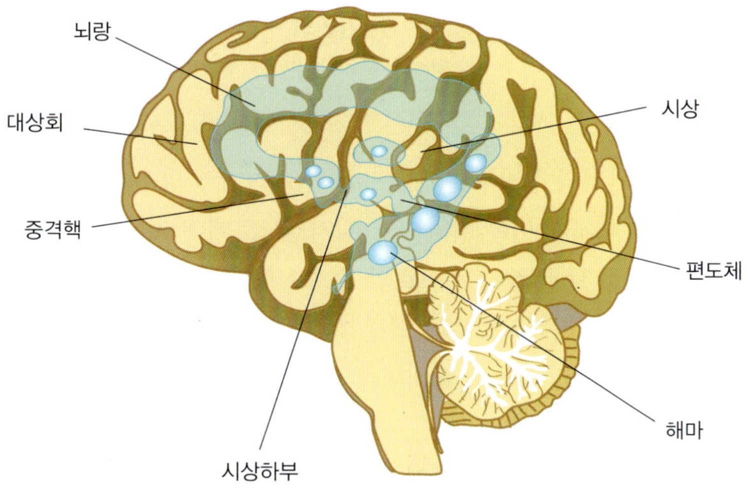

[그림 6-9] 대뇌 변연계

3) 간뇌

간뇌(diencephalon)는 대뇌와 중뇌 사이에 위치하며, 제3뇌실의 양측벽을 이루고 있다. 한편 대뇌반구로 덮여 있어 밖에서는 관찰이 불가능하다. 간뇌의 중요한 부분은 시상(thalamus), 시상상부(epithalamus), 시상후부(metathalamus), 시상하부(hypothalamus)로 이루어져 있다[그림 6-10].

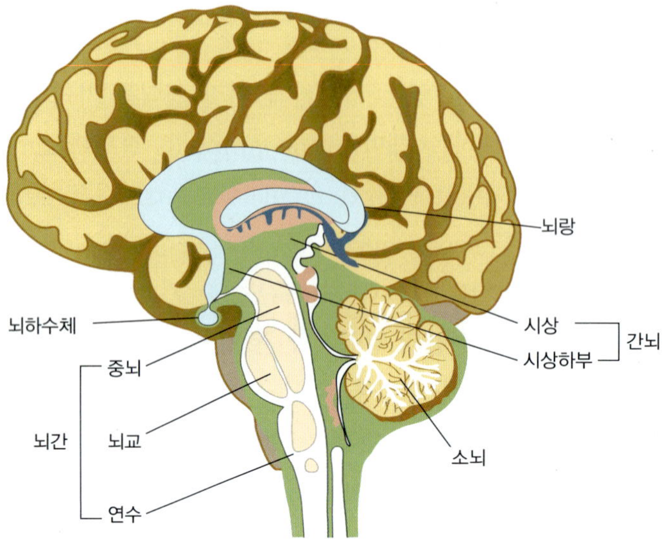

[그림 6-10] 간뇌의 구조

(1) 시상

시상(thalamus)은 간뇌의 상방부로 대외피질 바로 하단에 있으며, 간뇌를 구성하는 부분 중 가장 크다. 시상 내부에 있는 여러 핵은 감각전도로에 관여하며, 전신의 피부감각을 비롯하여 시각 · 청각 등 모든 감각 전도로의 중계소가 된다. 또한 감각을 통합하기도 한다. 시상은 대뇌, 소뇌, 시상하부로부터 신경섬유를 받으며, 시상에서 받은 정보를 대뇌피질에 전달하는 중계역할을 하므로 대뇌피질의 많은 영역은 시상과 연결이 단절되면 기능을 완전히 상실한다. 즉 시상의 기능은 대뇌피질과 밀접한 관계가 있으며, 대뇌피질이 발달하지 못한 하등동물의 경우는 시상에서 모든 정보를 처리하고 있으므로 시상이 최고 위중추라 할 수 있다.

(2) 시상상부

시상상부(epithalamus)는 사람의 뇌에서는 발육이 미약한 부분으로 제3뇌실의 후벽을 이루고 시상의 후상내방에 위치한다. 성기능 억제에 관여하는 송과체(pineal body)가 존재하는데 사춘기 이후 퇴화한다.

(3) 시상후부

시상후부(metathalamus)는 시상의 후측부에 속하며, 내외 2쌍의 슬상체(geniculate body)라는 융기가 포함된다.

(4) 시상하부

시상하부(hypothalamus)는 시상 바로 밑의 신경핵 집단으로 맨 아래쪽에는 내분비기관인 뇌하수체(pituitary gland)가 달려 있다. 시상하부는 내장의 기능을 조절하는 자율신경계 최고의 중추이며, 의식주와 인간의 감정 및 정서 반응을 조절하는 중추이기도 하다. 시상하부의 대표적인 기능은 다음과 같다.

- 체온조절 중추가 있어 체온의 정상화를 유지
- 섭취 중추 및 포만 중추가 있어 물과 음식물의 섭취를 자극하거나 억제시킴
- 자율신경 중추가 있어 체내의 내장효과기(호흡, 심장기능, 혈관 운동)에 대하여 교감신경과 부교감신경의 흥분을 촉진하거나 억제하는 기능을 담당
- 내분비 기능 조절

5) 뇌간

뇌간(brain stem)은 중뇌(midbrain), 뇌교(pons), 연수(medulla oblongata)로 이루어져 있다.

(1) 중뇌

중뇌는 간뇌와 뇌교 사이에 위치하며, 삼각형 모양으로 뇌간 중 가장 작은 뇌이다. 중뇌의 앞쪽은 대뇌각(cerebral peduncle)으로 대뇌의 운동명령을 아래로 내보내는 원심성 운동신경이 지나는 신경로이며, 중앙부는 추체로가 차지하고 있다. 중뇌개(tectum of midbrain)에는 2쌍의 사구체(corpora quadrigemina)가 있는데, 상구(superior colliculi)는 시각 전도로의 중계소로 시각반사, 동공반사, 수정체의 초점 조절을 담당한다. 그리고 하구(inferior colliculi)는 청각 전도로의 중계소로 청각반사를 담당한다.

(2) 뇌교

뇌교는 중뇌와 연수의 사이에 위치한다. 주로 대뇌와 연결된 섬유로 구성되어 있고 많은 섬유가 소뇌와 이어지고 있어 운동의 조절에 관여한다. 이외에도 제5, 6, 7뇌신경의 기시핵이 위치하고 있으며, 호흡중추와 골격근의 긴장(muscle tone)을 조절하는 중추가 위치한다.

(3) 연수

흔히 '숨골'이라고 부르는 연수는 무게가 6~7 g이고 길이가 약 3 cm인 신경조직으로 뇌교와 척수를 연결한다. 연수는 척수와의 명확한 경계가 없지만 뇌간의 가장 아래쪽에 위치하며, 해부학적으로는 대뇌와 척수 사이의 정보를 안내하는 피질 척수 섬유 전도로(corticospinal fiber pathway)를 포함한다. 연수에는 심박동, 혈압, 호흡, 타액 분비, 기침, 구토, 연하 등을 지배 · 조절하는 많은 중요한 중추가 있다.

6) 소뇌

뇌교와 연수 뒤쪽에 있는 무게 약 120 g의 소뇌(cerebellum)는 대뇌와 마찬가지로 중심부는 백질, 주변부는 회백질로 이루어져 있다. 소뇌는 움직임을 계획하고 자세와 평형을 통제하며 팔다리의 움직임을 조절하는 기능을 담당한다.

7) 척수

(1) 척수의 구조

척수(spinal cord)는 척수관 상부의 2/3, 즉, 뇌와 척수가 연결되는 대공(foramen magnum)에서 시작되어 제2요추(second iumber vertebra)까지 뻗쳐 있는 약 40~45 cm의 원통형 신경조직 덩어리이다. 척수를 에워싸고 있는 뇌척수막은 제3요추 수준까지 내려와 있어 척수의 하단에는 빈 공간이 존재하므로 뇌척수액을 채취할 때에는 이곳을 천자(穿刺, 속이 빈 침을 몸속에 찔러 넣어 체액을 뽑아냄)한다.

척수의 백질부는 주로 유수신경섬유로, 회백질부는 신경세포체로 구성되어 있다. 신경세포체는 H형으로 앞쪽 각(horn)에 있는 것을 전각(anterior horn), 뒤에 있는 것을 후각(posterior horn)이라 한다. 이 두각에는 전각에서 나가는 운동신경섬유(motor fiber)와 후각에서 나가는 감각신경섬유(sensory fiber)인 구심신경섬유가 각각 근(root)을 이룬다[그림 6-11].

(2) 벨 마장디(Bell-Magendie) 법칙

척수의 전각(anterior horn)으로부터 나오는 신경은 원심성 운동신경이고, 후각(posterior horn)으로 들어가는 신경은 구심성 감각신경으로 되어 있다는 것을 100년 전 스코틀랜드의 벨(C. Bell)과 프랑스의 마장디(F. Magendie)가 발표하였다.

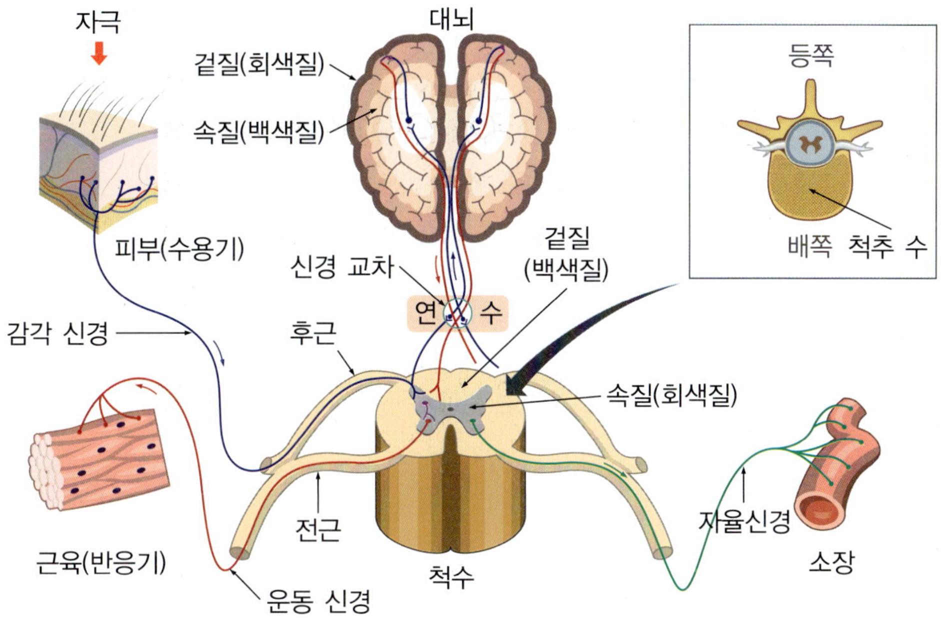

전근과 후근
구심성 뉴런은 척수의 후근으로 들어가고, 원심성 뉴런은 전근에서 나간다.
척수의 전근에서 나가는 뉴런은 자율 신경도 포함한다.

뇌와 말초신경 연결
몸의 오른쪽 말단부에서 받아들이는 감각 정보는 척수를 통해 연수에서 교차되어 대뇌의 좌반구로 전달된다. 우반구에서 내린 운동 명령은 연수에서 교차되어 척수를 통해 몸의 왼쪽 반응기로 전달된다.

[그림 6-11] **척수의 흥분전달 경로**

(3) 반사궁

대뇌피질의 작용과 관계없이 무의식적으로 어떤 자극에 대해 반응을 나타내는 것을 반사(reflex)라고 한다. 반사에 관련된 일련의 구조를 반사궁(reflex arc)이라 하는데 이는 척수의 기능적 단위가 될 수 있다. 반사궁에서 반사활동이 일어나려면 최소 5가지 요소에 의해 이루어진다. 즉, 수용체, 구심성 신경, 반사중추(reflex center), 원심성 신경, 효과기로 구성된다.

(4) 척수반사

① 신장반사

일명 슬개건반사(knee jerk reflex)라고도 한다. 무릎 밑의 슬개건을 가볍게 두드리면 근방추가 흥분하고, 여기서 발생된 흥분이 구심신경을 거쳐 요수부위(limber portion)의 척수로 들어가서 반사중추를 거쳐 운동신경을 흥분시킴으로써 근이 수축한다. 신장반사는 단일 시냅스 반사궁의 대표적인 예이다.

② 교차신전반사

교차신전반사(crossed extension reflex)는 해로운 자극이 피부에 가해진 경우에 최소한 1개 이상의 중간 뉴런이 개재하며, 굴근의 작용을 받은 부위를 자극으로부터 제거하는 반사인 굴곡반사(flexion reflex)의 일종이다. 예를 들어, 걷다가 압정에 찔리게 되었을 때 발바닥의 통각수용체(pain receptor)를 통하여 통증에 대한 감각이 척수로 전해지고 압정으로부터 발을 떼기 위하여 굴근(flexor)이 수축한다. 동시에 압정을 밟고 있던 다리의 신근(extensor)의 수축을 이완시킨다. 반면에 자세를 유지하기 위하여 다른 다리의 신근은 수축하고 굴근을 이완한다.

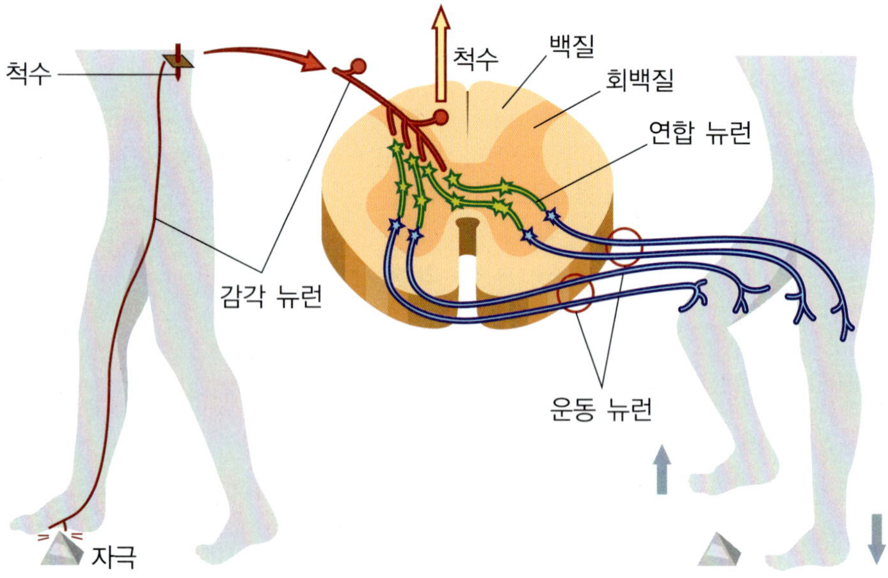

[그림 6-12] 교차신전반사

8) 뇌파

뇌에서 발생하는 특이한 리듬을 가진 전위 변동을 뇌파(brain wave) 또는 뇌전도(electroencephalogram, EEG)라고 하며, 주파수에 따라 α, β, θ, δ파의 4가지로 분류한다. 뇌파는 생리적으로 수면과 각성상태를 연구하는 데 이용되고, 임상적으로는 뇌의 이상상태를 알아내는 데 유용하게 이용하는 검사방법이다.

(1) 알파파

알파파(α-wave)는 중간속파로 주파수가 8~13 Hz(cycle per second)이고, 진폭은 50 mV 정도이다. 두정엽과 후두엽에 걸쳐 시각 영역에 해당하는 부위에서 잘 포착되며, 일반적으로 눈을 감고 조용히 쉬고 있을 때에 잘 기록된다.

(2) 베타파

베타파(β-wave)는 속파로 주파수가 14~30 Hz(cycle per second)이고, 진폭은 5~10 mV 이다. 전두엽, 두정엽 부위에서 나오며 진폭이 가장 작은 뇌파로 주의를 집중하여 정신활동을 할 때 뇌 전체에서 광범위하게 나타난다.

(3) 세타파

세타파(θ-wave)는 주파수가 4~7 Hz(cycle per second)이고, 진폭은 50 mV 이상으로 크다. 강한 흥분상태의 어른이나 어린이에게서 나타나는데, 특히 쥐었던 물건을 뺏겨 불쾌하거나 실망했을 경우 잘 나타난다.

(4) 델타파

델타파(δ-wave)는 주파수가 0.5~3.5 Hz(cycle per second)이고, 진폭은 20~200 mV 정도이며, 수면 시 어른에게서 나타난다. 만일 델타파가 수면 이외의 상태에서 나타나는 경우는 병리적 상태를 의미하는 것이다.

3. 말초신경계

1) 말초신경계의 분류

말초신경계(peripheral nervous system)는 중추신경계에서 나와서 전신에 분포하는 신경으로, 뇌에서 나오는 것을 뇌신경, 척수에서 나오는 것을 척수신경이라 한다.

기능적으로 운동이나 감각 등에 관계하는 신경을 체성신경(somatic nerve)이라 하며, 순환, 호흡, 내장의 활동 등 자신의 의지와 관계없이 활동하는 신경을 자율신경(autonomic nerve)이라 한다.

- 말초신경계
  - 체성신경계
    - 뇌신경(12쌍)
    - 척수신경(31쌍)
  - 자율신경계
    - 교감신경
    - 부교감신경

2) 체성신경계

(1) 뇌신경

뇌신경(cranial nerve)은 뇌에서 시작하는 신경으로 12쌍이 있으며, 위에서부터 차례로 번호를 붙여 부르기도 한다[표 6-3].

표 6-3 뇌신경의 종류와 기능

번호	명칭	유형	기능
I	후신경	감각	후각 담당
II	시신경	감각	시각 담당
III	동안신경	운동	안구 움직임
IV	활차신경	운동	안구 움직임
V	삼차신경	혼합	안면의 일반 감각, 저작 및 연하 운동
VI	외전신경	운동	안구 움직임
VII	안면신경	혼합	미각 담당, 타액 분비, 안면표정근 수축
VIII	내이신경	감각	청각과 평형감각
IX	설인신경	혼합	장기, 근육 운동과 분비선으로의 분비 조절
X	미주신경	혼합	장기, 근육 운동과 분비선으로의 분비 조절
XI	부신경	운동	흉강 및 복강 내 장기에 분포됨
XII	설하신경	운동	구강의 근육 운동, 혀 근육의 운동

(2) 척수신경

척수신경(spinal nerve)은 척수의 양측에 출입하는 31쌍의 말초신경을 말한다. 뇌신경은 감각성, 운동성 및 혼합성으로 각기 그 작용이 다르다. 그에 비해 척수신경은 모두 운동성과 감각성 섬유가 혼합된 혼합신경이다. 이들은 각각 전근과 후근을 가지며, 전근의 섬유는 운동에 관계하고 후근의 섬유는 감각에 관계한다[그림 6-13].

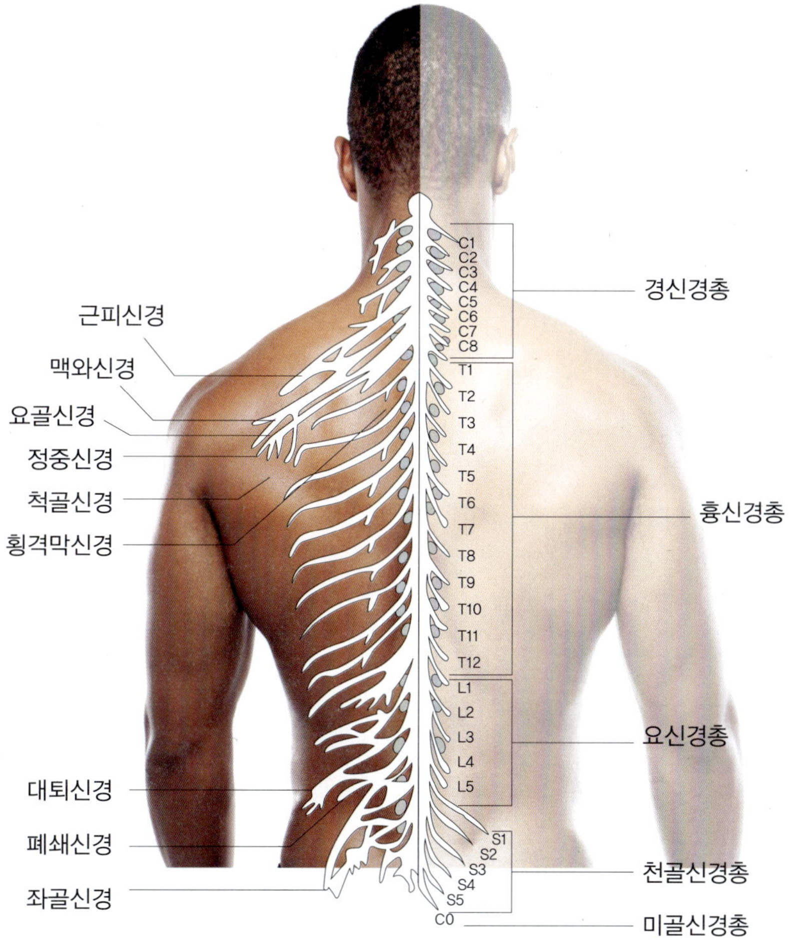

[그림 6-13] 척수신경의 분포

3) 자율신경계

(1) 자율신경계의 특징

자율신경계(autonomic nervous system)는 자율적으로 움직이며, 보통 수의적 조정이 불가능한 신경계로 무의식 신경계라고 부르기도 한다.

자율신경계는 교감신경(sympathetic nerve)과 부교감신경(parasympathetic nerve)의 2종류가 있다. 대부분의 내장에는 이들 두 신경이 분포하여 기능을 조절하므로 이를 자율신경의 이중 신경 지배(double innervation)라고 한다. 두 신경의 작용은 서로 길항적이어서 한쪽이 흥분을 촉진하도록 작용할 때 다른 쪽은 반대로 억제적으로 작용한다. 이들 신경의 균형에 의하여 내장의 작용이 조절되기 때문에 이를 길항지배(antagonistic innervation)라고도 한다[그림 6-14, 표 6-4].

자율신경은 모두 원심성섬유이고 구심성인 것은 없다. 체성신경계와는 달리 중추신경을 나온 다음 목적하는 장기에 이르는 사이에 한번은 반드시 새 뉴런을 교대한다. 이 교대부분을 신경절(ganglion)이라고 한다.

중추신경에서 신경절까지의 섬유를 절전섬유(preganglionic fiber)라 하고 신경절에서 장기까지의 섬유를 절후섬유(postganglionic fiber)라고 한다.

(2) 교감신경계

교감신경계(sympathetic nervous system)는 절전 섬유가 흉수와 요수에서 시작하며, 신경절이 효과기와 떨어져 있기 때문에 절후섬유의 길이가 길다.

(3) 부교감신경계

절전섬유가 뇌간(brain stem)과 천수(sacral)에서 시작하는 신경을 부교감신경계(para-sympathetic nervous system)라 한다. 절전섬유는 동안신경, 안면신경, 설인신경 및 미주신경에 포함하거나 골반신경으로 달리다가 대부분 지배장기조직 또는 이와 연접한 곳에 놓인 종말신경절(terminal ganglion)에서 뉴런을 교체한 후 매우 짧은 절후섬유를 평활근 또는 샘세포에 보낸다.

특히, 제10뇌신경인 미주신경은 경부, 흉부, 복부내장 등에 광범위하게 분포하는 부교감신경의 대표적인 신경으로, 분포분야의 장기에 대한 촉진 및 억제에 관여하고 있다.

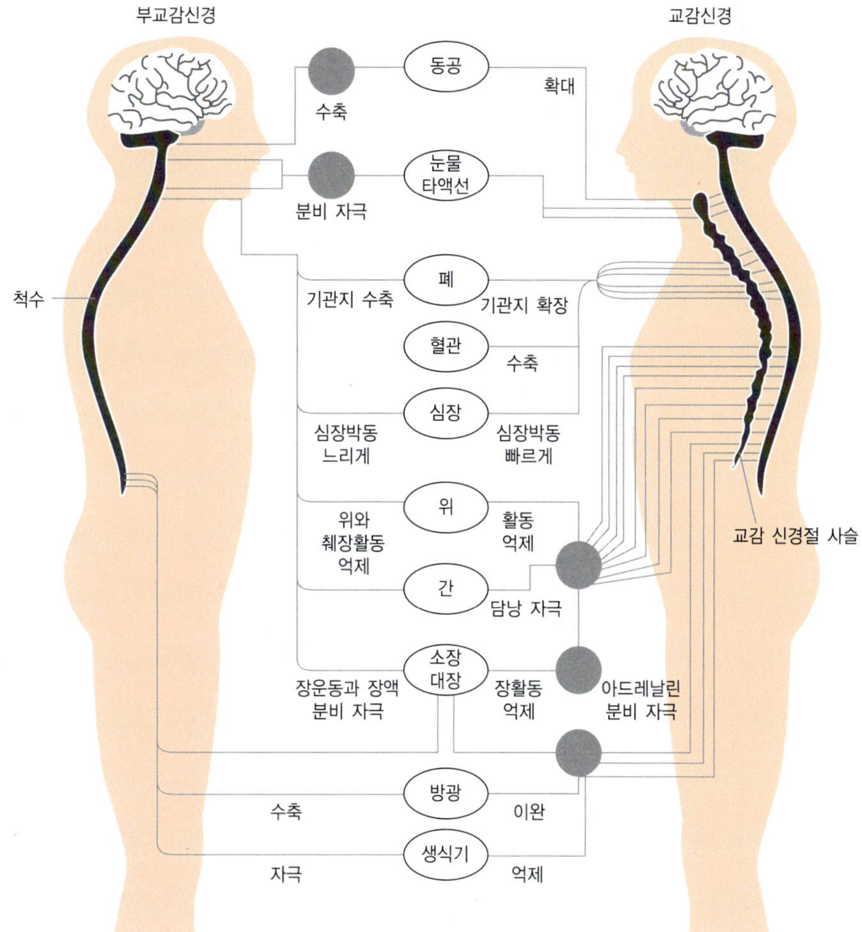

[그림 6-14] 교감신경과 부교감신경

표 6-4 뇌신경의 종류와 기능

장기	교감신경	부교감신경
심장	촉진(혈압 상승)	억제(혈압 하강)
혈관	수축(혈압 상승)	이완(혈압 하강)
기관지	이완(확장)	수축(호흡 곤란)
소화관	억제	촉진
동공	수축(산동근)	수축(축동근)
입모근	수축	무관

(4) 신경전달 물질의 종류에 따른 분류

모든 자율신경 절전섬유 말단에서는 아세틸콜린을 방출하고, 모든 부교감신경 절후섬유 말단에서도 아세틸콜린을 분비한다. 교감신경 절후섬유에서는 일반적으로 노르에피네프린을 방출하는데 예외로서 한선, 골격근의 혈관지배인 교감신경 절후섬유에서는 아세틸콜린을 방출한다. 부교감신경 절후섬유에서는 일반적으로 아세틸콜린을 방출한다. 아세틸콜린을 방출하는 섬유를 콜린 작동성 뉴런(cholinergic neuron)이라 하고, 노르에피네프린을 방출하는 섬유를 아드레날린 작동성 뉴런(adrenergic neuron)이라고 한다.

신경전달물질을 받아들이는 수용체에 따라 콜린 수용체와 아드레날린 수용체로 구분하는데, 콜린 수용체는 아세틸콜린이 결합할 수 있는 수용체로서 니코틴(nicotine) 수용체와 무스카린(muscarine) 수용체가 있고, 아드레날린 수용체는 부신에서 분비된 노르에피네프린과 에피네프린이 결합하는 수용체로 α형과 β형이 있다. 노르에피네프린은 주로 α-수용체와 결합하여 세포를 자극하나 에피네프린은 α, β-수용체 모두 결합할 수 있다 [그림 6-15].

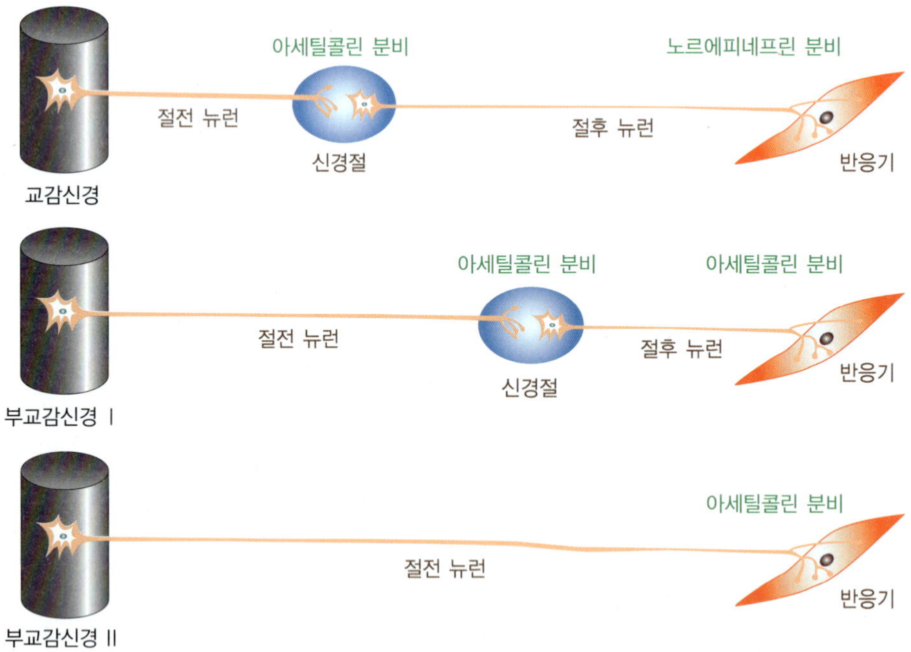

[그림 6-15] **자율신경의 뉴런 구성 및 신경전달물질의 분비**

용어 및 핵심정리

신경계의 분류	신경계는 중추신경계(뇌와 척수)와 말초신경계(12쌍의 뇌신경과 31쌍의 척수신경), 자율신경계(교감신경계와 부교감신경계)로 분류
뉴런(neuron)	신경계를 구성하고 신경 활동을 담당하는 단위 신경세포
신경교세포 (neuroglia cell)	신경세포를 지지, 격리, 영양공급을 통해 뉴런을 보호하고, 뉴런의 기능을 보조하는 역할
시냅스 (신경연접, synapse)	한 뉴런의 축삭돌기의 말단, 즉 신경종말(axon terminals)과 다음 뉴런의 기능적 접합부
안정 막 전위(resting membrane potential)	휴식(안정)상태 세포의 세포막 내외의 전위 차
활동 전위 (active potential)	뉴런에 자극이 가해지면 Na^{+} 및 K^{+} 투과성 변화가 일어나고, Na^{+} 채널이 열림으로써 생성되는 전위, +30 mV
역치 자극	신경세포를 흥분시킬 수 있는 최소한도의 자극
실무율	단일 뉴런에서 역치 이상의 자극에서는 자극의 강도에 무관하게 최고의 흥분을 하게 되며 역치 이하의 자극에서는 흥분이 발생하지 않음
전방전도의 법칙 (low of forward conduction)	흥분이 신경세포체에서 신경종말 쪽의 한 방향으로만 전파되는 방식
불응기	신경섬유에 한번 활동 전위가 지나가면 다음 자극이 주어져도 흥분이 유도되지 않는 기간

인체생리학

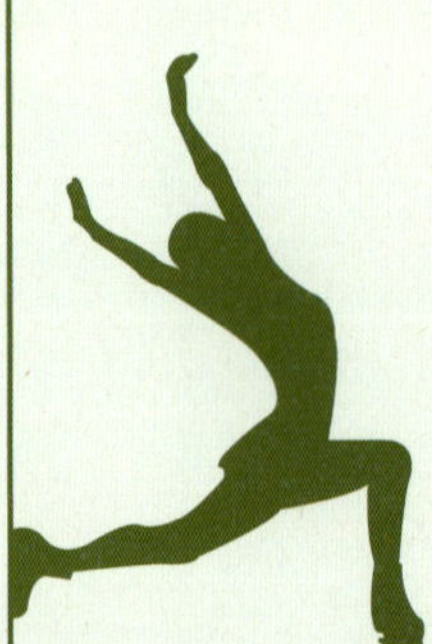

Chapter 07

신장생리

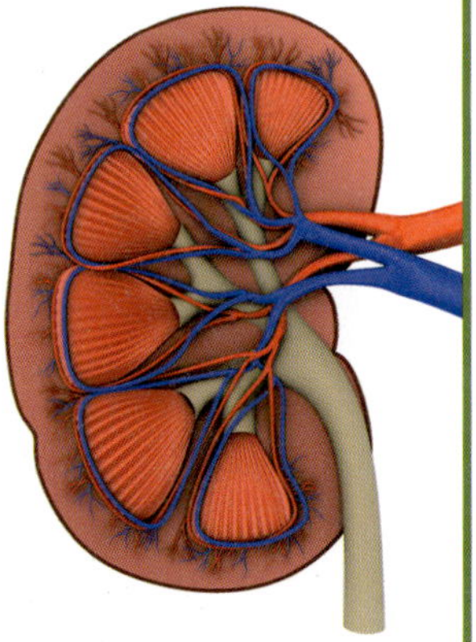

1. 비뇨기계의 구조와 기능
2. 신장
3. 요 생성
4. 배뇨
5. 신장의 생리 조절작용
6. 신장 질환과 투석

1. 비뇨기계의 구조와 기능

비뇨기계는 체내 대사물질로부터 요를 생성하여 체외로 배설하는 기관으로 호흡기와 함께 체내 항상성을 유지하는 중요한 역할을 한다. 매일 180 L의 혈액을 걸러 노폐물질을 배설하고, 체액의 항상성을 유지하여 수분 평형조절, 산 · 알칼리 평형 조절, 삼투압을 조절하고, 레닌을 분비하여 나트륨과 혈압을 조절하며, 혈장량을 조절한다. 비타민 D를 활성화하여 칼슘 흡수를 조절하고, 조혈인자를 분비하여 조혈작용을 한다.

비뇨기계는 2개의 신장, 신우, 요관, 방광, 요도로 구성된다.

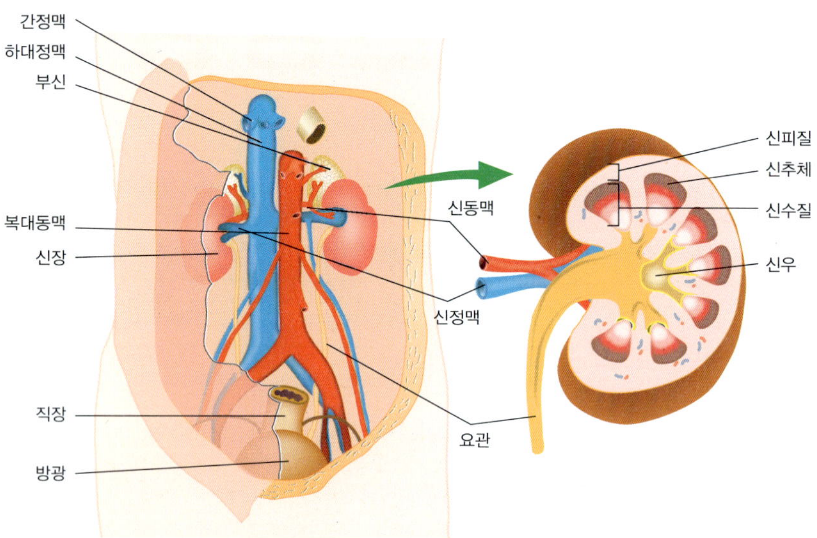

[그림 7-1] **비뇨기계의 구조**

2. 신장

신장은 한 쌍의 강낭콩 모양으로 복강 뒷벽, 척추 앞의 좌우 양쪽에 있다. 신장은 체중의 약 0.5~1.0% 정도인 약 130~160 g의 작은 장기이지만 심장 방출 혈액량의 약 25%인 1.2 L/min을 공급받고 있다. 이렇게 많은 혈액이 신장을 통과하면서 노폐물의 배설이 이루어진다. 신피질은 결합조직으로 적갈색이고, 사구체, 근위 및 원위 세뇨관이 있다. 신수질은 연홍색으로 줄무늬가 있고 집합관, 헨레고리, 8~15개 신추체가 있다. 신우는 소신배, 대신배가 있다.

1) 네프론(신원, nephron)

요를 생성하는 신장의 기능적 최소단위인 네프론은 한쪽 신장에 약 130만 개 정도, 신장 바깥쪽인 신피질(renal cortex)과 안쪽의 신수질(renal medulla)에 걸쳐 있다. 네프론은 기능이 다른 다섯 부위인 신소체(renal corpuscle), 근위세뇨관(proximal tubule), 헨레고리(henle's loop), 원위세뇨관(distal tubule), 집합관(collecting tubule)으로 구성된다. 모든 네프론은 신소체와 세뇨관주위 모세혈관으로 이루어져 있다. 신소체는 보우만주머니(사구체낭)와 그 안에 모세혈관이 뭉쳐 있는 사구체로 구성하고, 사구체는 모세혈관 층으로 여과막 역할을 한다[그림 7-2, 표 7-1].

표 7-1 네프론

피질부(cortex)	• 신소체(말피기소체): 사구체 및 보우만주머니 • 세뇨관: 근위 및 원위 세뇨관
수질부(medulla)	• 헨레고리 및 집합관

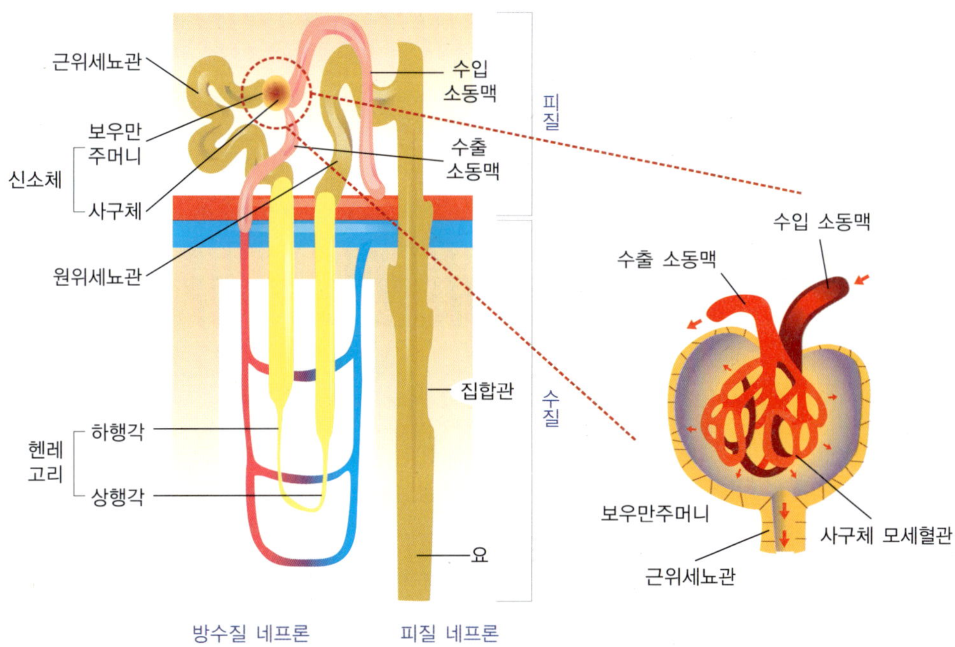

[그림 7-2] 네프론과 신소체의 구조

2) 여과액의 통로

사구체는 네프론의 중요한 여과장치로 수입소동맥, 수출소동맥으로 연결되어 혈장성분을 용이하게 여과시켜 보우만주머니에 모은 후 근위세뇨관으로 보낸다. 수입소동맥은 수출소동맥보다 직경이 크기 때문에 사구체 모세혈관압을 증가시켜 혈액의 수분과 용질의 여과를 계속하게 한다. 사구체의 모세혈관들이 다시 모여 수출소동맥이 되어 보우만주머니를 빠져나온다. 근위세뇨관, 헨레고리, 원위세뇨관 및 집합관을 지나면서 물질교환을 한 후 다시 모인 요는 신장으로부터 신우에 이르고, 요관을 통해 방광으로 보내져 체외로 배출된다.

구심성 소동맥 → 사구체 → 보우만주머니 → 근위세뇨관 → 헨레고리(상하 행각) → 원위세뇨관 → 집합관 → 유두관 → 신우 → 수뇨관 → 방광 → 요도

3. 요 생성

요는 사구체의 여과과정, 신세뇨관의 재흡수와 분비과정을 통해 생성된다[그림 7-3].

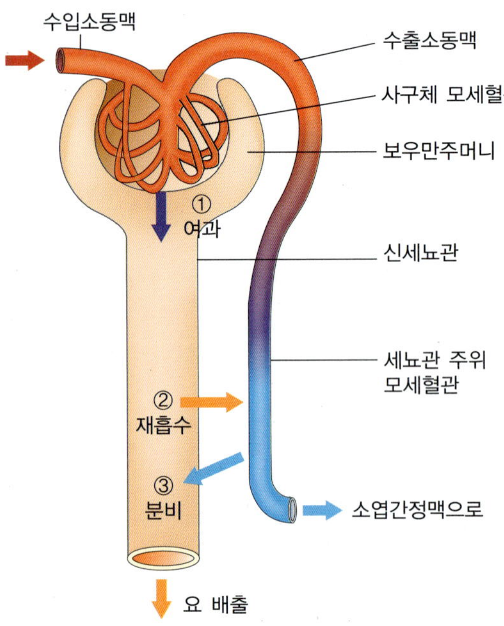

[그림 7-3] 네프론의 요 생성과정

1) 사구체 여과

단백질, 혈구세포 등 거대물질은 여과되지 못하고 사구체 여과막보다 작은 저분자량의 물질인 수분, 전해질, 포도당, 아미노산 등 비단백물질은 체내의 필요 여부에 관계없이 무조건적으로 여과된다. 그러나 혈구와 단백질은 제외된다.

(1) 사구체 여과율

사구체 여과량은 하루 160~200 L 정도인데, 요량은 약 1.5 L/day로 여과량의 1% 이하를 배설한다. 사구체 여과율(glomerular filtration rate, GFR)은 혈장에서 신장의 물질 제거능력을 의미하며, 간접적으로 이눌린 제거율(inulin clearance)을 이용해 나타내고, 정상치는 110 mL~120 mL/min이다.

① 사구체 여과율 조절

사구체 여과율은 수입세동맥의 내강에 대한 외인성, 내인성 조절과 기타 영향인자들에 의해 조절된다. 외인성 조절인자인 교감신경 자극이 있으면 수입세동맥의 내강이 수축하여 사구체 여과율이 감소하고 혈액량을 유지한다. 신장의 자동조절에 의해 내인성 조절이 이루어져 혈압 70~180 mmHg 범위에서 사구체 여과율을 유지하고, 수입세동맥이 혈압 증가 시 수축하며, 혈압감소 시 확장하여 사구체 여과율을 조절한다. 사구체 여과액량의 음성 되먹임 조절에 의해 여과액량 증가 시 내강이 수축하고 여과액량 감소 시 내강이 확장하여 사구체 여과율을 조절한다. 기타 인자로 혈장단백질 농도 감소에 의한 혈장 교질압이 저하하면 사구체 여과율이 증가하고, 세뇨관이나 요관이 폐쇄하면 보우만주머니압 증가로 사구체 여과율이 감소한다[표 7-2].

표 7-2 사구체 여과율과 요 생성량과의 관계

	양(mL/min)
심박출량	5,000
신장 혈류량(심박출량의 25%)	1,250
사구체 여과량(신혈류량의 10%)	125
요 생성량	1
재흡수량	124

② 사구체 여과량

심박출량은 5,000 mL/min이고, 신장 혈류량은 1,250 mL/min으로 심박출량의 25%에 해당하며, 사구체 여과량은 125 mL/min으로 신혈류량의 10%에 해당하고, 요 생성량은 1 mL/min이며, 재흡수량은 124 mL/min이다. 성분별 배출량/여과량(재흡수율)은 수분 1.8 L/180 L(99%), 나트륨 3.2 g/630 g(99.5%), 포도당 0 g/180 g(100%), 요소 30 g/54 g (44%)이다[표 7-3].

표 7-3 1일 사구체 여과량, 배설량과 재흡수율

	여과량	배설량	재흡수율(%)
나트륨(g)	630	3.2	99.5
포도당(g)	180	0	100
요소(g)	54	30	44
물(L)	180	1.8	99

2) 세뇨관 재흡수: 생체에 필요한 물질의 재흡수

포도당, 아미노산 등 영양물질은 근위세뇨관에서 능동수송 또는 음세포작용에 의해 100% 재흡수된다. 나트륨과 수분은 99~99.5% 재흡수되는데, 능동수송(Na/K pump) 또는 삼투작용에 의해 근위세뇨관(65~75%), 헨레고리(20%), 원위세뇨관과 집합관(14%)에서 재흡수된다. 원위세뇨관과 집합관에서의 재흡수는 호르몬의 영향을 받고, 나트륨의 재흡수는 알도스테론에 의해, 물의 재흡수는 항이뇨호르몬으로 조절된다. 요소는 확산에 의해 44% 재흡수되고, 크레아티닌 등의 대사산물은 재흡수되지 않는다[그림 7-4].

포도당은 Na^+과 동시에 재흡수되는데, 정상 혈당일 때는 근위세뇨관에서 100% 재흡수되고, 혈중 포도당 농도가 200 mg%(신장의 포도당 문턱) 이상인 당뇨병이 있는 경우 재흡수 역치농도가 초과하여 소변으로 당이 배설된다. 원위세뇨관 및 집합관에서 항이뇨호르몬(antidiuretic hormone, ADH, vasopressin)에 의해 물을 임의적으로 재흡수하는데, 항이뇨호르몬의 분비가 저해된 사람은 요붕증(diabetic insipidus)이 나타난다.

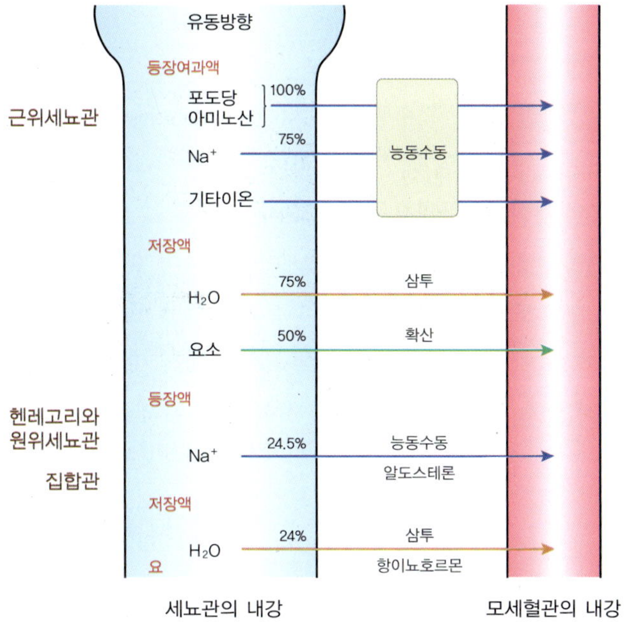

[그림 7-4] **세뇨관의 재흡수과정**

3) 세뇨관 분비

사구체를 여과하지 못한 노폐물, 이물질, 약물 등이 세뇨관 주위 모세혈관에서 세뇨관 내강으로 능동수송과 확산에 의해 이동한다. H^+ 및 K^+, 유기산계 및 유기염기계들은 능동적으로, NH_3의 분비는 수동적으로 이루어진다.

신장정화율(renal clearance)
신혈장청소율인 신장정화율은 GFR 대비 어떤 물질을 1분간 소변으로 배설하는 양이며, 혈장 속에 함유되어 있는 어떤 물질이 신장에 의해 소변으로 배설되는 경우, 1분 동안에 얼마만큼 혈장에서 그 물질이 배설되었는가를 나타낸다. 이눌린은 재흡수 또는 분비되지 않아 지표물질로 사용하며, 이눌린청소율은 125 mL/min = GFR이다.

요소청소율
75 mL/min
분당 125 mL의 혈장을 여과하지만 요소는 75 mL 속에 함유된 양만 배설한다.

신장청소율
재흡수하는 물질의 청소율: ≤ GFR
분비하는 물질의 청소율: ≥ GFR

---

4. 배뇨

배뇨는 신장에서 생성한 요를 척수반사에 의해 체외로 배출하는 과정이다. 배뇨는 요관, 방광, 요도의 기능이 정상적일 때 이루어지며 집합관 → 좌우 수뇨관(요관) → 방광 → 요도의 순서로 요를 배출한다. 방광은 350~500mL 정도의 요를 저장하며, 그 이상이 되면 요가 축적되어 신장수용체에서 척수로 자극을 전달하여 요의를 느끼게 된다. 부교감신경이 흥분하여 방광벽에 도달하면 방광벽이 수축하여 요를 요도로 배출한다. 배뇨는 방광의 외괄약근을 이완하여 일어나는 척수반사로, 대뇌피질의 수의적 조절을 받으며, 요도괄약근이 방광으로부터의 요 배출을 조절한다. 요도의 하부외괄약근은 골격근이어서 수의적으로 일시 배뇨를 늦출 수 있다[그림 7-5].

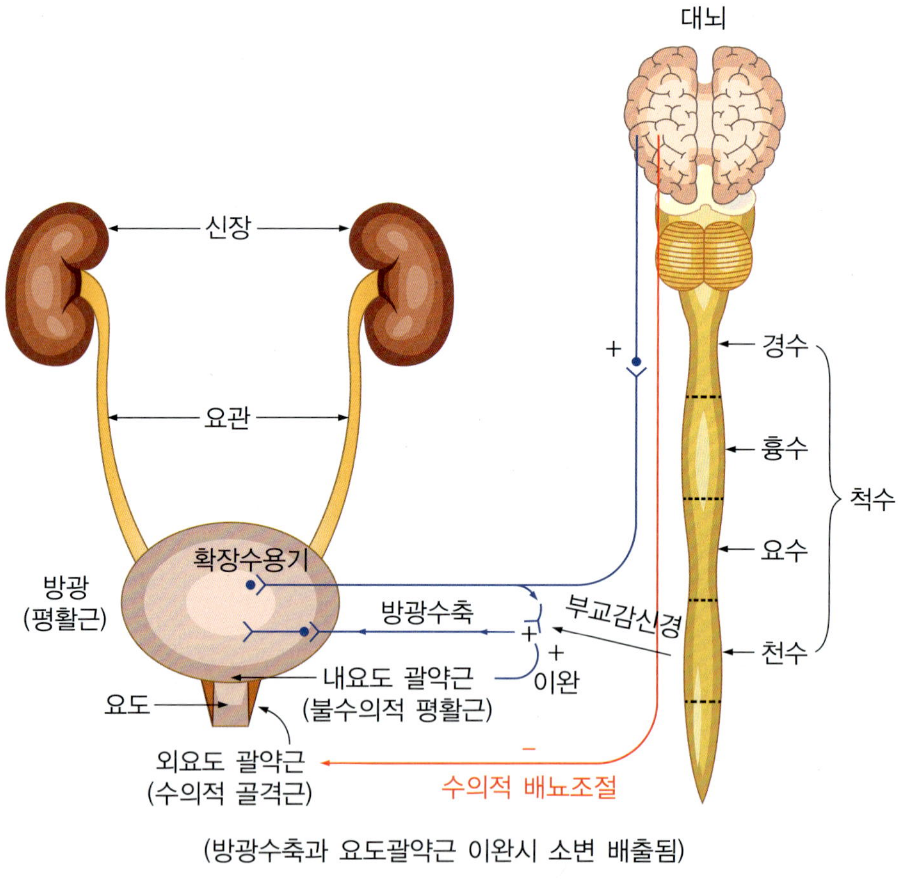

[그림 7-5] 방광구조와 배뇨반사

1) 배뇨반사

배뇨근인 방광근은 평활근으로, 부교감신경에 의해 수축하여 요를 요도로 배출하고, 교감신경은 이것을 억제한다. 내요도괄약근은 평활근으로 골반신경, 불수의적 조절에 의해 이완되고, 외요도괄약근은 골격근으로 체성신경이며, 수의적 조절에 의해 이완되어 배뇨를 늦출 수 있다. 요도는 남성 15~20 cm, 여성 3~4 cm로, 외요도괄약근에 의해 수의적 조절이 가능하다[표 7-4].

표 7-4 배뇨 촉진 및 조절

배뇨 촉진 및 억제	
배뇨 촉진	부교감신경(천수에서 유래되는 골반신경)에서 방광벽근 수축, 외방광괄약근 이완
배뇨 억제	교감신경(하복신경), 방광 이완에 따른 배뇨 억제
배뇨 조절	
소통 중추	교뇌, 시상하부
억제 중추	중뇌와 대뇌피질

2) 요의 성분

건강한 사람의 요는 맑고 빌리루빈(bilirubin)에 의해 담황색을 띠며 요소에 의한 요취가 있다. 약 산성인 pH 6.0(4.5~8.0)이고, 비중은 1.001~1.035이며, 요량은 600~2,500 mL/day 정도이다. 요의 고형성분은 60 g/day으로 요소가 50% 정도 되고, 대사산물인 요산, 크레아티닌, 암모니아와 무기질인 Na^+, K^+, HCO_3^- 등이 있다. 혈구, 알부민, 포도당, 고름 등은 비정상 요성분이다[표 7-5, 7-6].

표 7-5 정상인의 요성분

성분	함량(g)	성분	함량(g)
총 고형분	60.0	크레아틴	0.03
요소	30.0	암모니아염	0.7
염소	12.0	칼슘	0.2
나트륨	4.0	마그네슘	0.1
칼륨	2.0	기타	9.6
크레아티닌	1.4	비중	1.020

표 7-6 비정상적인 요성분의 증상과 원인

물질	증상	원인
포도당	당뇨	비병리적: 단 음식의 과식 병리적: 당뇨병
단백질	단백뇨	비병리적: 신체적 과로, 임신 병리적: 사구체신염, 고혈압
고름(백혈구와 세균)	농뇨	요로 감염
적혈구	혈뇨	외상, 신결석, 감염 등에 의한 요로 내 출혈
헤모글로빈	헤모글로빈뇨증	수혈, 용혈성 빈혈 등 다양

5. 신장의 생리 조절작용

신장은 수분, 나트륨 및 전해질 조절(수분, 나트륨, 삼투압, 혈압), 수소 이온(pH) 조절, 칼슘 조절, 조혈작용을 한다.

1) 신장의 수분 조절

표 7-7 신장의 수분 조절

항이뇨호르몬 작용	뇌하수체 후엽에서 분비하여 원위세뇨관과 집합관에서 수분 재흡수를 촉진
체액 과다 시	원인: 수분 섭취 과다에 의한 삼투압 저하 항이뇨호르몬 분비가 감소하여 수분 재흡수율을 저하시켜 요량을 증가시킴
체액 부족 시	원인: 설사, 발한, 수분 섭취 부족에 의한 삼투압 상승 항이뇨호르몬 분비가 증가하여 수분 재흡수율을 증가시켜 요량을 감소시킴

수분 과다 섭취

↓

체액 삼투질 농도 저하

↓

시상하부의 삼투수용기 감소

↓

뇌하수체 후엽의
항이뇨호르몬 분비 감소

↓

혈액 항이뇨호르몬 감소

↓

집합관
수분의 투과성 저하
수분 재흡수 감소

↓

소변을 통한 수분배설량 증가

[그림 7-6] 신장의 수분 조절

2) 나트륨 조절

표 7-8 신장의 나트륨 조절

알도스테론 작용	부신피질에서 분비 원위세뇨관과 집합관에서 Na^+ 재흡수 촉진 집합관으로 K^+ 분비 촉진
나트륨 과다 시	원인: 나트륨 섭취 과다에 의해 삼투압 상승 알도스테론 분비를 감소시켜 나트륨 재흡수율을 저하시킴
나트륨 부족 시	원인: 나트륨 섭취 부족, 구토, 설사 등으로 삼투압 저하 알도스테론 분비를 증가시켜 나트륨 재흡수율을 증가시킴

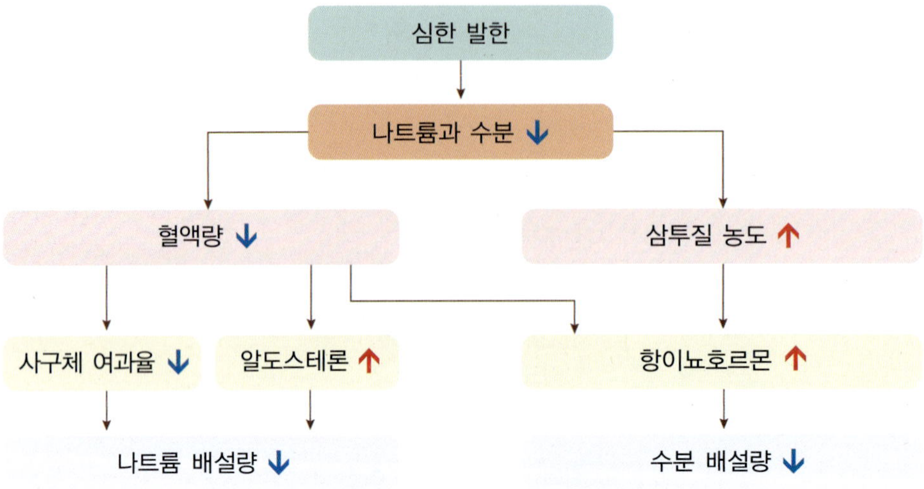

[그림 7-7] 심한 땀 배설에 의한 나트륨과 수분의 조절

3) 삼투압 조절

수분과 나트륨 재흡수 조절을 통해 혈장 삼투압을 300 mOsm/L로 항상 유지한다.

4) 혈압 조절

혈압 저하 시 레닌(renin), 안지오텐신(angiotensin), 알도스테론(aldosterone system) 작용에 의해 혈압을 조절한다. 레닌은 수입세동맥 인접 사구체 세포에서 생성되어 안지오텐시노겐(angiotensinogen)을 활성화한다. 안지오텐시노겐은 간세포에서 합성되어 안지오텐신 I(angiotensin I)을 거쳐 안지오텐신 II(angiotensin II)가 되며 혈관 수축, 알도스테론 방출을 촉진시킨다.

알도스테론은 부신피질에서 분비되며 원위세뇨관과 집합관에서 Na 재흡수를 촉진시킨다[그림 7-8].

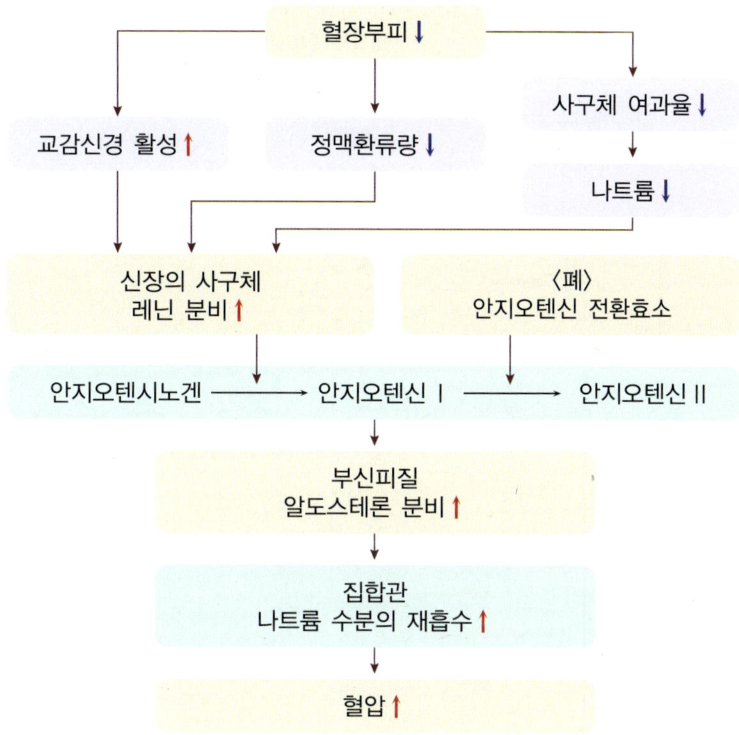

[그림 7-8] **신장의 혈압 조절**

5) pH 조절

혈액의 pH는 7.4로 유지된다. 근위세뇨관에서 HCO_3^-를 거의 100% 재흡수하고, 체액의 산성도에 따라 세뇨관에서 HCO_3^- 및 Na^+를 재흡수 · 교환하며 암모늄 및 인산염 이온으로 H^+를 분비한다[그림 7-9].

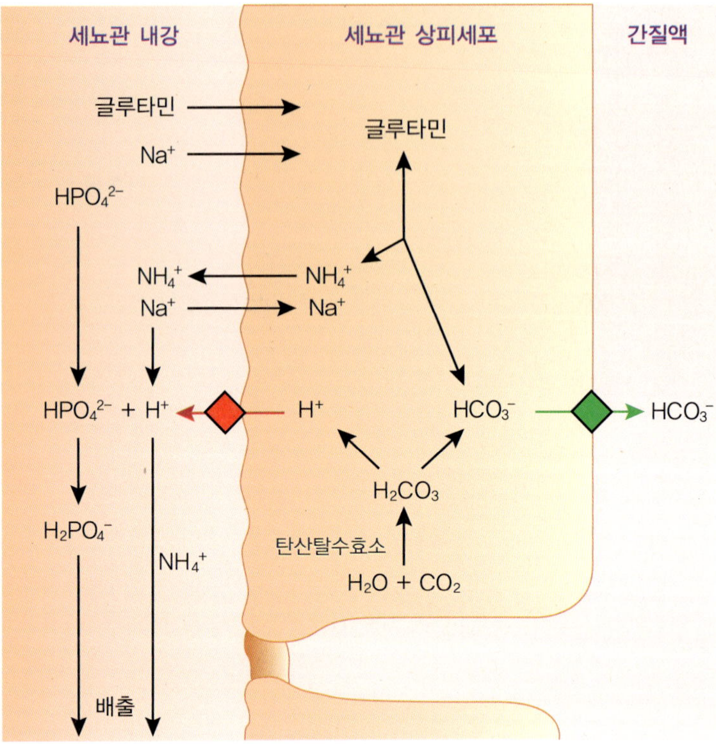

[그림 7-9] 세뇨관에서의 글루타민 대사 및 중탄산 이온 생성과 수소 이온 분비

신장의 산과 알칼리증 반응

- **산증:** 산증이 되면 여과된 중탄산염을 재흡수하기 위해 수소 이온을 충분히 분비한다. 수소 이온을 분비하여 새로운 중탄산염이 혈장으로 이동하게 하고, 수소 이온은 인산완충제(HPO_4^{2-})에 결합하여 $H_2PO_4^-$형태로 배설한다. 세뇨관의 글루타민 대사와 암모늄 배설이 증가하며, 많은 중탄산염을 혈장으로 이동시킨다. 이로 인해 산증이 중성화하여 요는 높은 산성이 된다.
- **알칼리증:** 혈중 수소이온 농도가 낮아지면 신장은 중탄산염의 상당량을 요로 배설한다. 세뇨관의 글루타민 대사와 암모늄 배설은 감소하여 새로운 중탄산염의 혈장 이동량이 감소한다. 혈장 중탄산염 농도가 감소하면 이로 인해 정상화되어 요는 알칼리성이 된다.

6) 칼슘 조절

혈액 내 칼슘 농도가 낮아지면 부갑상샘호르몬(parathyroid hormone, PTH)이 부갑상샘에서 분비되어 근위 세뇨관과 원위 세뇨관에서 칼슘 재흡수를 촉진하고, 인산, 나트륨, 중탄산 및 수분 재흡수를 억제한다.

간에서 25-(OH) 비타민 D로 전환된 중간활성형의 비타민 D는 신장에서 부갑상샘호르몬에 의해 1,25-$(OH)_2$ 비타민 D가 되어 원위세뇨관에서 칼슘 재흡수를 촉진하고, 소장에서 칼슘 흡수를 촉진한다.

7) 조혈작용

빈혈 시 신피질과 신수질의 간질세포 및 세뇨관 주위 모세혈관 내피세포에서 생성된 에리트로포이에틴이 골수에서 적혈구 분화, 증식 및 성숙을 촉진한다. 신장 기능이 떨어지면 에리트로포이에틴 생성이 감소하여 조혈작용이 저하되므로 빈혈이 생기기 쉽다.

6. 신장 질환과 투석

사구체에 염증이 생긴 사구체염 중 급성 사구체염은 핍뇨, 혈뇨, 부종이 나타나고, 만성 사구체염의 초기에는 다뇨 · 야뇨 · 단백뇨 · 혈뇨가, 후기에는 부종과 혈압 상승이 나타난다.

세뇨관과 사구체가 손상된 신부전은 사구체 여과율이 저하하여 핍뇨, 무뇨, 부종, 고질소혈증, 산독증, 고칼륨혈증, 고인산혈증, 고혈압, 요독증 등이 나타난다. GFR≤12.5 mL/min이면 투석을 시행한다. 투석은 인위적인 혈중 노폐물 제거과정으로, 혈액 투석은 인공신장기(혈액 투석기: 반투성막)와 투석액 펌프를 이용하여 노폐물질과 과잉 전해질을 제거한다. 복막 투석은 복막을 투석막으로 활용하여 복강으로 투석액을 주입한다.

용어 및 핵심정리

비뇨계(urinary system)	체내 항상성 유지를 위해 대사과정에서 생성된 요를 체외로 배설하는 기관
사구체(glomerulos)	보우만주머니 속에 뭉쳐 있는 모세혈관 덩어리
사구체 여과량 (glomerular filtration amount)	하루에 사구체에서 여과되는 혈액량
사구체 여과율 (glomerular filtration rate, GFR)	1분당 사구체에서 보우만주머니 내로 여과되는 혈액량
세뇨관 분비 (tubular secretion)	사구체에서 여과되지 못한 물질이 모세혈관에서 세뇨관 내강으로 이동하는 과정
세뇨관 재흡수 (reabsorption of convulated tubule)	사구체 여과액 중 대부분의 영양소와 전해질이 근위세뇨관, 신세뇨관 부위에서 재흡수되는 과정
배뇨반사 (micturination reflex)	방광의 외괄약근이 이완되어 배뇨가 일어나는 척수반사
보우만주머니 (Bowman's capsule)	신소체를 구성하는 컵 모양의 주머니
신소체 (renal corpuscle)	컵 모양의 보우만주머니와 그 속에 모세혈관이 뭉쳐 있는 사구체로 구성되며, 세뇨관 주위의 모세혈관과 함께 네프론을 이룸
안지오텐신 (angiotensin)	레닌에 의해 안지오텐시노겐에서 전환되는 혈압조절 호르몬
알도스테론(aldosterone)	부신피질에서 분비되는 혈압조절 호르몬

Chapter 08

순환생리

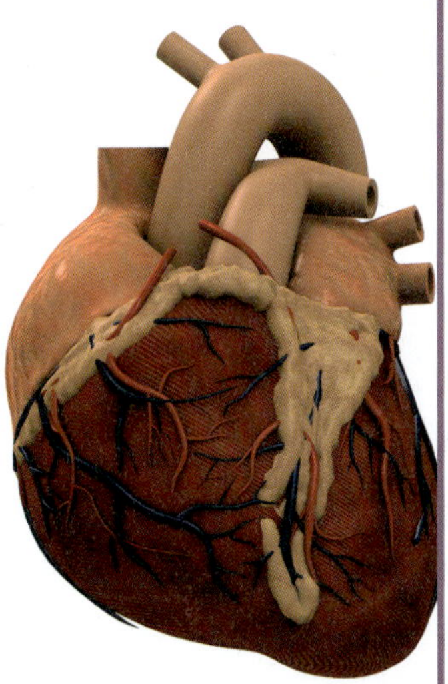

1. 순환계
2. 심장
3. 순환

1. 순환계

순환계(circulatory system)에는 심혈관계와 림프계가 있다. 심혈관계(cardiovascular, CV system)는 심장의 펌프작용에 따른 압력으로 혈액을 밀어내고, 혈관을 통해 심장, 세포, 심장으로 혈액이 계속 순환하며, 혈관은 동맥, 소·세동맥, 모세혈관, 소·세정맥, 정맥으로 이어진다.

림프계(lymphatic system)는 혈액 여과 시 생성된 간질액(interstitial fluid)을 운반하여 혈액으로 되돌려보낸다. 목정맥과 쇄골하정맥이 합류하는 부위에서 림프와 정맥이 연결되고, 림프액은 정맥에 들어가기 전 치밀한 결합조직으로 싸인 콩 모양의 소체인 림프절에서 정화된다.

1) 순환계의 기능

표 8-1 순환계의 기능

수송	방어
• 기체물질인 O_2와 CO_2 운반 • 소화 · 흡수된 영양 물질을 간과 조직으로 운반 • 대사산물(metabolic wastes)인 배설물질을 신장으로 운반 • 호르몬을 표적기관으로 수송 • 신체의 심층과 표면 간 온도 전환	• 혈액 응고로 혈액 손실 및 감염 억제 • 백혈구, 림프구의 면역작용

2. 심장

1) 심장의 구조

2심방 2심실인 심장은 끊임없는 수축과 이완으로 신체의 각 부위에 혈액을 수송하며, 횡격막 위, 좌우 폐 사이, 기관과 식도 앞쪽에 위치한 250~300 g의 조직이다. 심장근의 특성은 흥분성, 율동성, 전도성, 수축성, 자동능이다[그림 8-1].

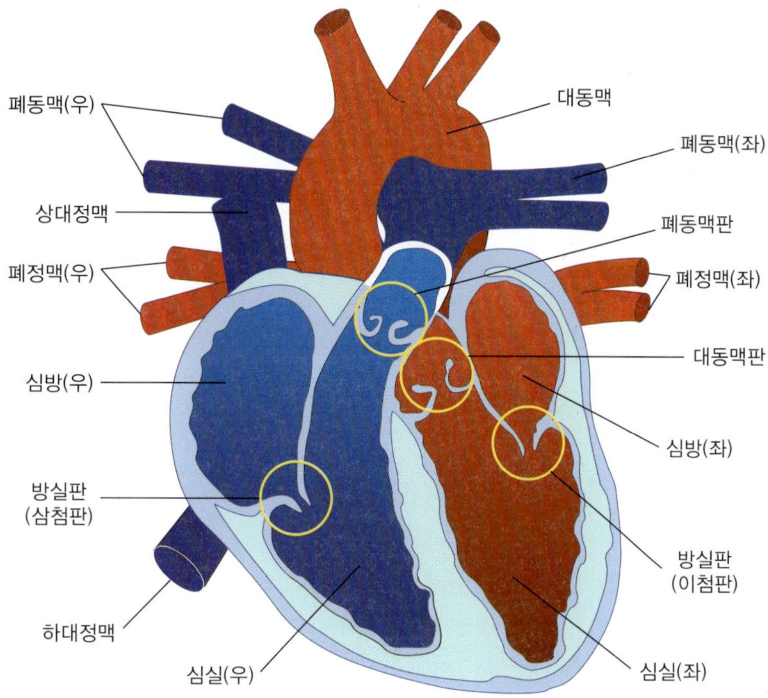

[그림 8-1] **심장의 구조와 혈류의 방향**

2) 판막

2개의 심방과 2개의 심실을 혈관과 연결하며, 결체조직인 판막이 방과 실 사이, 방 · 실과 혈관 사이에 있다. 우심방-우심실 사이의 방실판막은 세 쪽이므로 삼첨판, 좌심방-좌심실 사이의 방실판은 두 쪽이므로 이첨판 또는 승모판이라고 한다. 방 또는 실과 혈관 사이 중 우심실-폐동맥 사이에는 폐동맥 반월판, 좌심실-대동맥 사이에는 대동맥 반월판이 있다[그림 8-2, 8-3, 표 8-2].

(1) 방실판

방실판(atrioventricular valves)은 심방과 심실을 구분하며, 혈액의 흐름이 심방에서 심실로 일방통행하게 한다. 심방 수축 시 열리며, 삼첨판(우)과 이첨판(좌)이 있다.

(2) 반월판

반월판(semilunar valves)은 폐동맥 또는 대동맥 기시부와 심실을 구분하여 우심실에서 폐동맥, 좌심실에서 대동맥으로의 혈액의 흐름이 일방통행하게 하고, 압력 차이에 의해 심실 수축 시 열린다.

심장판막증

세 쪽의 첨판으로 구성되어야 하는 삼천판이 두 쪽으로 이루어진 것으로, 생명에 큰 지장은 없지만 활동에 제한을 받고, 심한 경우 우심실 근육의 과비대로 뚜렷한 증상 없이 사망하기도 한다.

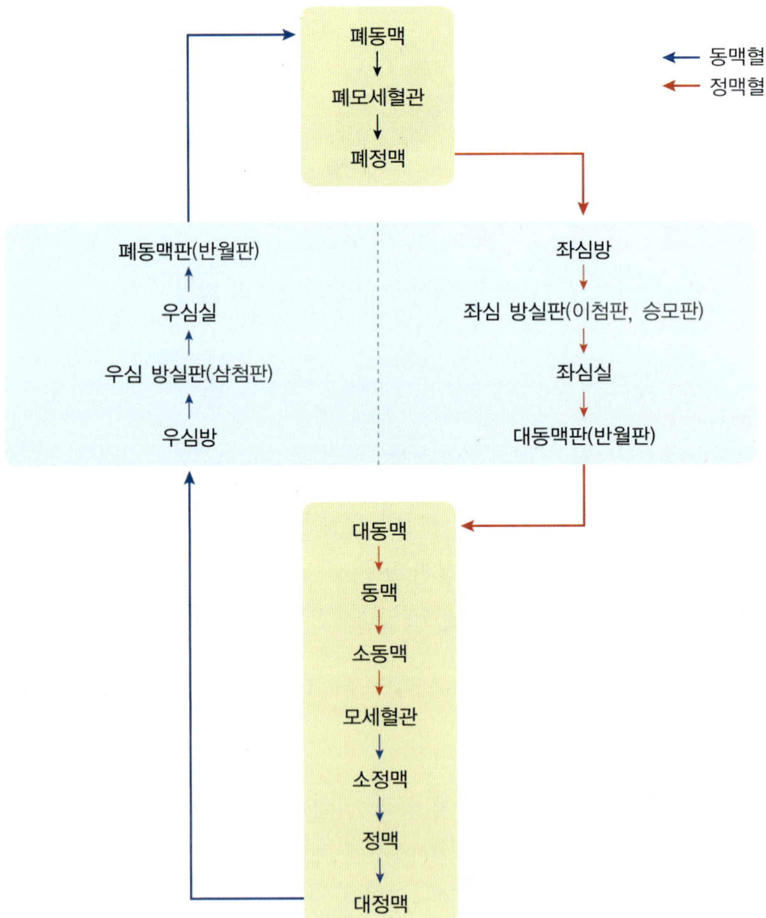

[그림 8-2] **심혈관계, 폐, 심장, 전신의 혈액 흐름의 경로**

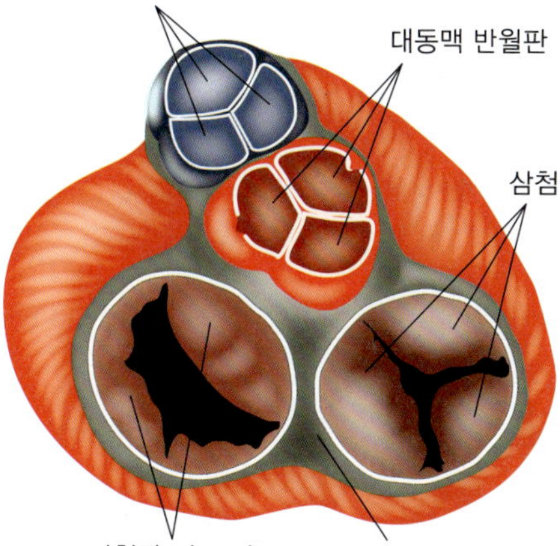

[그림 8-3] 방실판과 반월판의 횡단면

표 8-2 판막

방실판막 (atrioventricular v)	이첨판(bicuspid v, mitral v, 승모판): 좌심방과 좌심실 사이
	삼첨판(tricuspid v): 우심방과 우심실 사이
반월판막 (semilunar v)	대동맥판막(aortic v): 좌심실과 대동맥 사이
	폐동맥판막(pulmonic v): 우심실과 폐동맥 사이
	정맥판막(venous v): 정맥 및 임파관에 존재

3) 순환

방실방실: 대정맥, 우심방, 우심실, 폐동맥, 폐, 폐정맥, 좌심방, 좌심실, 대동맥, 전신

표 8-3 순환

체(전신)순환	좌심실 → 대동맥 → 전신 → 대정맥 → 우심방
폐(소)순환	우심실 → 폐동맥 → 폐 → 폐정맥 → 좌심방

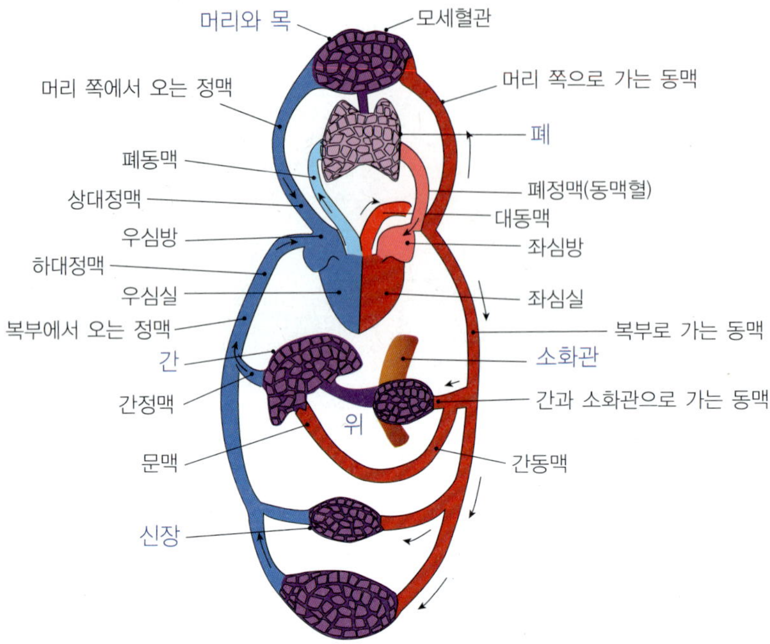

[그림 8-4] **순환계**

4) 심장의 조절(자극 전도계): 심장의 자동능에 관여

기능적 결합체(세포결체)는 심방 및 심실근이 기능적으로 1개의 세포처럼 동시에 수축하는 현상으로, 펌프로서의 기능 수행을 가능하게 해 준다. 심장의 흥분전도계는 심방에서 심실로 흥분을 빠르게 전도하는 특수한 심근세포로 구성된다.

정상적인 흥분순서는 동방결절(SA node) → 방실결절(AV node) → 방실속(AV-bundle) → 푸르키네섬유(purkinje fiber) → 심실근세포의 순이다.

동방결절은 우심방과 상대정맥이 만나는 곳에 위치하며, 활동 전위 발생빈도가 가장 높은 곳으로 심박조율기로 작용한다. 심방근을 탈분극시켜 심방근 수축을 유도하고 심방근을 통해 활동 전위(흥분)를 방실결절에 전도한다.

푸르키네 섬유는 심장의 안쪽 심실벽에 존재하는 특수한 심근 섬유로 신속한 전도작용을 하여 흥분이 심실근 전체로 퍼지게 한다. 양쪽 심실이 거의 동시에 수축하게 하고 심방 수축 0.1~0.2초 후에 심실이 수축하게 한다.

심실근 세포는 탈분극에 의해 심실근이 수축하게 한다.

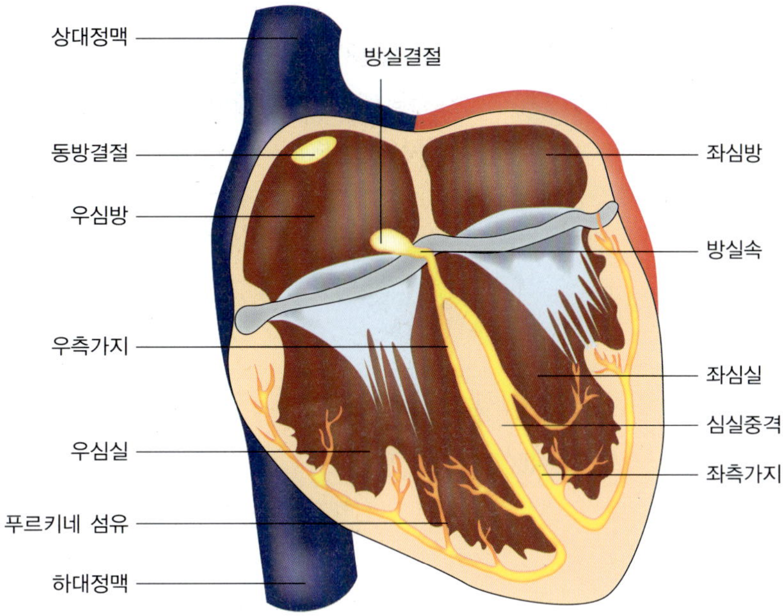

[그림 8-5] 심장의 흥분전도계

5) 심장의 수축과 이완 주기: 0.8초

표 8-4 심장근의 전기적 자극 전파 경로

심방 수축기(P)	0.11초(동방결절 → 심방근 흥분, 심방근 수축)
심실 수축기(QRS)	0.27초(방실결절 → 심실근 흥분에 의한 수축) 심박출 120mmHg(수축기 혈압 발생)
심실 이완(확장)기(T)	0.42초(심실근 세포의 재분극기, 심실 이완)

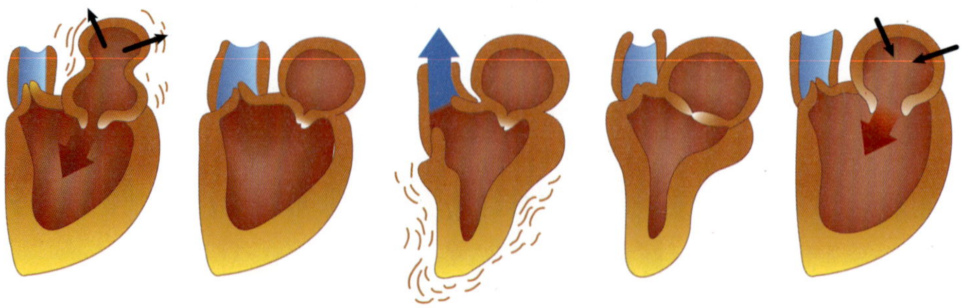

심장 주기	개폐 여부		수축 · 이완 상태	
	방실판	반월판	심방	심실
심방 수축기	열림	닫힘	수축	이완
등용적성 심실 수축기	닫힘	닫힘	이완	수축
심실 박출기	닫힘	열림	이완	수축
등용적성 심실 확장기	닫힘	닫힘	이완	이완
심실 충만기	열림	닫힘	이완 후 수축	이완

[그림 8-6] **심장 주기**

6) 심음(heart sounds)

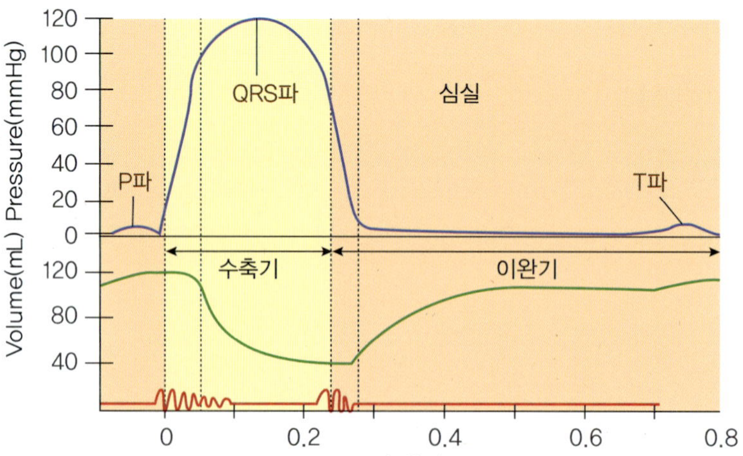

[그림 8-7] **심음**

표 8-5 심음

제1심음	심실 수축기 초기에 혈액이 방실판막에 부딪치는 소리, 저음이 길게 남, 심실 · 심방 사이의 판막(이첨판, 삼천판이 닫히는 소리, 두)
제2심음	심실 이완기 초기에 혈액이 반월상 판막에 부딪치는 소리, 고음이 짧게 남, 대동맥 · 폐동맥 판막이 닫히는 소리(근)
제3심음	대동맥궁에 혈액이 부딪히는 소리
제4심음	심실로 혈액이 유입될 때 나는 소리

7) 심장의 신경 지배: 연수(심장운동 중추), 대뇌(고위 중추)

표 8-6 심장의 신경

교감신경	주로 심실근에 많이 분포, 심장의 운동 촉진
부교감신경(미주신경)	주로 심방근에 많이 분포(동방결절 지배로 심장에서 우세), 심장의 운동 억제

(1) 심장의 운동

표 8-7 심장 운동

심박출량	1분간 박동수×1회 심박출량 = 5 L/min
1회 심박출량	좌 · 우 심실에서 동일하나, 압력은 좌 : 우 = 5 : 1
심장의 운동에 영향을 미치는 인자	운동: 체온(또는 외계온도) 상승 시 – 심박동 증가(체액량의 감소: 탈수, 설사)
	화학물질: 에피네프린과 노르에피네프린은 심박동수 및 심박출량 증가, 아세틸콜린은 심박동수 및 심박출량 감소
	CO_2 증가: 심박동수 촉진
심장반사	압력수용체: 대동맥궁과 경동맥동에서 혈압 감지 • 압력 증가 시: 감압반사(심장 운동 억제) • 압력 감소 시: 승압반사(심장 기능 촉진)로 혈압 유지
	복부 압박반사: 감압반사(심장 기능 억제로 인함)
	안구 압박반사(아슈네르반사): 감압반사(심장 기능 억제로 인함)
	바인브리즈반사(신전수용체): 심방으로 되돌아오는 정맥혈의 양이 많아 심근의 길이가 길어지면 신전수용체가 흥분해 심박출량 증가

심장반사	화학수용체(chemoreceptor): 압력수용체와 함께 상보적인 역할 행함 • 중추화학수용체(연수): 뇌척수액의 수소 이온 농도 감지, 호흡 촉진, 심장 운동 촉진 • 말초화학수용체: 대동맥체와 경동맥소체, 동맥 속의 산소 함량 감지(산소 함량 감소 시 호흡 촉진, 심장 운동 촉진)
스탈링 법칙	심근의 길이가 길어지면 길어질수록 심근의 수축력은 증가함(심박출량 증가)

(2) 심전도(EKG): 심장에서 일어나는 전기적 변동을 체표면에서 기록하는 장치

① 심전도에서 관찰되는 파: 심방과 심실의 기능을 판별[표 8-8]

표 8-8 심전도에서 관찰되는 파

P파	동방결절 → 심방근 탈분극, 심방 수축
QRS파	방실결절 → 심실근 탈분극, 심실 수축(심방근의 재분극이 동시에 일어남)
T파: 심실근의 재분극	PR 간격: 0.18초
	QRS 간격: 0.08초
	QT 간격: 0.4초
	ST 간격: 0.32초

② EKG로 판별이 가능한 것[표 8-9]

표 8-9 EKG 판별

심박동수	60~80 회/min
빈맥	100 회/min 이상
서맥	60 회/min 이하
부정맥	일정한 간격(0.8초)으로 박동이 일어나지 않은 것으로 SA node에서뿐만 아니라 다른 부위에서도 활동 전위(흥분)가 발생
협심증	좌측 흉부 통증(5분 이내로 지속), 산소 부족 상태
심근경색증	심근세포의 괴사로 인함, 좌측 흉부 통증이 30분 이상 지속(사망률 대단히 높음)
방실 지연	심방, 심실이 동시에 수축하는 것을 막아 줌

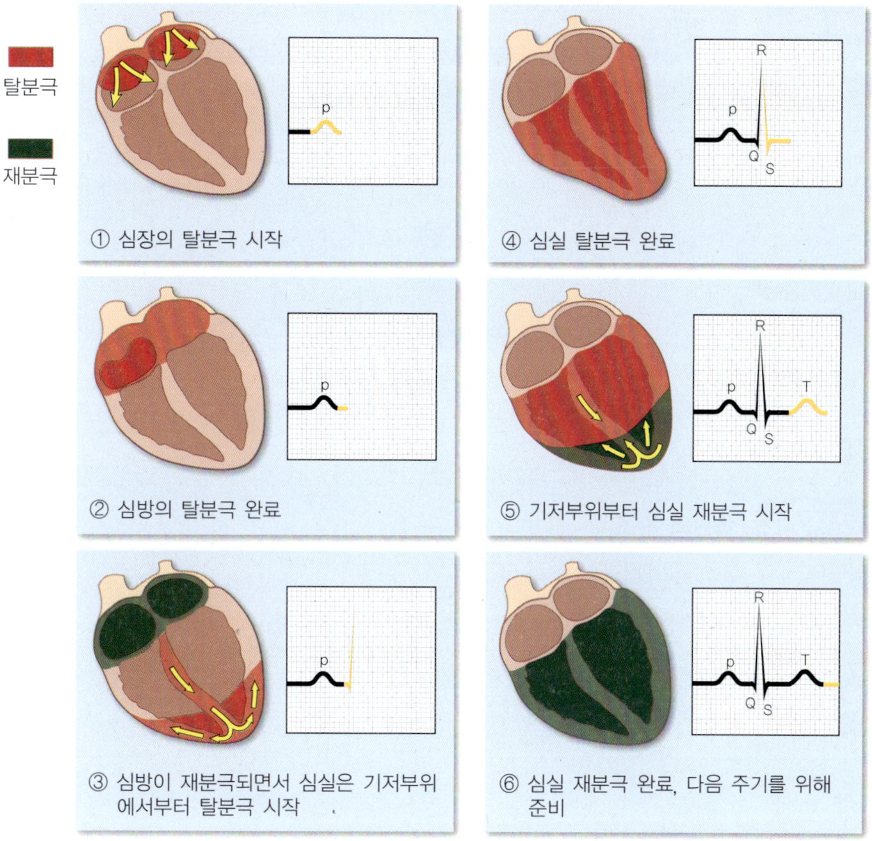

[그림 8-8] **활동 전위, 심근의 수축, 심전도의 관계**

3. 순환

체순환은 혈액이 심장의 좌심실, 동맥(arteries), 소 · 세동맥(arterioles), 모세혈관(capillaries), 세 · 소정맥(venules), 정맥(veins), 심장(우심방)으로 순환하는 것을 말한다[표 8-10].

표 8-10 총 혈액량의 분포

심혈관계		혈액량(%)
심장		9
폐		12
체순환	소동맥	11
	정맥	61
	동맥 및 모세혈관	7

1) 혈관의 구조

표 8-11 혈관의 구조

외막	섬유상의 질긴 막
중막	내(탄력성 섬유): 대동맥에서 발달(혈액의 일시적 저장)
	외(윤상근, 환상근): 소동맥에서 발달, 혈압 조절
내막	물질 교환, 탄력성 막층인 내피세포, 얇은 섬유성 조직층: 당단백질의 기저막(elastin)

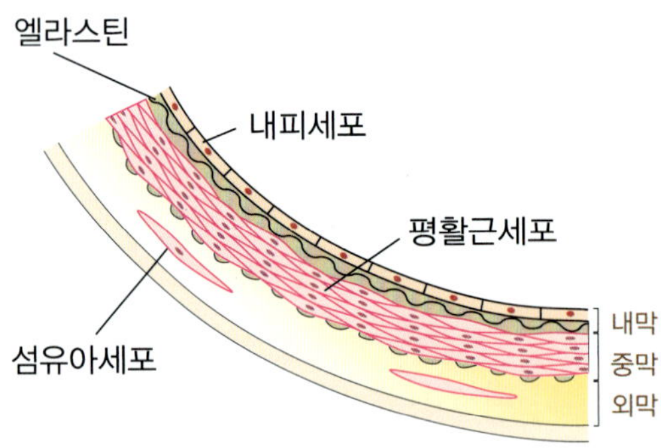

[그림 8-9] 혈관의 구조

2) 혈관계

표 8-12 혈관의 구조

혈관	내막 (tunica intima)	중막 (tunica media)	외막 (tunica adventitia)	판막 (valve)
동맥	내피 얇은 섬유성 조직 탄력성 박층	두터운 평활근 탄력섬유	탄력성 박층 두껍고 느슨한 섬유 결합조직 장막	없음
정맥	내피 탄력성 박층	평활근	느슨한 섬유 결합조직	있음
모세혈관	내피	없음	없음	없음

표 8-13 혈관계

동맥	3개의 층으로 구성, 전체 혈액의 약 20%, 압력성 혈관, 혈류는 능동적임
정맥	3개의 층으로 구성, 전체 혈액의 75%(저장고 역할), 용량성 혈관, 혈압 감소로 혈류는 수동적임, 심장으로 들어가는 정맥의 환류는 골격근 펌프작용, 호흡 운동에 의해 일어남
모세혈관	내막으로만 구성, 물질 교환에 관여(교환성 혈관), 맥압이 없어지는 부위

3) 혈류역학

혈액의 점도, 혈구와 혈장단백질은 혈액점성에 기여하고, 혈액점성이 클수록 혈관의 마찰저항이 크며, 혈류는 혈액의 점성도에 반비례한다. 액체량이 동일할 때 혈액점성이 클수록 혈압이 증가한다.

$Q = \pi r^2 \Delta P / 8 \mu L$

평균 동맥압 = 1회 심박출량 × 전신혈관의 저항

푸아죄유의 법칙에서 단위시간 동안 흐르는 액체량(Q)은 관 양쪽의 압력차(L)와 혈관 안 지름(r)의 4승에 비례하고 혈액의 점성(μ)과 혈관의 길이(L)에 반비례한다.

푸아죄유의 법칙을 적용해 보면 혈압이 높으면 혈류량이 증가, 적혈구가 많으면 혈류량이 감소, 동맥내강이 좁으면 혈류량이 감소(혈관내경이 1/2로 감소하면 혈액량은 1/16로 감소), 동맥 길이가 길면 혈류량이 감소한다.

* Q: 단위시간에 혈관에 흐르는 혈액의 양, π: 상수, r: 반지름, ΔP: 압력의 변화, μ: 관의 점성도, L: 관의 길이

* 국소 혈류의 조절: 조직의 산소요구량에 의해 결정

4) 혈압(Blood Pressure, BP): 혈관 운동중추(연수)

(1) 혈압 생성요인

표 8-14 혈압 생성요인

심박출	최고혈압(수축기 혈압), 주로 부교감신경이 우세, 교감신경에 의해 증가하고 부교감신경에 의해 감소
말초혈관의 저항	최저혈압(이완기 혈압), 교감신경이 우세, 교감신경에 의해 증가, 부교감신경에 의해 감소

(2) 혈압의 측정: 혈압계를 이용하는 간접법

최고혈압(수축기 혈압)은 정상인의 경우 심실 수축 시 120 mmHg 정도이고 최저혈압(이완기 혈압)은 심실 이완 시 80 mmHg가 정상수치이다. 맥압은 최고혈압과 최저혈압의 사이의 차이이다.

(3) 혈압 조절 시스템

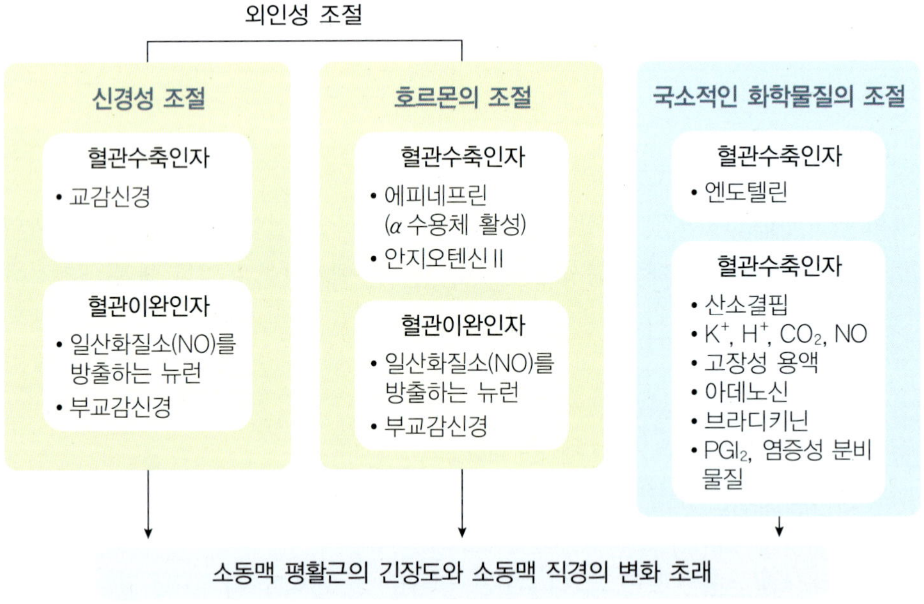

[그림 8-10] **혈압 조절 시스템**

① **혈압 및 혈류의 신경성 조절**

연수는 혈관운동 중추(수축 · 확장), 심장조절(심박)의 중추이다. 교감신경은 혈관을 수축시키고 심박증가로 혈압을 상승시키는데, 혈관 평활근을 지속적으로 수축시켜 혈관의 긴장상태를 유지하게 한다. 교감신경의 흥분이 항진되면 혈관이 수축되어 소동맥 긴장이 증가하고 말초저항이 증가하여 확장기 혈압이 증가한다. 또한 정맥 긴장 증가로 정맥혈 환류가 증가하여 심박출량이 증가하고 수축기 혈압도 증가한다.

부교감신경은 혈관을 이완시키고, 부교감신경이 흥분 항진되면 혈관을 확장한다[그림 8-11].

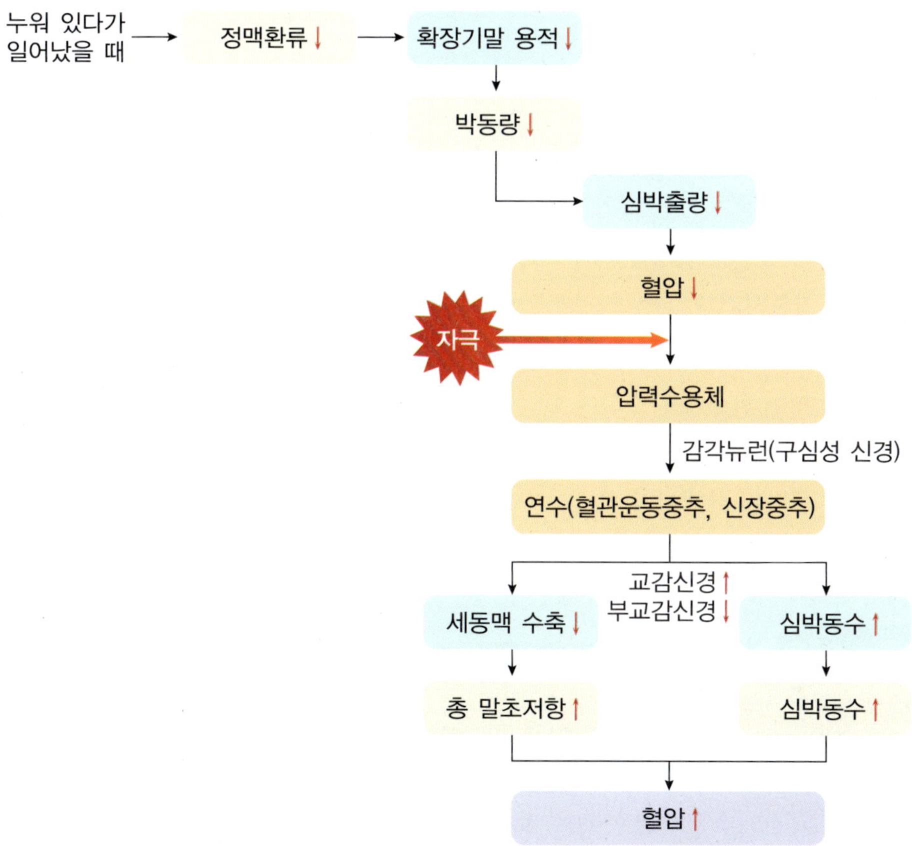

[그림 8-11] **압력수용체 반사에 의한 혈압 조절**

② 혈압 및 혈류의 화학적 조절

혈압 저하 시 부신수질에서 에피네프린을 분비하여 심박을 증가시켜 혈압을 상승시킨다. 신장혈류량이 감소했을 때 레닌을 분비하고, 레닌이 안지오텐시노겐을 안지오텐신 I 으로 변화시키고, 폐의 안지오텐신전환효소가 안지오텐신 I 을 안지오텐신 II 로 변화시켜 혈압을 상승시킨다.

정맥혈 환류량 증가 시 심방 나트륨 이뇨펩티드(arterial natriuretic peptide, ANP)를 심방의 심근세포에서 분비하여 신장 세뇨관에서 나트륨과 수분 배설을 증가시켜 혈압을 저하시킨다.

심장-신장반사로 정맥혈 환류량이 증가하면 교감신경이 흥분하여 심박, ANP 분비를 증가시키며, ADH 분비를 억제한다.

③ 혈압 및 혈류의 혈관반사

신경반사의 일종으로 혈압 변동에 빠르게 대처하는 압력수용체 반사, 화학수용체 반사가 있다. 압력수용체 반사는 혈압 상승 시 대동맥궁 · 경동맥동이 흥분하여 미주 · 설인(헤링)신경을 통해 혈관운동 중추 · 심장조절 중추에 영향을 끼치거나 동맥 확장, 심박동 억제로 혈압을 저하시킨다.

일상생활에서 일어나는 혈압 변화 보상이 일어나는 경우가 있는데, 누워 있다 일어날 때이다. 이때 정맥혈 환류가 감소하여 혈압이 저하하면 압력수용체 반사로 혈압이 상승한다.

화학수용체 반사는 본질적으로는 호흡조절작용에 해당하는데, 대동맥체 · 경동맥체에 CO_2와 H^+가 증가된 상태이거나, O_2 결핍 시 흥분하여 미주 · 설인(헤링)신경을 통해 혈관운동 중추 · 호흡 중추에 영향을 미쳐서 혈압을 상승시킨다[표 8-15].

표 8-15 혈압에 영향을 미치는 요인

레닌-안지오텐신시스템(renin-angiotensin system)	혈압 자동 조절기구 • 소동맥: 수입성 및 수출성 소동맥 수축, 부신피질의 구상대 자극으로 알도스테론의 분비를 촉진해 Na^+의 재흡수를 촉진시켜 혈압 증가
히스타민(histamine)	혈관 이완(BP 감소)
세로토닌(serotonin)	혈액 응고 시 혈소판에서 방출되는 혈관수축작용물질
브래디키닌(bradykinin)	혈관 확장(BP 감소)
압력수용체(대동맥궁, 경동맥궁)	대동맥의 혈압 감지, 화학수용체(경동 소체) - 이산화탄소 증가 시 혈압 증가

5) 국소순환

표 8-16 총 혈액량의 분포

기관	혈류량(mL/min)	심박출량의 백분(%)
간	1,500	27.8
신장	1,260	23.3
뇌	750	13.9
피부	462	8.6
골격근	840	15.6
심장	250	4.7
기타	336	6.2
총	5,400	100

뇌순환에는 심박출량의 약 15% 정도가 공급된다. 대뇌동맥이 전후 교통동맥과 서로 연결되어 형성하는 동맥의 고리인 윌리스 고리(circle of Willis)가 뇌의 혈액순환을 항상 일정하게 해 준다. 순환장애가 발생하면 10초 이내에 무의식 상태가 되며, 몇 분 정도 내에 비가역적 뇌 손상이 일어난다. 윌리스 고리는 내경동맥과 척추동맥의 연결부위이고, 일부 혈관이 막히거나 결손되면 다른 혈관으로 우회하여 혈액을 공급한다. 뇌졸중은 뇌혈관의 협착이나 폐색 또는 출혈로 인한 뇌기능 장애상태이다.

관상순환은 대동맥에서 분지, 심장에 혈류를 공급하는 순환으로 심실 이완기에 박출량의 4~5% 정도를 공급한다. 심근경색은 관상동맥의 협착이나 폐색으로 심근세포 괴사상태이다. 간순환은 전체 심박출량의 20~25%이고, 동양혈관(sinusoid), 문합이 발달한다. 폐순환의 혈압은 20 mmHg으로 매우 낮아서 확산이 일어나기 쉽다. 골격근순환은 운동 시에 혈관이 확장되고 혈류량이 증가한다. 태아순환(fetal circulation)에서는 태반(placenta)으로 제대정맥 및 제대동맥을 통해 혈류를 공급한다. 임파액(lymphatic fluid)은 과잉된 세포간질액이 모인 것으로, 쇄골하정맥과 경정맥의 결합부위에서 정맥에 유입된다.

6) 림프순환

전신에 퍼져 있는 보조 순환계로 림프액이 모세림프관 → 림프관 → 림프관 총관 → 쇄골하정맥으로 순환한다. 판막이 있어서 림프액도 일방통행이 가능하다. 림프순환 기능으로 간질액(단백질 포함)을 혈액으로 수송하여 체액 균형을 유지하고, 소장에서 흡수한 지방을 혈액으로 수송하며, 면역 기능을 수행한다.

림프절(lymph node)은 림프구로 채워져 있는 1 mm~3 cm의 작은 결절이고, 치밀하고 불규칙한 결합조직의 낭에 싸여 있으면서 림프액의 병원체, 이물질을 여과하고 림프구를 생산한다. 모세림프관은 끝이 막힌 맹관(blind end)이고, 세포 간 공간에 그물망을 형성하여 다공성이다[그림 8-12, 8-13].

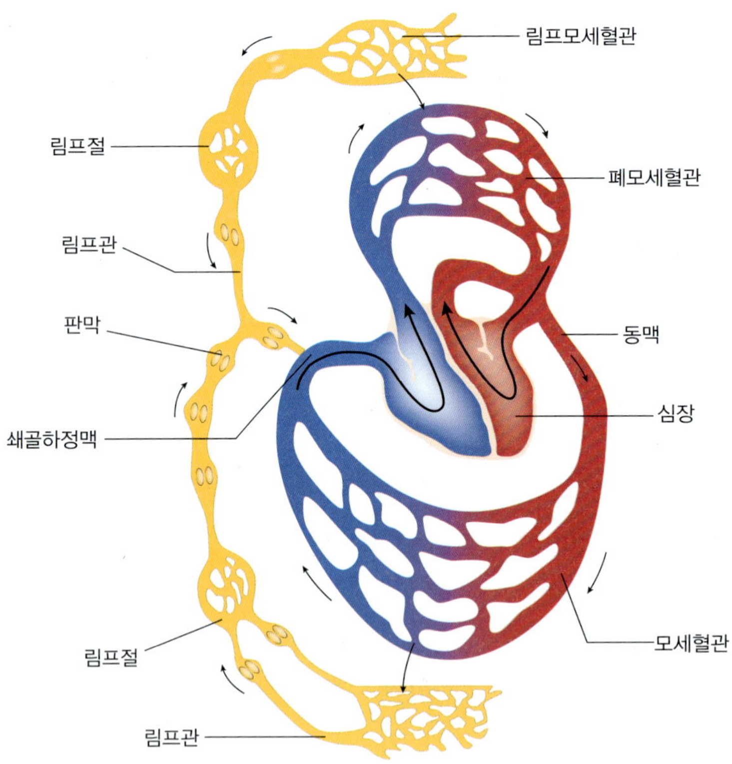

[그림 8-12] 모세혈관과 모세림프관

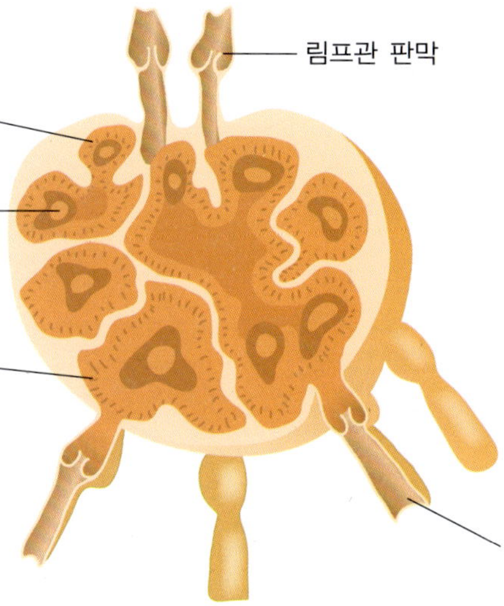

[그림 8-13] **림프절**

용어 및 핵심정리

순환계 (circulatory system)	인체의 각 기관에 영양소, 산소를 공급하고, 각 조직에서 생긴 이산화탄소, 노폐물을 호흡계 또는 배설계로 이동시켜 몸 밖으로 배출하는 혈액이나 림프액 같은 체액의 흐름을 담당하는 계통
관상동맥 (coronary artery)	심장의 근육벽에 산소화된 혈액을 운반하는 혈관
대동맥(aorta)	몸에서 가장 큰 동맥, 좌심실에서 가슴과 복부로 혈액을 운반
동맥(artery)	심장에서 소동맥으로 혈액을 운반하는 두꺼운 탄력성 혈관
동방결절(sinoatrial node, SA node)	심장의 좌심방에 위치하며, 다른 세포보다 더 빠르게 임의로 탈분극되는 특이적 심장 근육세포를 가진 전달계의 조절부위
림프기관 (lymphoid organ)	골수, 림프절, 비장, 흉선, 편도 또는 림프소포체
림프절(lymph node)	림프구를 포함하고 있는 작은 기관으로 림프관을 따라 위치
맥압(pulse pressure)	수축기와 이완기 사이의 혈압의 차이
미세순환 (microcirculation)	소동맥, 소정맥, 모세혈관에서 일어나는 혈액순환
문맥계(portal system)	2개의 모세관망이 연결된 혈관계
세포간질액 (intersitial fluid)	세포들 사이의 액체, 간질액

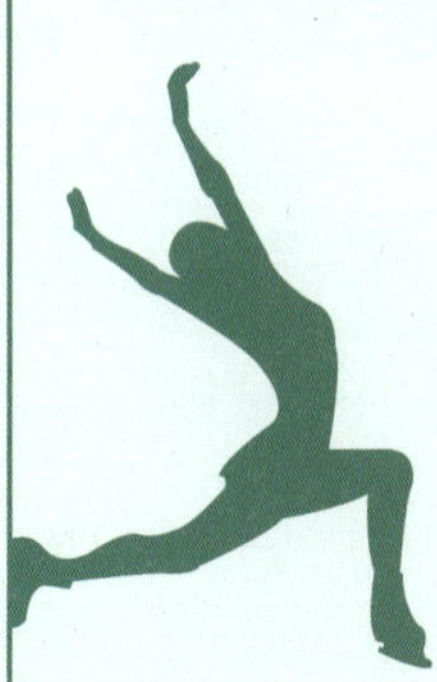

Chapter 09

호흡생리

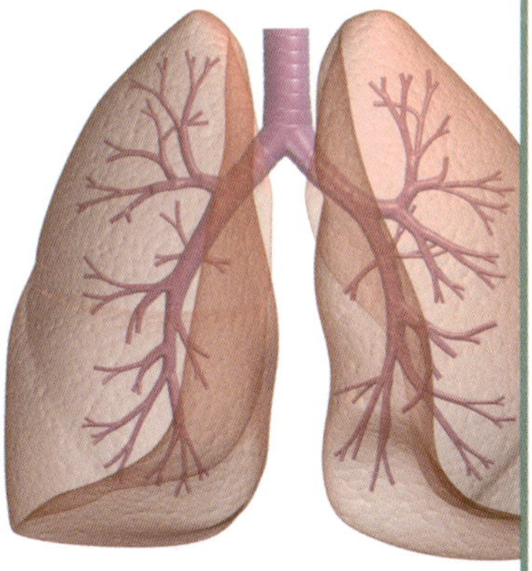

1. 호흡계 구조
2. 호흡 운동
3. 폐의 용적과 용량
4. 가스 교환과 운반

세포는 에너지를 얻는 과정에서 산소를 요구하고 이산화탄소를 배출한다. 이 과정에 호흡기계와 순환기계가 관여한다. 호흡은 환기(폐에서 산소와 이산화탄소의 가스 교환), 폐와 혈액 사이의 가스 교환, 혈액 중의 산소와 이산화탄소 운반, 혈액과 조직 사이의 가스 교환의 과정을 포함한다. 이로써 산소공급, 이산화탄소 배출, 체내 산 · 염기 평형에 관여한다. 이외에도 수분과 열 방출, 발성에 관여한다.

1. 호흡계 구조

호흡기도는 입 혹은 비강으로부터 시작하여 인두, 후두, 기관, 기관지, 세기관지, 종말세기관지, 호흡세기관지, 폐포관, 폐포낭으로 구성된다. 종말 세기관지까지는 폐포가 없고 호흡세기관지에는 약 30억 개의 폐포가 있으며, 전 표면적은 70㎡에 달한다[그림 9-1]. 폐에서의 가스 교환은 폐포와 폐포 전체를 덮고 있는 폐포 모세혈관 사이의 가스 교환이며, 비강에서 호흡성 기관지에 이르는 부위의 점막에서는 가스 교환이 전혀 이루어지지 않는다. 다만 이곳에서는 온도와 습도를 조절한다.

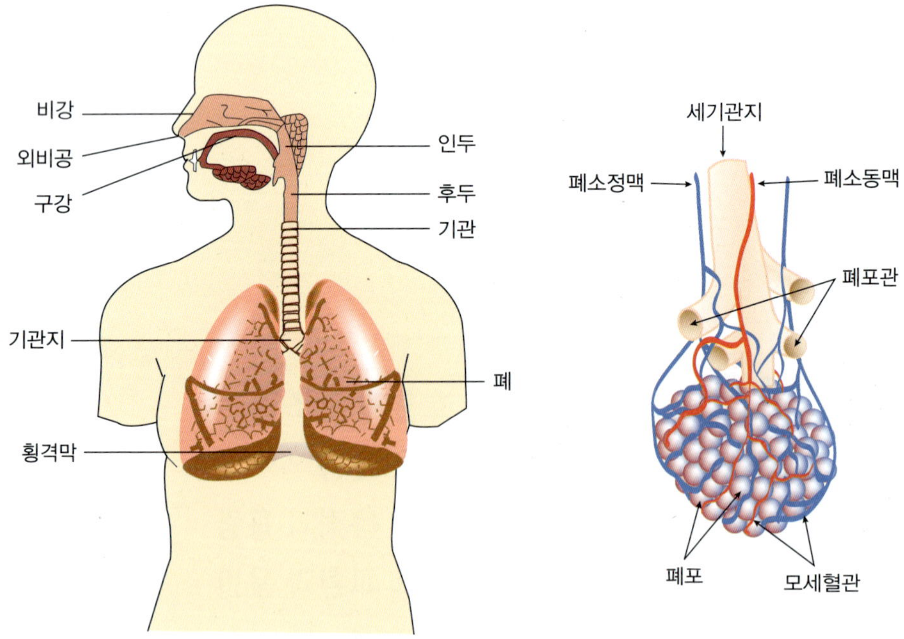

[그림 9-1] 호흡기계의 구조

1) 코

외부 공기 중의 산소는 콧구멍을 통하여 코(nose)로 들어간다. 코 안의 비강을 둘러싸고 있는 점막상피세포와 후각 감수체가 존재한다. 공기는 인두로 들어가기 전에 점막에 의해 수분을 제공받고 따뜻해진다. 점막상피세포가 생성한 점액은 이물질이나 박테리아의 유입을 막는다.

2) 인두

인두(pharynx)는 호흡 및 소화관으로 가는 통로이다. 입과 코로 들어온 공기를 후두로 들어가게 한다.

3) 후두

후두(larynx)는 인두 하부에 위치하며, 여러 개의 연골 후두개로 구성되어 있다. 후두개는 공기가 아래쪽 기관으로 유입되도록 하며, 음식이나 물을 삼켰을 때 후두를 닫아 음식물이 후두로 유입되지 않도록 한다. 후두의 점막 벽에는 성대주름이 있어서 공기가 성대를 지나면 진동하여 소리를 만들어 낸다.

4) 기관과 기관지

기관은 후두에서 흉강까지 걸쳐 있는 긴 점막성 관이다. 기관은 2개의 기관지로 나뉘어 두 개의 폐로 연결되며, 기관과 기관지의 벽은 말발굽형 연골로 구성되어 있어 통로를 보호해 준다. 호흡세기관지는 호흡기관과 폐포를 연결한다. 또한 호흡세기관지에서는 혈액과의 가스 교환이 일어난다.

기관 부위에서는 공기의 온도와 습도를 조절하며, 이물질을 제거한다. 기관의 상피세포층에는 섬모가 있으며, 점액을 분비한다. 섬모는 이물질을 분비한 점액에 붙여서 인두 쪽으로 밀어낸다. 점액이 인두에 도달하면 이것을 삼켜 위로 가게 하고 위산에 의해 파괴된다. 세기관지는 이물질이 폐포로 들어가는 것을 방지하기 위해서 수축한다. 대식 세포들이 폐포에 들어온 미생물이나 이물질을 파괴한다.

소기관지의 평활근은 교감신경과 부교감신경의 지배를 받고 있다. 부교감신경이 흥분하면 소기관지는 수축되고, 교감신경이 흥분하면 소기관지가 확장하여 환기작용이 효과적으로 일어난다.

5) 폐와 폐포

폐(lung)는 심장과 함께 흉강(thoracic cavity)에 있다. 흉강은 횡격막(diaphragm)에 의해 복부와 분리된다. 흉강 벽은 갈비뼈(늑골), 흉골, 갈비뼈 사이근육(늑간극) 등으로 탄력 있는 결합조직이 분포되어 있다. 폐는 우측에 3개, 좌측에 2개의 폐엽(lobes)으로 나누어져 있고 좌우 폐엽은 늑막(pleura)으로 따로 싸여 있다. 늑막은 폐에 부착한 폐 늑막과 흉벽 내막에 부착한 체벽 늑막으로 되어 있고, 이 두 막 사이에는 소량의 액체가 있어 윤활제의 역할을 한다.

폐에는 3억 개의 공기주머니인 폐포(pulmonary alveoli)가 있다. 전체 폐포의 면적은 체표면적보다 40배나 넓어 대량의 가스를 보유하고 교환할 수 있다. 폐포는 기체 교환이 일어나는 장소이다. 폐포와 모세혈관 사이는 매우 밀접해서 기체 교환이 신속하게 이루어지며, 폐포에서 분비하는 표면활성제(surfactant)는 폐에서 확장하는 데 필요한 에너지를 줄여 준다. 폐포에는 근육이 없어 운동신경이 분포하지 않으며, 감각신경섬유가 폐포에 있는 확장수용체(stretch receptor)로부터 미주신경을 통해 연수에 자극을 전달한다. 폐렴과 같이 폐포가 감염된 상태에서는 기체 교환에 이상이 생긴다.

2. 호흡 운동

호흡은 외부의 공기를 폐포 내로 들여보내는 흡식(inspiration)과 폐포 내의 공기를 외부로 내보내는 호식(expiration)으로 이루어져 있다. 호흡 운동은 흉곽과 횡격막의 운동으로 이루어진다. 공기는 압력이 높은 곳에서 낮은 곳으로 이동하므로 대기로부터 폐로 공기가 들어오려면 폐 내압이 대기압보다 낮아야 하고, 반대로 폐의 공기가 밖으로 배출되려면 폐 내압이 대기압보다 높아야 한다.

1) 흡식 운동

흡식 운동은 외늑간근의 수축과 횡격막의 수축으로 인해 흉강의 부피가 증가한다. 이로 인해 흉강 내압이 대기압보다 낮아져 외부공기를 유입한다[그림 9-2]. 흡식 운동은 근육 수축에 의한 능동적 운동이다. 또한 폐포세포에서 분비하는 인지질의 일종인 표면활성제가 폐포 내면의 공기와 계면을 형성하여 폐포의 표면장력을 약화시킴으로써 폐포의 확장을 돕는다.

늑간근은 늑골과 늑골 사이에 있으며, 이것은 늑골 사이의 바깥쪽에 있는 외늑간근과 내측에 위치하는 내늑간근으로 나뉘어져 있다. 내외늑간근은 근섬유의 배열 방향이 서로 직각을 이루고 있다. 이 두 근육 중 외늑간근이 수축하면 늑골이 위쪽으로 끌려 올라가서 흉강이 넓어지고 내압이 낮아지므로 폐포는 팽대한다. 이렇게 늑간근에 의한 호흡을 흉강형 호흡이라 하며, 특히 임신 말기에는 이 호흡이 두드러지게 나타난다.

한편 횡격막이 횡격막 신경의 흥분에 의해 수축하면 흉강 내로 불룩하게 올라와 있던 횡격막이 복강 쪽으로 내려가면서 흉강이 넓어져 흉강 내압이 낮아진다. 그 결과 폐포는 확장한다.

2) 호식 운동

호식 운동은 흡식 운동의 역작용으로 에너지를 필요로 하지 않는 수동적 운동이다. 내늑간근의 수축에 의해 늑골이 아래로 내려가고 횡격막은 이완하여 흉강 내로 올라가서 흉강 내부가 좁아지고, 흉강 내압은 높아지므로 폐포는 축소하여 폐포 내의 공기를 외부로 내보낸다.

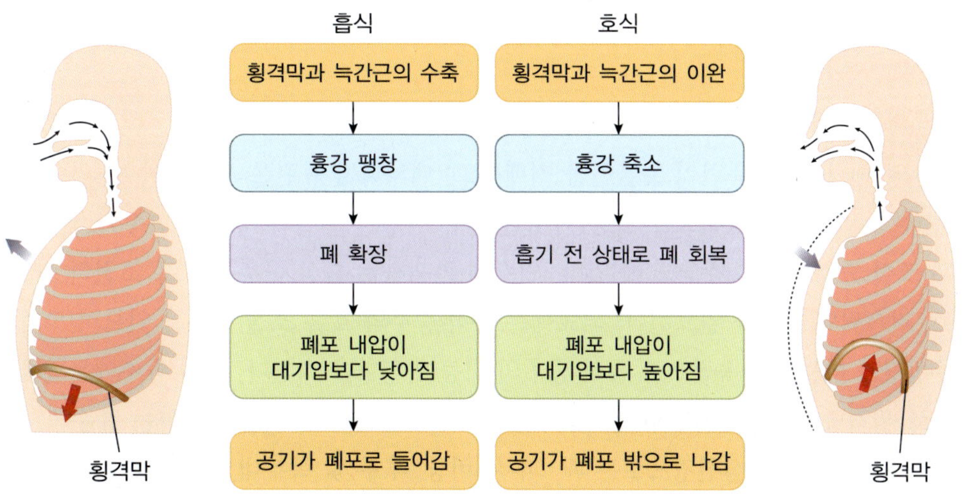

호흡 수: 건강 상태, 성별, 나이에 따라 상당한 차이를 나타냄

[그림 9-2] **흡식과 호식이 일어나는 과정**

표 9-1 호흡 상태

정상호흡	13~20회/min(평균 16회/min)
과도호흡	심호흡에 의한 pCO_2 증가(혈액 중 120 mmHg 증가 시 무호흡 나타남)
호흡 촉진	혈중 pCO_2 함량 증가 시
호흡 곤란	실내 공기 중 과잉 CO_2(O_2 함량 10% 미만 시), 무호흡으로 사망
무호흡	뇌압 상승(뇌막염, 뇌출혈)으로 연수의 호흡중추 억제, 과도호흡에 의한 무호흡은 무방
체인스톡 호흡	무호흡과 호흡 곤란이 반복적으로 교대로 계속되는 것, 생체 사망 직전

3) 호흡 조절

산소의 필요량이 많으면 많을수록 호흡 운동의 빈도와 호흡의 깊이가 증가되어 폐 환기량을 증가시키고, 산소가 적게 필요하면 그 정도에 맞추어 폐 환기량을 감소시킨다. 이와 같은 형상을 호흡 조절(respiratory regulation)이라 한다.

즉, 호흡 조절은 신경성 조절인자와 화학물질에 의한 액성 조절인자에 의하여 호흡 조절 중추가 자극되어 이루어진다.

(1) 신경성 조절

척수의 체성(운동) 뉴런이 호흡근을 지배하고, 대뇌피질 뉴런은 수의적이며, 연수의 호흡 중추 뉴런은 불수의적으로 율동을 조절한다. 신경성 조절의 중추는 연수와 뇌교이며 호흡 조절 중추도 연수와 뇌교에 있다. 연수에 존재하는 흡식 중추는 호흡 조절의 기초가 되고, 지속적인 흡기를 일으킨다. 뇌교에는 흡식 중추와 호흡 조절 중추가 있으며, 이들은 미주신경과 더불어 지속적으로 흡식 중추의 기능에 영향을 미친다. 흡식 중추에는 원심신경으로 횡격막의 운동을 지배하는 횡격막신경과 늑간근의 운동을 지배하는 흉수의 척수신경이 나와 있다. 구심신경으로는 폐, 피부, 비장, 후두 및 복부내장 등에서 시작하는 신경 흥분이 호흡 조절 중추에 전달하여 호흡 조절에 영향을 미친다.

폐포가 팽창하면 폐에 분포하고 있는 수용체인 신장수용체가 흥분하고, 이것이 구심신경을 흥분시켜 횡격막에 보내고 있던 수축성 신경흥분을 멎게 하거나 흥분빈도를 감소시킨다. 따라서 근육은 이완하여 호식을 일으킨다. 또한 폐포가 수축하면 신장수용체에서 일어난 흥분발사가 멎게 되므로 구심신경흥분이 사라져서 횡격막과 외늑간근에 수축성

신경흥분을 다시 보내어 흡식 운동을 하게 된다. 호흡 운동 중추는 고위 중추로부터 내려오는 흥분에 의해서도 영향을 받는다. 그러므로 신경성 조절은 고위 중추로부터의 흥분과 말초 부위에서 올라오는 흥분에 의하여 호흡 조절 중추를 자극하면서 나타난다.

(2) 화학적 조절

호흡은 신경을 통해 조절될 뿐 아니라 동맥 혈액 내의 화학적 성분 변화에 의해서도 조절된다. 혈액 내에 있는 PCO_2, PO_2, H^+ 및 체온 등의 변동에 의하여 호흡의 주기성이 조절되는 것을 화학적 조절이라 한다. 이들 성분에 대한 예민도는 서로 다르며, 각 성분을 인지하는 것은 말초 화학수용체(peripheral chemoreceptor)와 중추 화학수용체(central chemoreceptor)이다.

혈액 내 PCO_2, PO_2, pH를 감지하는 중추 화학수용체는 연수에 있고, 말초 화학수용체는 경동맥 소체, 대동맥 소체에 있으며, 연수로 자극을 전달한다. 중추 화학수용체는 뇌 혈액의 H^+ 증가에 자극을 받는다. H^+는 뇌혈관 장벽(Brain Blood Barrier, BBB)을 통과할 수 없으나 CO_2는 BBB를 통과하여 H_2CO_3를 생성하고, 이것이 해리되어 뇌척수액의 pH가 저하하면 중추 화학수용체가 흥분한다. 말초 화학수용체는 동맥혈 H^+, 동맥혈 PCO_2의 증가와 동맥혈 PO_2 저하에 자극을 받는다. PCO_2와 pH에는 예민하게 변화하여 PCO_2의 증가, pH의 감소 시에 환기를 증가시키지만 PO_2에는 천천히 변화한다. 즉 혈색소에 산소 저장량이 많으므로 산소분압은 환기조절에 큰 영향력이 없고, 간접적으로 영향을 준다. 그러나 저산소혈증 시(< 50 mmHg)에는 말초 화학수용체의 민감도가 상승한다.

(3) 호흡 속도와 깊이에 영향을 주는 요소

① **신체활동**: 뇌 중추가 호흡의 기본 리듬을 조절하지만 말하기, 재채기, 운동과 체온상승 같은 신체 상황이 호흡의 속도와 깊이에 영향을 준다. 체온 상승도 호흡 속도를 증가시킨다.

② **의식적 조절**: 노래나 삼키기를 하는 동안 호흡 조절은 매우 중요하며, 의식적 호흡 조절은 매우 제한적이다.

- 감정적 요소: 감정적 요소가 호흡의 속도와 깊이에 영향을 준다. 공포영화를 볼 때나 얼음을 만졌을 때 호흡이 달라지는 것을 감지할 수 있다.
- 화학적 요소: 호흡에 중요한 화학물질은 혈액 내 이산화탄소와 산소의 수준이다. 이산화탄소의 증가와 혈액 pH의 감소는 호흡의 속도와 깊이를 증가시키는 요소이다.

3. 폐의 용적과 용량

폐용적(lung volume)이나 폐용량(lung capacity)은 호흡 시 폐에 들어가는 공기의 양이나 폐에 드나드는 공기의 양을 부피로 나타내는 지표로 사용한다. 폐가 간직하는 공기량은 폐활량계를 사용하여 측정한다. 숨을 쉴 때 폐활량과 폐 내의 공기를 비우는 속도는 폐의 기능에 따라 다르다. 폐용량과 폐용적은 성별, 나이, 신체상태 등의 영향을 받는다. 폐용량은 동일한 사람의 경우, 건강할 때 더 크다.

폐용적은 일호흡용적, 흡기예비용적, 호기예비용적과 잔기용적으로 구분하고, 폐용량은 폐용적을 2개 이상 합친 것으로 흡기용량, 기능적 잔기용량, 폐활량과 총 폐용량으로 구분한다[표 9-2].

표 9-2 폐용적과 폐용량

폐용적(Lung volume)	일호흡용적(1회 호흡량, TV)	500 mL(정상 성인 남자가 안정 시 호흡할 때 폐 내로 출입하는 기체량) *사강: 비강에서 호흡성 소기관까지 기체 교환에 관여하지 못하는 부분, 약 150 mL 실제 가스 교환에 관여하는 기체량은 500 − 150 = 350 mL 실제 가스 교환량은 호흡의 깊이가 중요
	흡기예비용적(IRV)	안정 시 흡기가 끝난 후 더 들여마실 수 있는 공기량(2.8~3 L)
	호기예비용적(ERV)	안정 시 호기가 끝난 후 더 내보낼 수 있는 공기량(1.2~1.5 L)
	잔기용적(RV)	1.2 L, 한 번이라도 호흡하면 잔기량이 생김 천식, 기종 등의 질환 시 잔기량 증가(실제 환기에 관여하는 기체량 감소)
폐용량(Lung capacity)	흡기용량(IC 3.3~3.5 L)	일호흡용적(0.5 L)+흡기예비용적(2.8~3 L)
	폐활량(VC, 5 L)	일호흡용적 + 흡기예비용적 + 호기예비용적
	총 폐용량(TC, 6 L)	일호흡용적 + 흡기예비용적 + 호기예비용적 + 잔기량
	기능적 잔기용량(FRC)	호기예비용적+잔기량(약 2.4 L)

TV: tidal volume, IRV: inspiratory reserve volume, ERV: expiratory reserve volume, RV: residual volume, IC: inspiratory capacity, VC: vital capacity, TC: total lung capacity, FRC: functional residual capacity

4. 가스 교환과 운반

1) 가스 교환

폐포 내에서의 가스 교환은 분압 차에 의한 확산에 의해서 일어난다. 대기공기 중 산소의 분압은 대기압에 산소의 용적비를 곱한 값, 즉 760 mmHg × 0.2094=159 mmHg이고 폐포 내 공기의 산소 분압은 100 mmHg이다. 이는 폐포 내에 남아 있는 기능성 잔기용량이 있어 새로 들어온 공기와 혼합되기 때문이다. 이때 정맥혈의 산소분압은 30~40 mmHg이므로 60~70 mmHg의 차이가 생겨 폐포 내의 산소가 정맥혈로 확산되어 들어간다. 반대로 탄산가스의 분압은 혈액이 46 mmHg이고 폐포 내의 공기의 탄산가스 분압은 40 mmHg이므로 6 mmHg의 분압차로 인해 탄산가스가 혈액 내에서 폐포 내로 확산되어 이동한다 [표 9-3, 그림 9-3].

표 9-3 가스 분압(mmHg)

표본	산소	이산화탄소	질소	수증기	합계
흡식공기	158~159	0.3	596	5.7	760
호식공기	116	32	565	47	760
폐포공기	100~110	38~40	573	47	760
동맥혈	100	40	573	47	760
정맥혈	40	46	573	47	706
조직	30	50	573	47	700

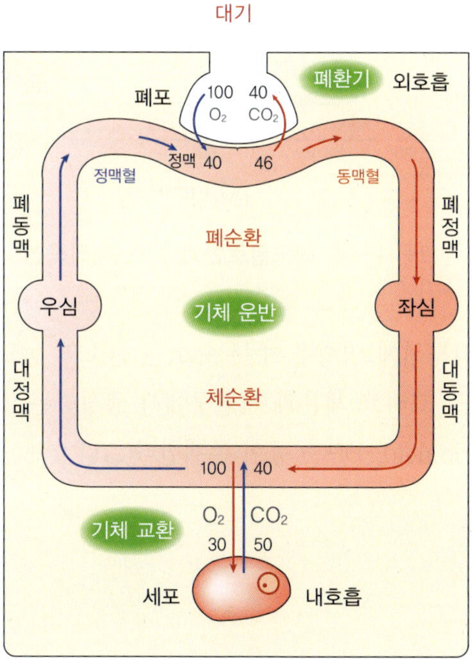

[그림 9-3] **호흡과정**

2) 운반

(1) 산소의 운반

가스의 분압 차에 의하여 혈액 속에 들어온 산소(O_2)는 99.5%가 적혈구 내에 있는 혈색소와 화학적으로 결합하여 산소헤모글로빈(HbO_2)의 형태로 각 기관에 운반되고 나머지 0.5%의 산소는 혈장 속에 있는 물에 용해되어 운반된다. 모세혈관에 도달한 혈액은 산소의 분압이 100 mmHg로 유지되고, 조직 내의 산소 분압은 30 mmHg이므로 산소의 분압 차이는 70 mmHg가 되어 산소는 산소 해리곡선에 따라 해리되고, 확산의 원리에 따라 조직 쪽으로 이동한다[그림 9-4].

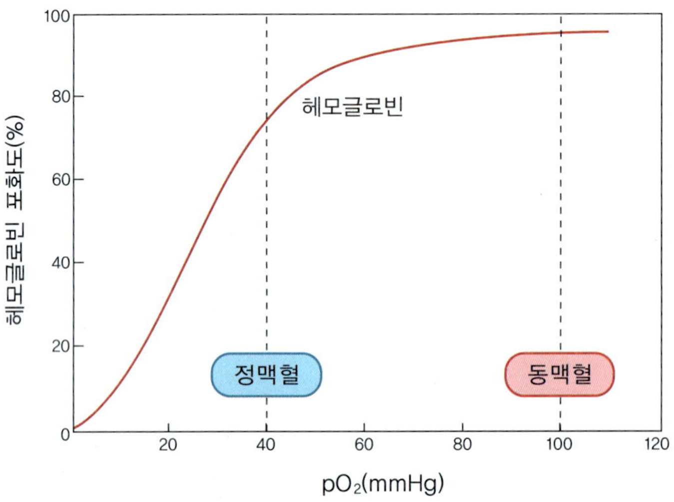

[그림 9-4] **헤모글로빈의 산소 해리곡선**

옥시헤모글로빈과 해리곡선에 영향을 주는 요소는 산소의 농도 외에도 이산화탄소 농도, 온도, 수소 이온 농도, 그리고 체온과 적혈구에서 생성하는 2,3-디포스포글리세르산(2,3-diphospho glyceric acid, DPG) 등이 존재한다[그림 9-5].

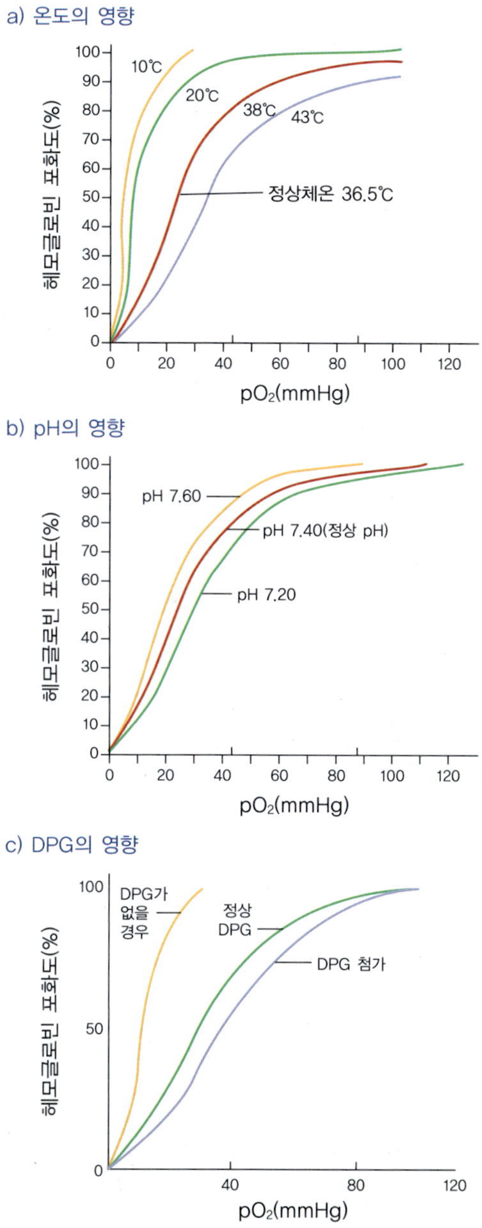

[그림 9-5] **온도, pH와 DPG 농도가 헤모글로빈 포화도에 미치는 영향**

이산화탄소 분압이 증가하면 pH가 감소하고, 같은 산소 분압에서도 좀 더 많은 산소를 조직에 내줄 수 있다(보어 효과). 혈액의 산도가 증가할수록 헤모글로빈과 산소와의 친화도가 감소하여 더 많은 산소를 유리한다. 그러므로 산의 증가는 일정한 산소 분압에서 옥시헤모글로빈 해리곡선을 오른쪽으로 옮긴다. 또한 체온의 상승은 헤모글로빈으로부터 산소의 해리를 촉진하여 일정한 산소분압에서 옥시헤모글로빈 해리곡선을 오른쪽으로 옮긴다. 대사가 활발한 조직이나 운동 중인 근육은 산소 필요량이 높은데 열 생산량이 많기 때문에 이러한 요구를 충당할 수 있다. 적혈구의 대사과정에서 생산되는 DPG는 이산화탄소나 수소 이온처럼 헤모글로빈과 결합하는데, 역시 헤모글로빈의 산소 친화력을 감소시킨다. 그러므로 혈액의 DPG 증가는 옥시헤모글로빈 해리곡선을 오른쪽으로 옮겨 조직으로의 산소 공급을 증가시킨다.

(2) 이산화탄소의 운반

이산화탄소의 분압은 조직에서 50 mmHg로 유지되고 동맥혈에서 40 mmHg이므로 10 mmHg만큼의 분압차로 인해 조직의 이산화탄소가 혈액 내로 이동한다. 조직 속으로 들어온 이산화탄소는 자체 운반되는 것이 약 10% 정도이고, 65% 정도는 적혈구 속으로 이동하여 탄산탈수효소(carbonic anhydrase)의 작용에 의해 물과 결합하여 탄산(H_2CO_3)으로 해리된다. 이때 생성된 중탄산 이온(HCO_3^-)은 혈장 중으로 유출되어 혈액을 따라 운반된다. 적혈구 내에는 음이온의 수가 감소하여 평형이 깨지므로, 다시 평형을 이루기 위해서는 같은 수의 음이온이 혈장 내에서 적혈구 내로 들어가야 한다. 이때 들어가는 음이온이 Cl^-이고, 이를 'Cl^- shift' 라고 한다. 나머지 25%는 적혈구 속에 있는 혈색소와 결합하여 이산화탄소헤모글로빈($HbCO_2$)의 형태로 운반된다[그림 9-6, 표 9-4].

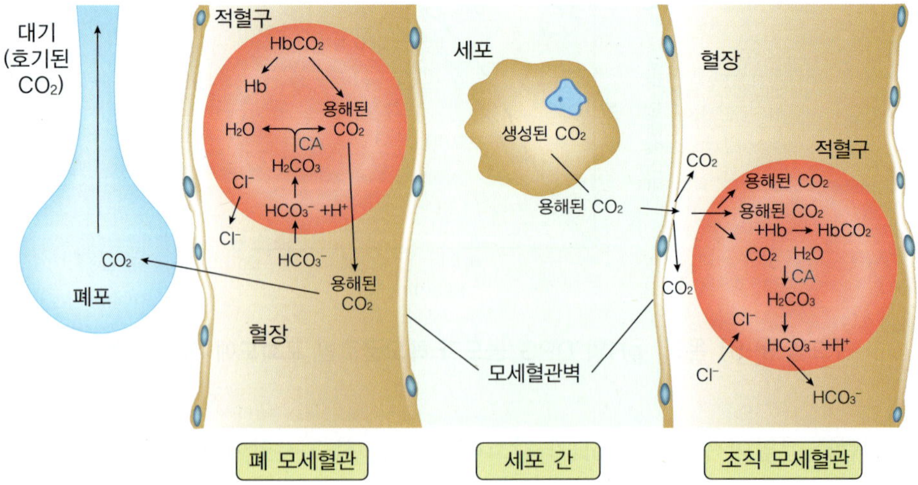

[그림 9-6] 세포 내 CO_2 운반

표 9-4 이산화탄소(CO_2) 운반

혈장의 물에 용해된 상태	약 10%
헤모글로빈 amino group과 결합된 상태 (carbamino 화합물)	약 25%
중탄산이온(HCO_3^-)	약 65%, 적혈구에서 생성된 것이 혈장으로 유리되어 이동

용어 및 핵심정리

호흡	환기(폐에서 산소와 이산화탄소의 가스 교환), 폐와 혈액 사이의 가스 교환, 혈액 중의 산소와 이산화탄소 운반, 혈액과 조직 사이의 가스 교환의 과정을 포함하는 과정
표면활성제 (surfactant)	폐포에서 분비하는 표면활성제(surfactant)는 폐가 확장되는 데 필요한 에너지를 줄여줌
전도구역과 호흡구역	• 전도구역(conducting zone): 공기가 지나는 영역(비강에서 말세기관지까지)으로 가온, 가습, 여과, 정화기능을 함 • 호흡구역(respiratory zone): 공기와 혈액 간 기체 교환 영역(호흡세기관지에서 폐포까지)으로 가스 교환 기능을 함
환기	폐에서의 공기의 출입 운동으로 외늑간근의 수축과 횡격막의 수축으로 인해 흉강의 부피가 증가할 때 흡기가 일어나고, 반대의 경우에 호기가 일어남
호흡의 조절	호흡중추는 연수와 교뇌에 있고, 호흡수와 깊이를 조절, 화학조절 시 주요 인자는 이산화탄소
폐활량	폐활량은 예비흡기량, 1회 호흡량, 예비호기량의 합
가스 교환	가스 교환은 기체 간 분압차이에 의함
산소와 이산화탄소의 수송	• 산소의 97%는 헤모글로빈에 의해 운반되고 3%는 혈장 중에 용해됨 • 이산화탄소의 72%는 중탄산이온으로, 20%는 혈장단백과 결합하거나(20%), 7%는 혈장에 용해되어 운반됨
호흡 속도	호흡 속도와 깊이는 신체활동, 의식적 조절, 감정적 요소, 화학적 요소에 의해 조절됨

인체생리학

Chapter 10

소화생리

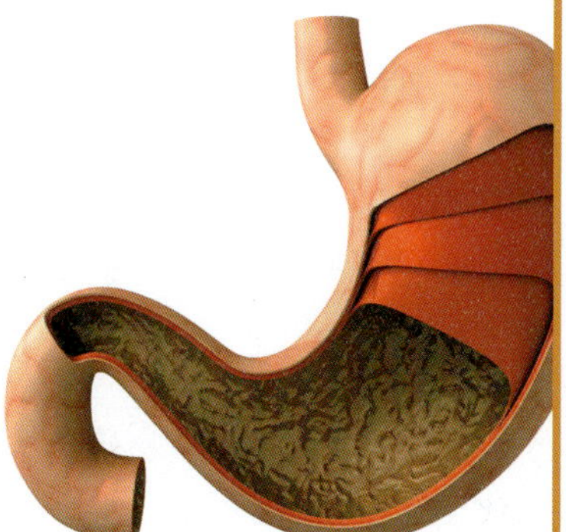

1. 소화기계 구조
2. 소화기계 기능
3. 각 소화기관에서의 소화작용
4. 영양소의 흡수
5. 무기질의 흡수
6. 비타민의 흡수

섭취한 음식물에 들어 있는 영양소를 몸에 흡수되기 쉽도록 잘게 분해하는 과정을 소화(digestion)라 하고, 소화관 벽에서 영양소를 체내로 받아들이는 것을 흡수(absorption)라 한다.

소화는 소화관의 기계적 운동과 소화효소의 화학적 작용에 의해 일어난다. 탄수화물은 포도당 등의 단당류로, 단백질은 아미노산으로, 지방은 지방산, 글리세롤, 모노글리세리드로 소화되어 확산(diffusion), 용질의 끌림(solvent drag), 능동운반(active transport), 음세포 작용(pinocytosis)에 의해 흡수된다.

1. 소화기계 구조

소화기계는 소화관과 부속기관으로 구성된다. 소화관은 구강에서 항문까지, 즉 입 → 인두 → 식도 → 소장(십이지장–공장–회장) → 대장(맹장–결장–직장) → 항문에 이르는 관으로 약 9 m이다. 부속기관에는 소화액을 생성 · 분비하여 소화 작용을 돕는 타액선, 간과 담낭, 췌장 등이 있다[그림 10–1].

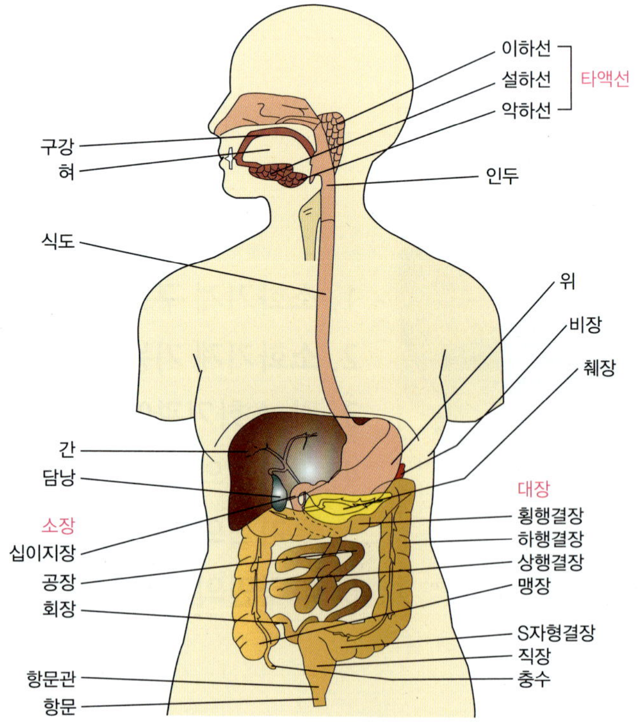

[그림 10–1] 소화기계의 구조

1) 소화관

(1) 소화관 벽의 구조

소화관 벽은 점막층, 점막하 조직, 근육층, 장막층으로 구성되어 있다. 점막층은 소화액 분비, 영양물질 흡수를 담당하고, 점막하 조직은 혈관과 소화선이 많아 소화액 분비를 조절한다. 근육층은 두 층으로 되어 있는데, 내층은 환상근(혹은 윤상근)으로 장관의 지름 변화에 관여(분절 운동)하고, 외층은 종주근으로 장관 길이 변화에 관여(장 연동 운동)한다. 장막층은 복강 내에 있는 장기에만 존재하는 것으로 장기를 구분한다[그림 10-2].

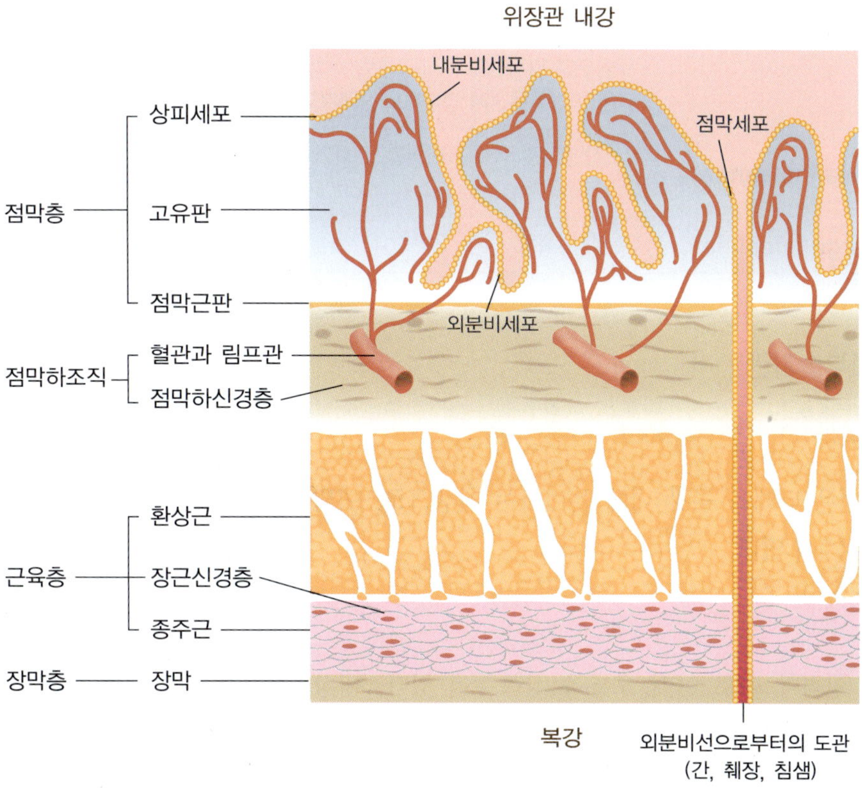

[그림 10-2] 소화관 벽의 일반적 구조

(2) 소장 점막 표면의 구조

소화관 안쪽 내벽의 표면은 주름벽, 융모, 미세융모로 구성되어 있다. 이들은 흡수표면을 넓히는 효율적인 구조로서, 사람의 소장의 경우, 흡수 표면적이 평평한 표면적의 약 600배에 해당한다.

(3) 각 소화관의 특징

표 10-1 소화관

구강(oral cavity)	치아: 유치 20개, 영구치 32개, 저작작용으로 소화의 첫 단계 혀: 맛을 느낌(미뢰), 음식물의 혼합, 연하작용
인두(pharynx)	구강과 후두 사이에서 코, 입, 후두와 연결하며, 음식물 및 공기의 통로
식도(esophagus)	후두와 위 사이, 상부식도괄약근, 상부 1/3 횡문근, 하부 2/3 평활근, 하부식도괄약근
위(stomach)	• 횡격막 아래 왼쪽, 주머니 모양: J자 형태(소만부, 대만부) • 용량은 1.2~1.4 L(신장성 큼: 위주름) • 분문부, 위체부, 유문부(십이지장으로 내려보내는 역할), 유문괄약근로 구성 • 위상부의 위저선에 주세포(주로 소화효소를 생성)와 벽세포(염산 분비) 분포, 분문선과 유문선에 경부세포(점액세포, 점액 분비) 분포
소장(small intestine)	십이지장(총담관과 췌관이 연결, 소화가 가장 활발), 공장(흡수가 주로 이루어짐), 회장
대장(large intestine)	맹장, 결장, 직장

2) 소화부속기관

(1) 타액선

타액선은 타액을 구강 내에 분비하는 침샘으로, 귀밑샘(이하선), 턱밑샘(악하선), 혀밑샘(설하선)이 있다.

(2) 간

간은 횡격막 바로 아래 오른쪽 상복부에 있다. 내장기관 중 가장 크며, 성인 남자는 1~1.5 kg, 성인여자는 0.9~1.3 kg 정도의 크기이다. 간은 체내 물질대사와 내부 환경의 항상성 유지에 중요한 기능을 한다. 탄수화물, 단백질, 지질, 비타민 및 무기질 대사가 일어나는 중요한 장소이고, 약물 등의 해독 작용을 한다.

간의 여러 기능 중 소화 작용과 관련지어 가장 중요한 것은 담즙 생성이다. 간세포에서 지방의 소화에 필요한 담즙이 합성된다. 담즙의 주성분인 담즙산은 콜레스테롤에서 생성된 콜산으로부터 합성된다.

(3) 담낭

담낭은 간 아래에 있고, 길이 약 9 cm, 용량 40~70 mL 정도의 크기로 서양배 모양을 하고 있다. 담낭과 담관을 총칭하여 담도계라고 하며, 간에서 합성한 담즙을 농축하고 저장 · 배출하는 기능을 한다.

(4) 췌장

췌장(이자)은 위의 후방에 좌우로 걸쳐 있다. 길이는 약 15 cm, 넓이는 3~5 cm, 두께는 약 2 cm, 중량 60 g 정도의 회백색의 부드러운 조직으로 되어 있다.

외분비 조직에는 소화효소를 합성하는 샘세포와 물과 중탄산염을 분비하는 상피세포가 있다. 내분비 조직은 랑게르한스섬이고, 글루카곤을 분비하는 α-세포, 인슐린을 분비하는 β-세포, 소마토스타틴을 분비하는 δ-세포 등으로 구성되어 있다.

2. 소화기계 기능

1) 소화관 운동

소화관 운동은 소화관 근육의 수축 · 이완 운동을 말하며, 이 운동에 의해 소화관 내용물이 혼합되면서 구강 쪽에서 항문 쪽으로 이동된다. 즉 소화관 운동은 음식물이 소화액과 혼합되기도 하고, 영양소의 흡수가 이루어지도록 한다.

(1) 저작과 연하

저작은 구강에서 일어나는 저작근에 의한 작용이다. 음식물의 기계적 파쇄, 음식물과 타액을 혼합하여 소화를 돕고, 음식물에 수분을 부여해 연하를 용이하게 한다. 연하는 구강, 인두, 후두 및 식도근의 불수의적 수축과 이완으로 일어난다. 연하 운동의 중추는 연수이다.

(2) 위 운동

음식물이 위 안으로 들어온 지 몇 분 후부터 위는 연동 운동을 시작하여 음식물을 십이지장으로 이동시키려 한다. 그러나 유문괄약근이 수축하고 있어 음식물은 십이지장으로 가지 못하고 역류하여 위액과 혼합되면서 액성의 미즙으로 변한다.

십이지장으로의 이동은 내용물이 유문괄약근 부분에 도착하여 유문부가 이완되면서 십이지장으로 조금씩 이동하는 것으로, 이 현상을 위 배출이라 한다. 위 배출은 미즙의 유동성이 크면 빨라지고, 지질, 단백질 함량이 높으면 엔테로가스트론(enterogastrone)을 분비하여 위 운동을 억제한다. 십이지장 내의 삼투압이나 수소 이온 농도가 높을 때 위 배출 속도가 느려지고, 기분에 따라 영향을 받는다.

식사 후 4시간 정도가 지나면 위 배출에 의한 공복상태에서 수축현상이 나타나는데 이를 공복기 수축이라 한다. 공복 후 12~24시간부터 공복통이 발생하며, 공복 수축은 3~4일을 굶은 상황에서 최고에 달한다[그림 10-3].

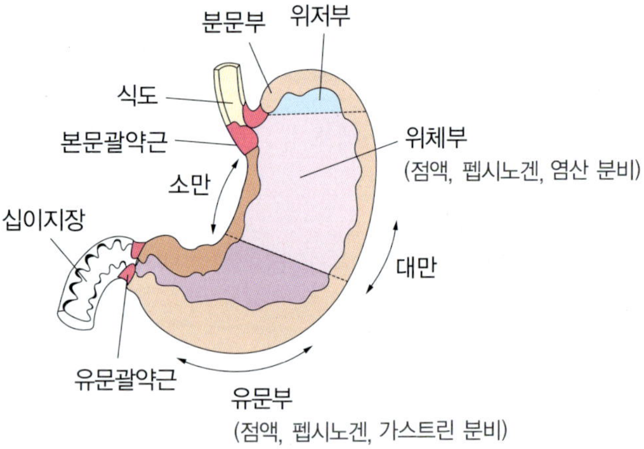

[그림 10-3] 위의 구조

(3) 소장 운동

소장 운동은 위에서 내려온 미즙을 췌액, 담즙, 장액과 혼합시키고, 장 점막과 접촉시키면서 대장 쪽으로 운반한다. 연동 운동, 분절 운동[그림 10-4], 융모(채찍) 운동으로 나뉘며, 이 운동들은 부교감신경에 의해 촉진된다[표 10-2].

표 10-2 소장의 운동 및 특징

소장의 운동	특징
연동 운동	외근육층(종주근)의 작용, 장 길이 변화(음식물의 하강), 1cm/min 속도의 느린 운동
분절 운동	내근육층(윤상근)의 작용, 소화액과 장 내용물 혼합, 거의 동시에 여러 곳에서 수축
융모(채찍) 운동	장 내용물과 융모의 접촉면적을 넓혀서 영양분 흡수를 도움[빌리키닌(villikinin) 촉진]

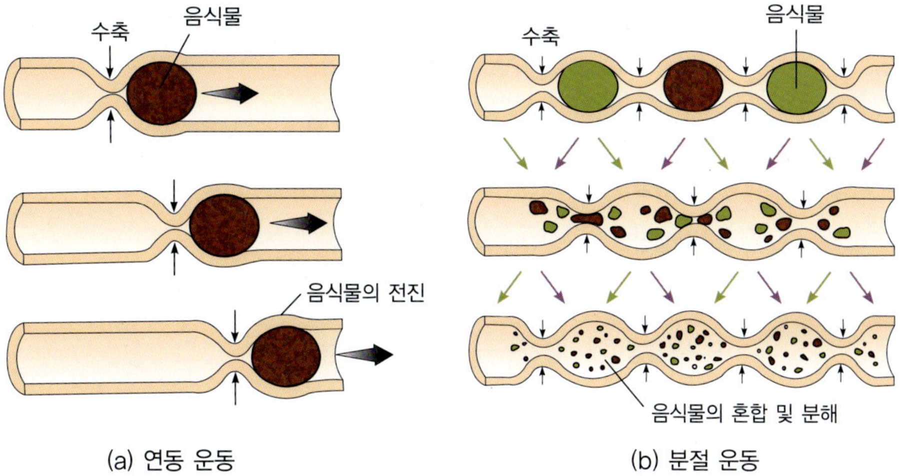

[그림 10-4] 소장의 연동 운동과 분절 운동

(4) 대장 운동

① 대장의 구조[그림 10-5, 표 10-3]

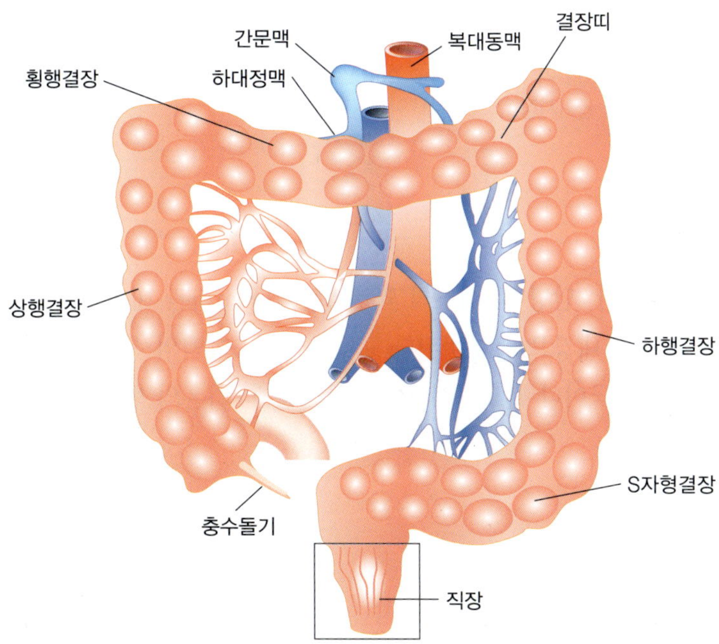

[그림 10-5] 대장의 구조

표 10-3 대장의 구조

대장		1.5~1.7m
맹장		5~6cm, 회장과의 사이에 회맹판이 내용물의 역류를 막음
결장	상행결장	20cm, 길이가 짧아 운동성이 거의 없음
	횡행결장	50cm, 길이가 길어 운동성이 큼
	하행결장	25cm, 길이가 짧아 운동성이 약함
	S자형결장	45cm, 길이가 길어 운동성이 큼
직장		12cm

② 대장의 운동

대장의 운동은 팽기 수축과 집단 운동으로 나뉜다[표 10-4].

표 10-4 대장의 운동

팽기 수축	• 맹장과 상행결장 사이: 소장의 분절 운동과 유사 • 물 및 비타민의 일부 흡수
집단 운동	• 소장의 연동 운동과 유사: 장 내용물을 S자형결장 및 직장으로 이행시키는 것 • 식후에 야기: 위 또는 십이지장에 음식물이 유입되었을 때, 위-대장 반사 또는 십이지장-결장 반사

2) 소화액 분비

소화액은 타액선과 간, 담낭 및 췌장의 외분비선이나 소화관 내의 소화선(위선, 장선)에서 합성되어 소화관의 내강으로 분비된다[표 10-5]. 소화액의 분비량은 소화관 내 음식물의 양과 질, 신경 자극이나 호르몬의 분비, 심리상태, 기온의 변화 등에 따라 다르다[그림 10-6, 10-7].

표 10-5 소화액의 종류별 분비장소와 특징

소화액	분비장소	특징
타액	이하선(귀밑샘)	타액량과 프티알린 함량 많음, 크기가 가장 큼
	설하선(혀밑샘)	혼합선
	악하선(턱밑샘)	혼합선, 크기가 가장 작음
위액	벽세포	염산(HCl) 및 내인성인자(IF) 분비
	주세포	펩시노겐(pepsinogen) 분비
	경세포(점액세포)	뮤신(mucin) 분비
	G-cell	가스트린(gastrin) 분비
취액	췌장	중탄산염(알칼리성), 소화효소(탄수화물, 단백질, 지방분해효소)
담즙	간(합성), 담낭(분비)	지방을 유화시킴

위산은 펩시노겐의 활성화, 펩신의 최적 pH 유지, 강력한 살균작용, 단백질의 변성과 팽화 등의 작용을 한다.

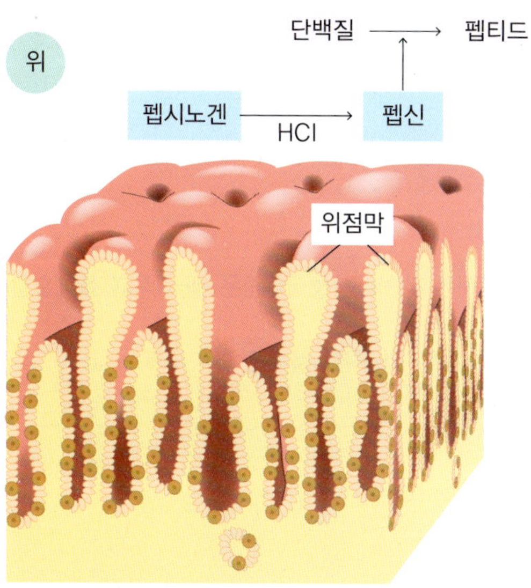

[그림 10-6] 위산의 분비

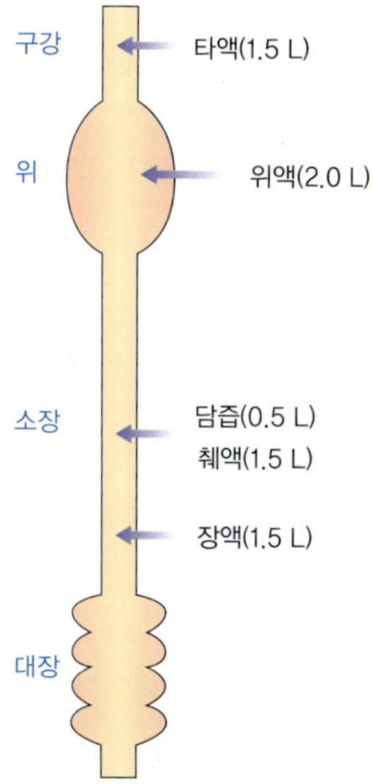

[그림 10-7] 소화액의 1일 분비량

3) 소화관 기능 조절

여러 소화산물의 자극에 의한 반사작용으로 장 내용물의 양, 유미즙의 삼투질 농도와 산도, 소화산물의 조성을 조절한다[표 10-6].

표 10-6 소화관 기능 조절

신경성 조절	자율신경계: 장기 반사	부교감신경계: 소화관의 운동 및 소화액의 분비 촉진
		교감신경계: 소화관의 운동 및 소화액의 분비 억제
	장신경계: 단기 반사	
체액성 조절	소화관 점막에 내분비세포 산재	
	소화기 호르몬 분비: 약 30여 종, 가스트린, 콜레시스토키닌, 세크레틴, 당 의존성인 슐린촉진펩티드(GIP)	
	혈액으로 분비되어 표적 소화관이나 소화선에 작용	

4) 소화액 분비 조절

소화액은 뇌상, 위상, 장상 단계로 조절한다[표 10-7].

표 10-7 소화액 분비 조절 단계

뇌상 (cephalic phase)	• 시각, 후각, 미각, 저작 등의 자극에 반응 • 조건반사와 무조건반사
위상 (gastric phase)	• 위가 음식물의 자극 및 기계적 팽창에 반응하는 것으로 단백질 소화산물이 가스트린과 위액(위산) 분비 촉진 • 히스타민도 위액 분비 촉진
장상 (intestinal phase)	• 장이 음식물의 자극에 반응하는 것으로 산성 유미즙은 세크레틴과 췌액(알칼리성)의 분비 촉진 • 당, 아미노산, 지방산은 콜레시스토키닌 분비를 촉진하여 췌액(소화효소) 및 담즙 분비 촉진

3. 각 소화기관에서의 소화작용

1) 구강

구강에서의 소화작용은 음식물을 씹고(저작) 삼키는(연하) 기계적 소화와 타액(침)으로 음식물을 적시고, 매끄럽게 하며, 타액에 함유되어 있는 효소(α-amylase)에 의한 화학적 소화로 나눌 수 있다.

2) 위

위는 공복 시에는 부피가 약 50 mL이지만, 음식물이 들어가면 1.5 L 정도로 늘어난다. 위는 음식물 소화작용 외에도 알코올을 흡수하고 내인성인자(intrinsic factor, IF)를 분비하며, 공복감 조절에도 관여한다.

(1) 기계적 소화

위로 들어온 음식물은 연동 운동으로 반죽, 혼합, 이동된다. 음식물이 위액과 잘 혼합되어 산성 유미즙(chyme)으로 변해 십이지장으로 이송되는 과정을 위 배출이라 말한다. 음식물이 위 내에 들어와서 십지이지장으로 배출될 때까지의 시간을 위 배출 시간(gastric emptying time)이라고 하며, 보통 3~6시간 정도이다. 소장 내용물의 산, 지방산, 아미노산, 삼투질 등의 농도가 높을 경우 위 배출은 지연된다. 지방, 단백질, 탄수화물의 순서로 위에서 소장으로의 이동이 늦어진다. 즉, 지방식의 경우 위 배출 시간이 가장 길다.

(2) 화학적 소화

위선의 주세포에서 분비된 비활성형 펩시노겐이 위산 또는 기존의 펩신에 의해서 활성형(자가촉매작용) 펩신으로 전화하여 단백질을 분해한다.

3) 소장

(1) 기계적 소화

소장의 기계적 소화작용은 분절 운동, 연동 운동 및 위회맹 반사에 의해서 일어난다. 소화관 분비액과 장 내용물을 잘 혼합하여 소화효소의 작용을 촉진하며, 소화관 벽에 장 내용물이 잘 접촉하도록 하여 영양소의 흡수를 돕고, 소화관 운동을 통해 장 내용물이 조절된 속도로 대장으로 이동하도록 한다.

① 분절 운동

분절 운동(segmentation)은 평활근의 수축과 이완의 반복 운동으로, 소장은 수 센티미터 정도의 길이로 분절을 만든다. 분절 운동에 따라 소장의 내강은 위 · 아래로 힘을 받아 소장 내용물을 소장 내 소화액과 잘 혼합되도록 하여 소화효소의 작용을 원활하게 한다. 분절의 강도는 자율신경계에 의해 영향을 받는데, 부교감신경은 분절 운동을 증가시키며 교감신경은 억제시킨다.

② 연동 운동

연동 운동(peristaltic movement)은 소장 상부에서 하부로 소장의 내용물을 이송하는 수축 운동으로, 소장의 짧은 길이 내에서 수축파를 반복하다가 사라진다. 새로운 연동 운동이 그 다음 부분에서 시작되면서 소장 내용물을 대장으로 보낸다. 연동 운동 또한 소장 상부에서 빠르고 하부에서 느리다. 소장 내용물이 완전히 대장에 도달하기까지는 3~5시간이 소요된다.

③ 위회맹 반사

소장 내용물이 회장에 도달하면 반사작용에 의해 회맹판(ileocecal valve)이 열려 대장으로 이송되는데, 이를 위회맹 반사(gastroileocecal reflex)라고 한다. 주로 교감신경은 억제하고, 부교감신경은 촉진하는 작용을 한다.

(2) 화학적 소화

화학적 소화는 소화효소에 의해 이루어진다[그림 10-8, 표 10-8].

① 췌장액 분비

췌장액(pancreatic juice)은 수많은 종류의 효소와 중탄산염을 비롯해 여러 가지 전해질을 포함한다. 효소들은 췌장의 외분비 샘세포에서 합성되며, 전해질은 도관에 연결된 상피세포들에 의해서 분비된다. 췌장액은 알칼리성(pH 7.0~8.5)인 등장액(300 mmOSM/L)으로, 산성 내용물을 중화하여 췌액에서 함유한 여러 효소의 최적 pH까지 높이는 작용을 한다. 췌장액에는 탄수화물 분해효소인 아밀라아제(α-amylase), 지방 분해효소인 췌장리아파제(pancreatic lipase), 단백질 분해효소인 트립시노겐(trypsinogen)과 키모트립시노겐(chymotrypsinogen), 펩티드 분해효소인 프로카르복시펩티다아제(procarboxy-peptidase) 등이 포함되어 있다. 단백질 가수분해효소들은 세포 내에서 비활성 형태, 즉 효소원(zymogen) 상태의 과립으로 존재하다가 자극에 의해서 소장 내로 분배되고, 이후 장내의 다른 효소나 인자에 의해 활성화된다.

② 담즙 분비

지방의 유화작용에 관여하고 지방의 흡수를 촉진하는 담즙(bile)은 간세포에서 생성된다. 담즙은 담낭(gallbladder)에서 농축되었다가 자극에 의해서 총담관(common bile duct)을 통해 소장으로 배출된다. 담즙의 주성분은 담즙산염, 무기질염, 담즙색소, 콜레스테롤이다.

③ 장액 분비

장액(intestinal juice)은 소장의 장선(intestinal gland)에서 분비하는 점액이 풍부한 무색의 알칼리성(pH 8.3) 소화액이다. 소장의 맨 앞부분인 십이지장에서 분비하는 십이지장액은 엔테로키나아제와 소량의 아밀라아제를 포함한다. 장액 자체에는 효소가 존재하지 않으며, 장액에 포함되어 있는 소화효소들 중 이당류 분해효소와 아미노펩티다아제 등은 소장의 점막에서 유래된 것으로 알려져 있다.

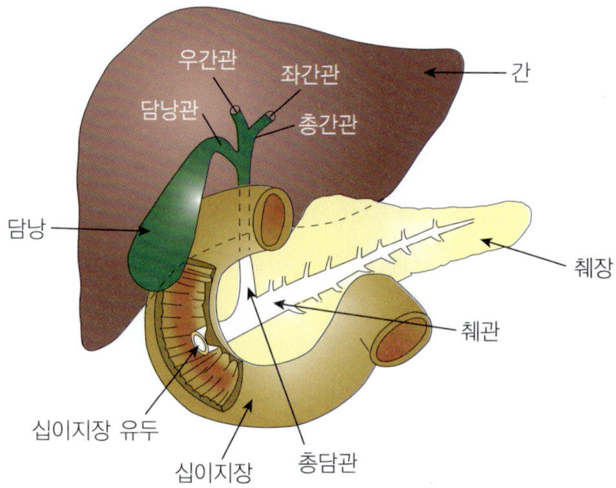

[그림 10-8] 간, 췌장, 담낭, 십이지장의 위치

4) 대장

음식물의 소화 · 흡수는 소장에서 거의 완료된다. 대장에서는 주로 수분과 약간의 무기질 및 비타민을 흡수한다. 또 대장에서는 장내 세균이 성장하고 번식하며, 이 장내 세균에 의해 비타민 K 등 미량의 비타민이 합성된다. 가장 중요한 작용은 불소화물을 항문을 통해 배출하는 것이다. 장 내용물의 대장 체류시간은 18~24시간이다. 대장 운동을 요약하면 다음과 같다.

- 분절 운동(segmentation)은 약 30분마다 한 번씩 일어나며, 대장 내용물을 혼합한다.
- 역연동 운동(antiperistalsis)은 상행결장의 내용물을 맹장으로 되돌려 보내 장 내용물의 이동을 지연시키고 흡수력을 증대한다.
- 팽기 수축(haustral contraction)은 소장의 연동 운동과 유사하고 횡행결장에서 주로 일어난다.

- 집단연동 운동(mass peristalsis)은 환상근과 종주근이 동시에 강력히 수축하여 발생한다. 이로 인해 대장이 짧아지고 대장의 내용물은 S자형결장과 직장으로 일시에 운반되며, 배변감을 느끼게 된다.

표 10-8 각 영양소별 소화효소의 종류

기질영양소	분비기관	분해효소	기질	분해산물
탄수화물	타액선, 췌장	아밀라아제	전분	맥아당
	장	말타아제	맥아당	포도당, 포도당
		락타아제	유당	포도당, 갈락토오스
		수크라아제	자당	포도당, 과당
단백질	위	펩신	내부 펩티드 결합	펩티드
	췌장	트립신, 키모트립신	내부 펩티드 결합	펩티드
		카르복시펩티다아제	카르복실기 말단에 작용	아미노산
	장	아미노펩티다아제	아미노 말단에 작용	아미노산
지질	위, 췌장	리파아제	트리글리세라이드	모노글리세라이드와 유리지방산
	췌장	포스포리파아제	인지질	리소인지질과 유리지방산

5) 소화관 호르몬

표 10-9 소화기계 국소 호르몬

명칭	분비장소	분비자극물질	작용
가스트린(gastrin)	위 유문부 G-cell	미주신경 및 위 내용물	위벽세포를 자극해 위산 분비 및 위 운동 촉진
엔테로가스트론(enterogastrone)	십이지장	위 내용물(지질과 단백질)	위 배출 억제(위 연동 억제)
세크레틴(secretin)	십이지장 S-cell	단백질 및 산	알칼리성 췌액의 분비 촉진
콜레시스토키닌 판크레오치민(CCK-PZ)	십이지장 I-cell	단백질 소화산물 및 지방	효소가 다량 함유된 췌장액 및 담즙액의 분비 촉진
빌리키닌(villikinin)	소장	장관 내 음식물 유입 시	융모 운동 촉진
엔테로크리닌(enterocrinin)	소장	장관 내 음식물 유입 시	장액의 분비 촉진

4. 영양소의 흡수

영양소는 소화효소에 의해 소화관에서 분해되어 소장의 융모를 덮고 있는 상피세포를 통해 혈액 내로 흡수된다. 소화관의 흡수 능력은 현저한 차이가 있으며, 위에서는 알코올 이외에는 거의 흡수하지 않고 모든 영양소는 소장의 장단부에서 흡수된다. 대장에서는 물과 소금을 흡수한다. 흡수는 단순히 확산에 의하기도 하고, 용질의 끌림(solvent drag)과 능동운반(active transport) 및 세포 내 이입(endocytosis) 등으로 이루어지는 복잡한 현상이다.

1) 물의 흡수

하루 2 L의 섭취된 물과 점막 및 부속선에서 분비한 7 L의 용액이 소장으로 들어간다. 그러나 총 95%는 흡수되고 약 500 mL만이 대장으로 가며, 이중 350 mL가 대장에서 흡수되고 150 mL의 물만이 대변으로 배설된다. 혈장의 삼투압이 장 내강의 삼투압보다 높으므로 물의 흡수가 일어난다. 등장성인 경우는 Na^+, 포도당, 아미노산 등이 흡수되면 이에 따라 수분이 세포 내로 들어간다.

2) 탄수화물의 흡수

탄수화물은 이당류로 분해되고 소장점막에서 다시 단당류로 분해되며, 상피세포 내로 흡수되어 혈액으로 유입된다. 포도당은 소장 내의 Na^+과의 공동운반체로서 흡수된다. 이것은 소장 내 Na^+ 농도가 점막 상피세포 내 Na^+ 농도보다 높아져 Na^+이 상피세포 내로 확산되어 가기 때문이며 그때 포도당도 같이 흡수된다. 과당은 다른 단당류와 달리 직접 확산에 의해 소장점막으로 흡수된다[그림 10-9].

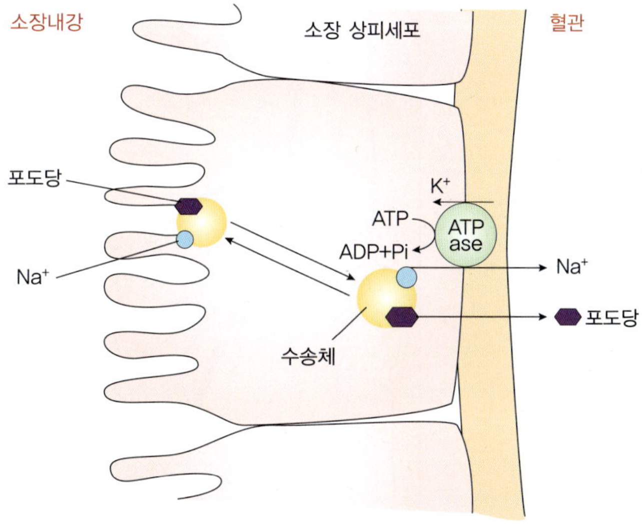

[그림 10-9] 포도당의 능동 수송에 의한 흡수

3) 단백질

섭취된 단백질은 소화되어 올리고펩티드(oligopeptide) 70%와 아미노산 30% 상태로 소장에 이른다. 이후 소장 상피세포에 있는 펩티다아제(peptidase)에 의해 디펩티드(dipeptide), 트리펩티드(tripeptide) 및 아미노산으로 분해된다. 디펩티드와 트리펩티드는 Na^{+}과 함께 소장 상피세포 내로 능동적 이동을 하며, 세포질에 있는 디펩티다아제(dipeptidase)에 의해 아미노산으로 완전히 분해된 후 혈관 내로 흡수된다[그림 10-10]. 아미노산의 흡수기준은 아미노산의 종류에 따라 각기 다른 운반계가 있다. 즉 염기성 아미노산 운반계, 중성 아미노산 운반계, 프롤린(proline) 운반계, 산성 아미노산 운반계가 있다.

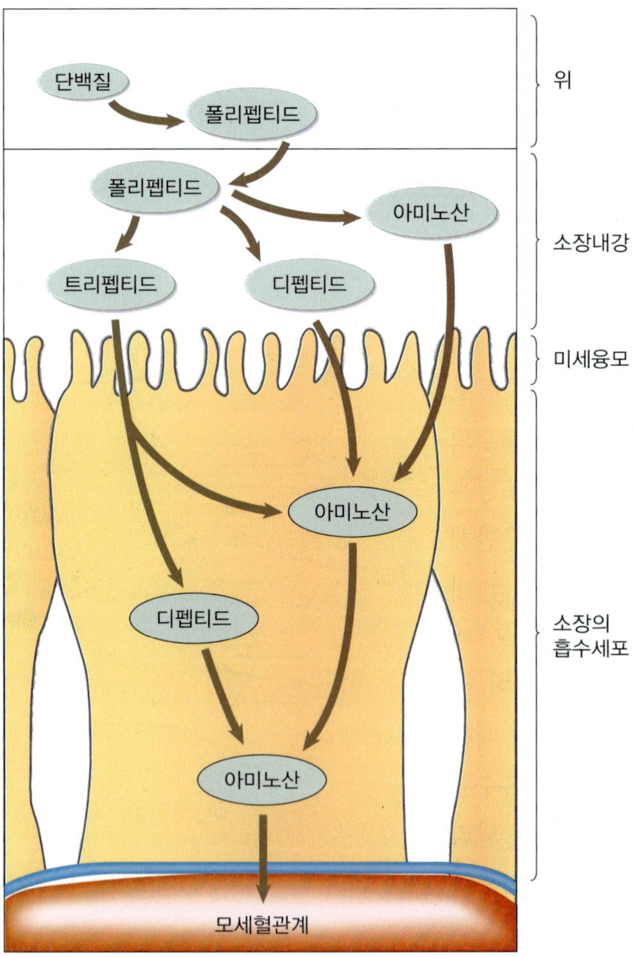

[그림 10-10] 단백질의 흡수

4) 지방

10~12 탄소 원자보다 작은 지방산은 점막세포로부터 직접 문맥혈로 이동하나 더 긴 것들은 담즙산과 결합하여 미셀(micelle)을 형성하고 융모로 흡수된다. 즉, 2-모노글리세라이드(2-monoglyceride), 콜레스테롤(cholesterol), 리조레시틴(lysolecithin) 등은 점막 내로 이동하여 상피세포의 골지체에서 다시 트리글리세리드(triglyceride), 인지질(phospholipid), 콜레스테롤 에스테르(cholesterol ester) 등이 되어 유미지립(chylomicrons)을 형성하여 림프관 내로 이동한다. 섭취한 지방의 95%는 흡수되고 약 5% 정도는 대변으로 배설된다 [그림 10-11].

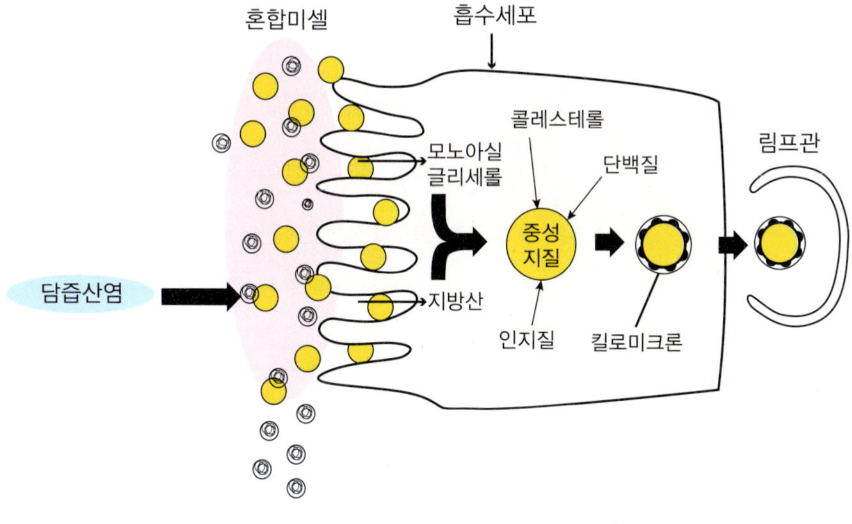

[그림 10-11] 지방의 흡수

5. 무기질의 흡수

Na^+은 능동적 운반에 의해 흡수되며, 이때 포도당, 아미노산 및 기타 물질이 흡수에 중요한 역할을 한다. 그러므로 소장 내에 포도당이 있으면 Na^+ 재흡수가 증가한다. Ca은 2가 이온이 1가 이온보다 흡수되기 어렵다. Ca^{2+}의 흡수는 비타민 D의 대사산물인 1,25-다이하이드록시 콜레칼시페롤(1,25-dihydroxy cholecalciferol)에 의하여 촉진된다. Fe^{2+}은 아주 느린 속도로 흡수된다. 그러나 실혈(hemorrhage)이 있으면 아주 쉽게 흡수된다.

6. 비타민의 흡수

수용성 비타민은 융모의 모세혈관으로 신속히 흡수되며, 지용성 비타민은 지방 흡수와 같이 담즙산염과 결합하여 융모 내로 흡수된다.

용어 및 핵심정리

소화(digestion)	섭취한 음식물에 들어 있는 영양소를 몸에 흡수하기 쉽도록 잘게 분해하는 과정
흡수(absorption)	소화관 벽에서 영양소를 체내로 받아들이는 것
소화기계	• 소화기계는 소화관과 부속기관으로 구성 • 소화관: 구강에서 항문까지, 즉 입→인두→식도→소장(십이지장–공장–회장)→대장(맹장–결장–직장)→항문에 이르는 관 • 부속기관: 소화액을 생성·분비하여 소화 작용을 돕는 타액선, 간과 담낭, 췌장 등
소화관 운동	• 연동 운동: 외근육층(종주근)의 작용, 장 길이 변화(음식물의 하강), 1cm/min 속도의 느린 운동 • 분절 운동: 내근육층(윤상근)의 작용, 소화액과 장 내용물 혼합, 거의 동시에 여러 곳에서 수축 • 융모 운동: 장 내용물과 융모의 접촉 면적을 넓혀서 영양분의 흡수를 도움
소화관 운동 조절	여러 소화산물의 자극에 의한 반사작용으로 장 내용물의 양, 유미즙의 삼투질 농도와 산도, 소화산물의 조성에 의함
위 배출	음식물이 위액과 잘 혼합되어 산성 유미즙(chyme)으로 변해 십이지장으로 이송되는 과정, 소장 내용물의 산, 지방산, 아미노산, 삼투질 등의 농도가 높을 경우 위 배출은 지연
소화관에서 자가소화가 일어나지 않는 이유	소화관으로 분비되는 단백질 분해효소가 불활성형이고, 장관표면에 점액질이 있음
각 영양소의 소화 및 흡수	• 탄수화물 소화 – 다당류 : 타액과 췌장 아밀라아제에 의해 이당류로 분해 – 이당류 : 장 상피세포 표면에 있는 효소에 의해 단당류로 분해 흡수 – 단당류의 형태로 흡수되어 간으로 운반됨 • 지방 소화 – 담즙산염에 의해 지방을 유화 – 유화된 지방을 췌장 리파아제가 분해, 분해된 생성물을 담즙산염이 에워싸서 미셀을 형성 흡수 – 미셀이 소장의 상피세포와 접촉하면 미셀의 내용물이 세포 안으로 확산 • 단백질 소화 – 위 : 펩신에 의해 보다 작은 폴리펩티드로 분해 – 장 : 췌장에서 분비되는 트립신에 의해 아미노산, 짧은 펩티드 사슬로 분해, 장의 상피세포 표면에 있는 효소에 의해 소화과정이 완성 흡수 – 아미노산으로 흡수되어 간으로 운반

Chapter 11

내분비생리

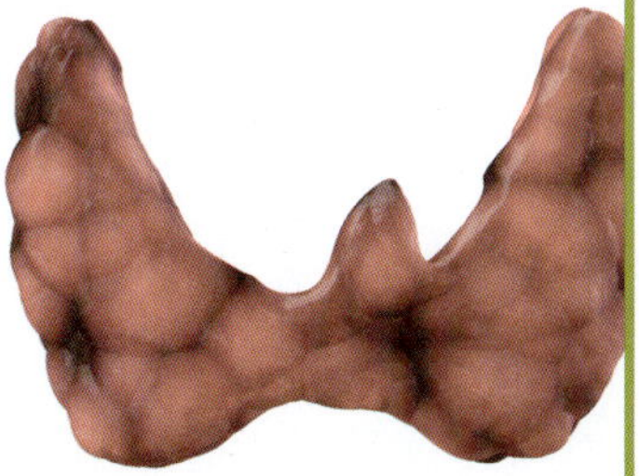

1. 분비선의 종류
2. 호르몬

1. 분비선의 종류

분비원의 종류에는 외분비선, 내분비선이 있다. 외분비선은 소화샘, 침샘, 땀샘, 눈물샘 등에서 생산되는 소화효소, 침, 땀, 눈물을 분비관을 이용해 소화관 또는 체외로 분비한다 [표 11-1].

내분비선은 분비관을 이용하지 않고 혈액이나 림프액을 통해 호르몬을 직접 분비하여 멀리 떨어진 특정 기관이나 표적기관의 조직세포로 이동시키는데, 호르몬은 매우 적은 양으로 대사를 조절할 수 있다.

분비선이 아닌 조직세포에서 동일조직에 작용하는 물질을 분비하는 것은 자가분비라고 한다.

표 11-1 분비선의 종류 및 특징

분비선의 종류	특징
외분비선 (도관선)	소화효소, 침, 땀, 눈물을 소화샘, 침샘, 땀샘, 눈물샘에서 분비관을 이용해 소화관 또는 체외로 분비
내분비선 (무도관선)	분비관을 이용하지 않고 혈액이나 림프액으로 호르몬을 직접 분비하여 멀리 떨어진 특정 기관이나 표적 장기의 수용체에 결합해 세포의 기능을 원격 조절, 호르몬은 매우 적은 양으로 대사 조절

1) 표적세포와 호르몬의 작용 기전

해당 호르몬에 반응하는 표적세포(target cells)에는 해당 호르몬의 수용체가 존재한다. 단백질계 호르몬은 수용체가 세포막에 존재하고 스테로이드계 및 아미노산 유도체 호르몬은 수용체가 세포질(핵)에 존재한다.

호르몬의 작용 기전은 핵 호르몬-수용체 복합체나 핵에서 DNA 전사를 촉진하여 RNA 합성 효소 합성호르몬-수용체 복합체를 형성하고 직접 효소 합성을 유도하는 방식이 있다. 다른 하나는 cyclic AMP(cAMP) 또는 칼모듈린, 세포막 호르몬-수용체 복합체 등의 2차 전령을 이용하여 세포질 내 효소의 활성을 조절하는 방식이다[그림 11-1, 11-2, 11-3].

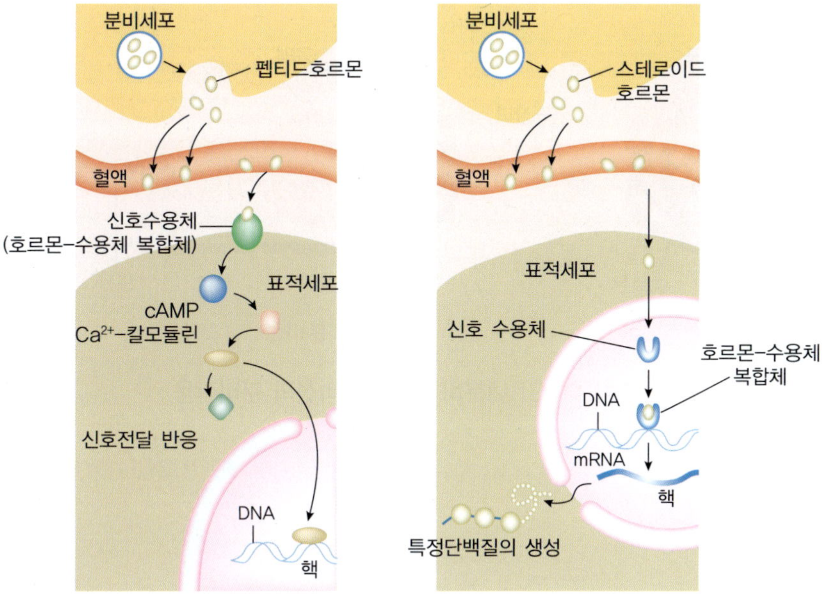

[그림 11-1] 호르몬의 작용 메커니즘

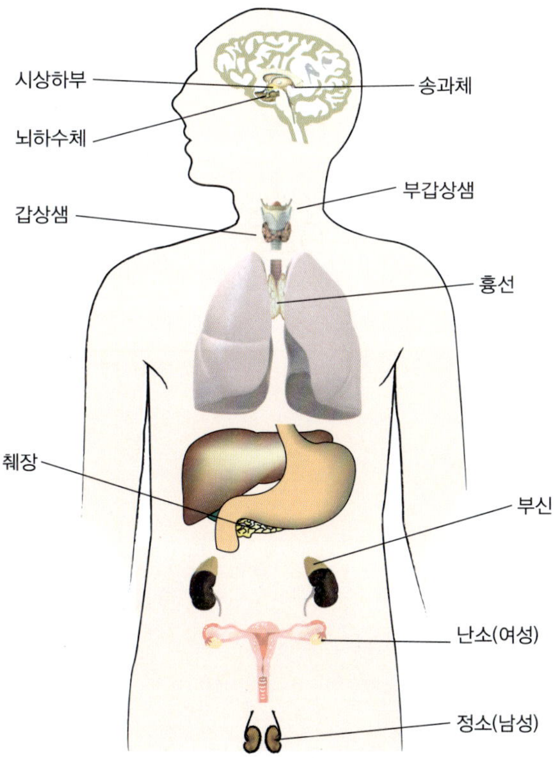

[그림 11-2] 내분비선의 종류와 위치

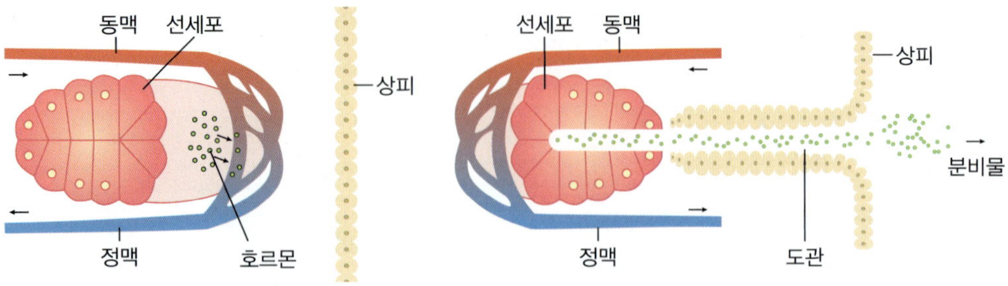

[그림 11-3] 내분비선과 외분비선의 분비작용

2. 호르몬

표 11-2 호르몬과 효소 및 비타민 비교

구분/종류	호르몬	효소	비타민
표적장기	있음 (혈류로 이동)	합성세포 및 혈액	없음
작용량	극미량 (pmole 또는 μg 이하)	다량	미량 (mg 단위)
체내 합성	합성	합성	합성능 없음
종에 따른 효과	유사	차이가 있음	차이가 없음
화학적 성질	다양	단백질	수용성, 지용성
공통점	신진대사 촉진	신진대사에 관여	신진대사에 관여

1) 호르몬의 화학적 분류

표 11-3 호르몬의 화학적 분류

화학적 분류	내분비선	구성
펩티드계 호르몬	뇌하수체 전엽	성장호르몬(191개 아미노산), 부신피질호르몬(39개 아미노산), 프로락틴(198개 아미노산)
	뇌하수체 후엽	항이뇨호르몬(8개 아미노산), 옥시토신(8개 아미노산)
	갑상샘	칼시토닌(32개 아미노산)
	부갑상샘	부갑상샘호르몬(84개 아미노산)
	췌장 랑게르한스섬의 β세포	인슐린(51개 아미노산)
	췌장 랑게르한스섬의 α세포	글루카곤(29개 아미노산)
아미노산유도체	갑상샘	티록신(티로신과 요오드)
	부신수질	에피네프린(티로신 유도체)
당단백계 호르몬	뇌하수체 전엽	난포 자극호르몬, 황체 형성호르몬, 갑상샘 자극호르몬
스테로이드계 호르몬 (콜레스테롤 유래)	부신피질	글루코코티노이드, 알도스테론
	난소	프로게스테론, 에스트로겐
	정소	테스토스테론

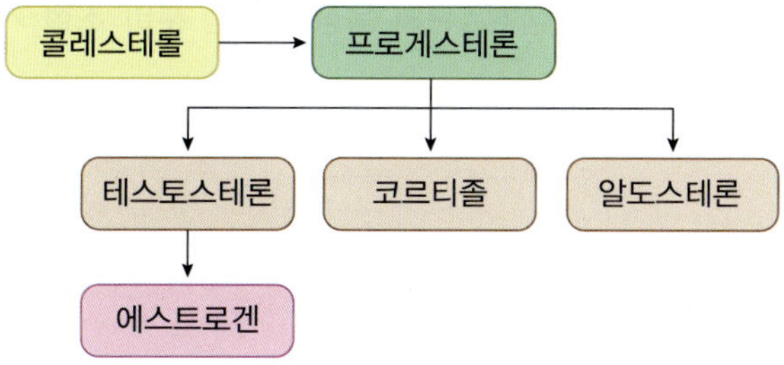

[그림 11-4] 스테로이드 호르몬의 합성과정

2) 호르몬 대사

간 또는 표적세포에서 분해하여 신장에서 배출한다. 카테콜아민, 펩티드 호르몬은 분해, 배출이 빨라서 혈액에 머무는 시간이 수 분에서 수 시간으로 짧다. 스테로이드, 갑상샘 호르몬은 분해, 배출이 느려 혈액에 머무는 시간이 수 시간에서 수 일로 길다.

3) 호르몬의 분비 조절

호르몬 분비 조절은 자율신경에 의한 것과 자극호르몬에 의한 조절이 있다. 자율신경에 의해 조절되는 호르몬은 인슐린, 위장관 호르몬으로 부교감신경에 의해 분비가 촉진된다. 자극호르몬에 의한 조절은 시상하부와 뇌하수체 전엽에서 분비된 특정 내분비선의 성장 촉진 및 호르몬 분비가 자극되는 방식으로 음성 되먹임으로 항상성을 유지한다. 예를 들면 시상하부에서 갑상샘 자극호르몬 방출호르몬이 분비되면 뇌하수체의 갑상샘 자극호르몬 분비를 촉진하고, 이는 갑상샘에서 티록신 분비를 촉진하는데, 티록신은 시상하부와 뇌하수체에 음성 되먹임하여 항상성을 유지시키는 방식이다[그림 11-5].

생성된 호르몬의 방출, 자극호르몬에 대한 음성 되먹임 기전에 의해 주로 조절된다.

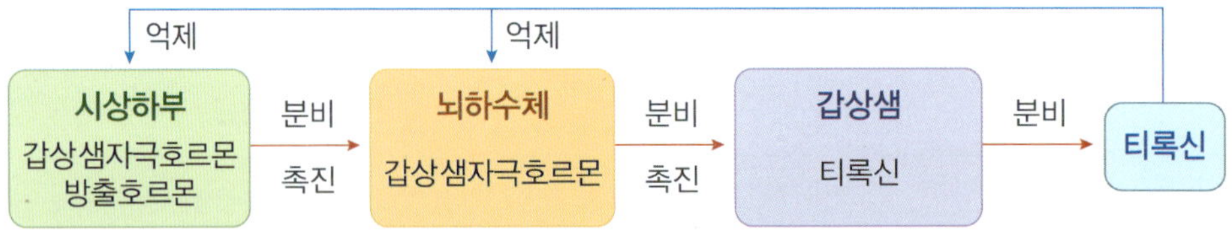

[그림 11-5] 갑상샘호르몬의 음성 되먹임 분비 조절 기전

4) 호르몬의 기능

표 11-4 호르몬 요약

<table>
<tr><th>내분비선</th><th colspan="2">호르몬</th><th>기능</th><th>결핍증</th><th>과잉증</th></tr>
<tr><td rowspan="6">뇌하수체
전엽</td><td colspan="2">성장호르몬(GH)
191개 아미노산</td><td>뼈와 근육 성장,
전엽호르몬 중
종말호르몬</td><td>시몬드병</td><td>• 거인증
• 말단비대증</td></tr>
<tr><td colspan="2">갑상샘 자극호르몬
(TSH)</td><td>갑상샘호르몬
분비 촉진</td><td></td><td></td></tr>
<tr><td colspan="2">부신피질 자극호르몬(ACTH)
39개 아미노산</td><td>부신피질호르몬
분비 촉진</td><td></td><td>피부 흑색화</td></tr>
<tr><td rowspan="2">성선 자극
호르몬</td><td>난포 자극호르몬
(FSH)</td><td>에스트로겐(estrogen)
생성, 분비자극
분비, 배란, 정자형성 촉진</td><td></td><td></td></tr>
<tr><td>황체 자극호르몬
(LH)</td><td>황체 형성 · 촉진,
프로게스테론 생산자극
테스토스테론 생성 · 분비
촉진</td><td></td><td></td></tr>
<tr><td colspan="2">프로락틴
198개 아미노산</td><td>유선조직 발육,
최유호르몬, 전엽호르몬
중 종말호르몬</td><td></td><td></td></tr>
<tr><td>뇌하수체 중엽</td><td colspan="2">멜라닌세포 자극호르몬</td><td>피부, 눈, 뇌에서
멜라닌 색소 합성 촉진</td><td></td><td></td></tr>
<tr><td rowspan="2">뇌하수체 후엽</td><td colspan="2">항이뇨호르몬(ADH)
8개 아미노산</td><td>수분 재흡수, 혈압 상승</td><td>요붕증</td><td></td></tr>
<tr><td colspan="2">옥시토신
8개 아미노산</td><td>자궁 수축, 유즙 분비</td><td></td><td></td></tr>
<tr><td rowspan="2">갑상샘</td><td colspan="2">티록신(thyroxin)</td><td>기초대사 촉진</td><td>• 난쟁이
• 크레틴병
• 백치
• 점액수종
• 갑상샘종
(goiter)</td><td>• 안구 돌출
• 바세도우씨
병</td></tr>
<tr><td colspan="2">칼시토닌
32개 아미노산</td><td>칼슘을 뼈에 부착</td><td>골다공증</td><td></td></tr>
</table>

부갑상샘	부갑상샘호르몬(PTH) 84개 아미노산	혈액의 칼슘농도 유지	근육 경련	고칼슘증
부신피질	알도스테론	나트륨 재흡수		콘증후군
	코르티졸	혈당 유지	에디슨병	쿠싱증후군
부신수질	에피네프린	혈당 상승		
	노르에피네프린	교감신경 흥분		
난소	에스트로겐	자궁 발달		
	프로게스테론	임신 유지		
정소	테스토스테론	남성		
	에스트로겐			
췌장	인슐린 51개 아미노산	혈당 강하	당뇨병	
	글루카곤 29개 아미노산	혈당 상승		

5) 간접호르몬

(1) 시상하부

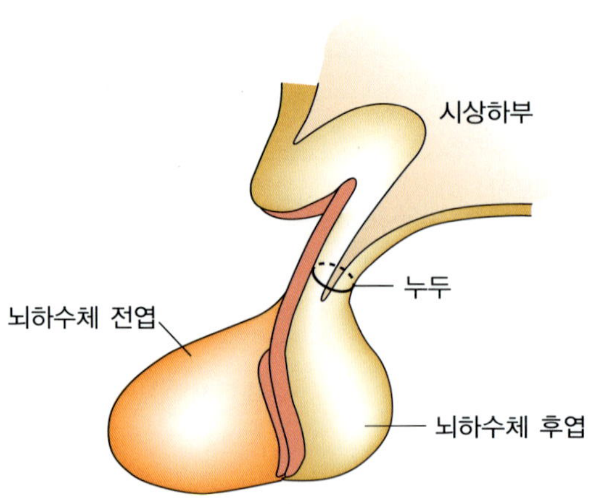

[그림 11-6] 시상하부와 뇌하수체

시상하부(hypothalamus)는 사이뇌(간뇌)의 일부이며, 제3뇌실 벽의 배쪽과 제3뇌실의 바닥 속, 즉 시상의 아래쪽에 위치한다. 많은 신경세포와 신경 섬유들이 존재하며 신경세포 집단을 핵이라고 부른다. 주로 항상성의 유지에 관여하고 자율신경계통, 내분비계통 및 변연계통과 관련이 있다. 시상하부는 뇌하수체와 연결되어 있으며 6종의 뇌하수체 자극호르몬을 분비하여 전엽으로 수송한다.

뇌하수체(pituitary gland)는 구조적 · 기능적으로 양분하여 전엽은 선하수체로 4종 자극호르몬, 2종 호르몬을 분비하며, 후엽은 신경하수체로 2종의 호르몬을 분비한다.

시상하부는 뇌하수체 전엽 자극호르몬을 생성하여 뇌하수체 전엽을 통제하고 신경 자극을 통해 후엽 호르몬 분비를 조절한다. 총 4종의 방출호르몬과 2종의 억제호르몬이 분비되는데, 4종 방출호르몬에는 갑상샘 자극호르몬 방출호르몬, 부신피질 자극호르몬 방출호르몬, 성장호르몬 방출호르몬, 성선 자극호르몬 방출호르몬이 있고, 2종 억제호르몬에는 성장호르몬 분비 억제호르몬인 소마토스타틴과 프로락틴 분비 억제호르몬인 도파민이 있다.

시상하부의 유리 촉진호르몬	• 성장호르몬 방출호르몬(GHRH, growth hormone releasing hormone) • 성선 자극호르몬 방출호르몬(GnRH, gonadotropin releasing hormone: 황체 형성호르몬과 난포 자극호르몬의 분비를 촉진) • 갑상샘 자극호르몬의 방출호르몬(TRH, thyrotropin releasing hormone) • 부신피질 자극호르몬의 방출호르몬(CRH, corticotropin releasing hormone)
시상하부의 유리 억제호르몬	• 도파민(dopamine): 프로락틴 분비 억제 • 소마토스타틴(somatostatin): 성장호르몬 분비 억제

(2) 뇌하수체 전엽(선하수체, pituitary anteriorlobe)

① A-cell(호산성 세포, 전체의 38%): 성장호르몬(GH, growth hormone), 프로락틴(prolactin, LTH, lactogenic hormone)

② B-cell(호염기성 세포, 전체의 12%): 갑상선자극호르몬(TSH, thyroid stimulating hormone), 황체형성호르몬(LH, luteinizing hormone), 난포자극호르몬(FSH, follicle stimulating hormone), 부신피질자극호르몬(ACTH, adrenocorticotropic hormone)

- 뇌하수체 전엽호르몬의 분비 조절: 시상하부의 유리 조절, 억제호르몬에 의해 조절
- 뇌하수체 전엽호르몬: 성장호르몬을 제외하고는 모두 자극호르몬

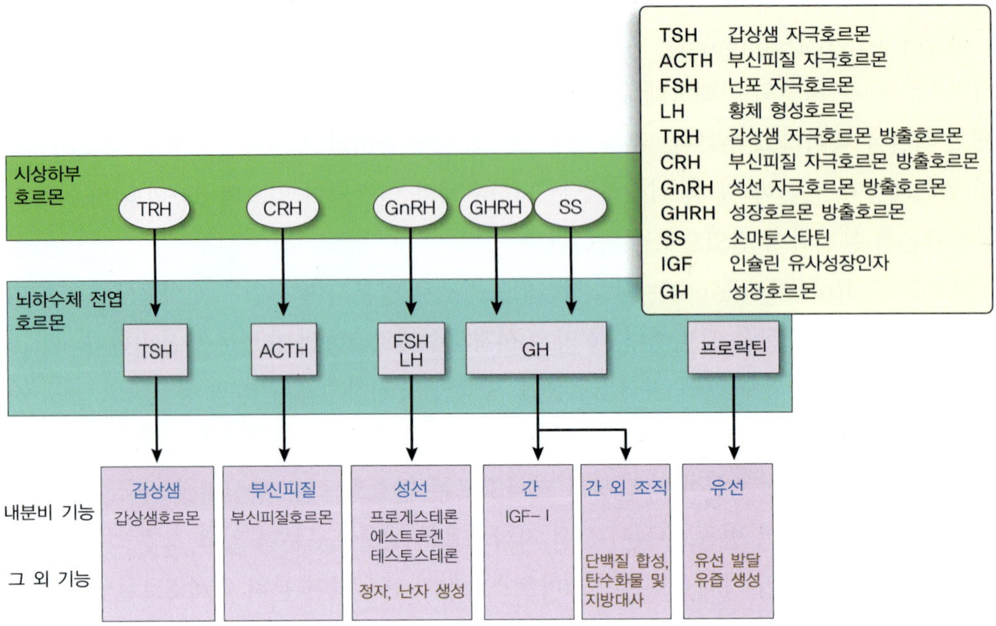

[그림 11-7] 뇌하수체 전엽 호르몬 각 표적세포의 기능

뇌하수체 전엽호르몬		기능
자극호르몬 (해당조직 발달 및 호르몬 분비 촉진)	갑상샘 자극호르몬(TSH)	갑상샘을 자극하는 호르몬
	부신피질 자극호르몬 (ACTH)	부신피질을 자극하여 부신피질 호르몬의 분비 촉진
	황체 형성호르몬(LH, 여) 간질세포 자극호르몬 (ICSH, 남)	황체호르몬(progesterone)의 분비 촉진, 고환에서 테스토스테론(testosterone)의 합성과 분비 촉진
	난포 자극호르몬(FSH)	여성호르몬인 에스트로겐(estrogen)의 분비 촉진 및 남성의 정자 성숙(배아상피 자극) 촉진
호르몬	성장호르몬(GH)	표적기관이 따로 없어 전신의 세포가 표적, 단백합성 촉진 • 기능항진증(과잉증): 어린이(거인증), 성인(골단선 폐쇄 후)은 말단 비대증 • 기능저하증(성장기): 난쟁이(정신 발육이 정상, 신체 발달도 균형을 이룸)

호르몬	프로락틴 (prolactin, lactogenic H)	난소주기 억압, 배란 억제(임신 유지), 출산 후 유즙 분비 촉진
		• 성선 자극호르몬: 난포 자극호르몬, 황체 형성호르몬, 간질 세포 자극호르몬, 프로락틴 • 시몬드병: 뇌하수체 위축으로 인한 극도의 쇠약, 소모 및 정신장애를 유발하고 조로, 탈모, 성욕 감퇴, 기초대사량 저하 등을 특징으로 하는 질병으로 주로 여성에게 자주 발생

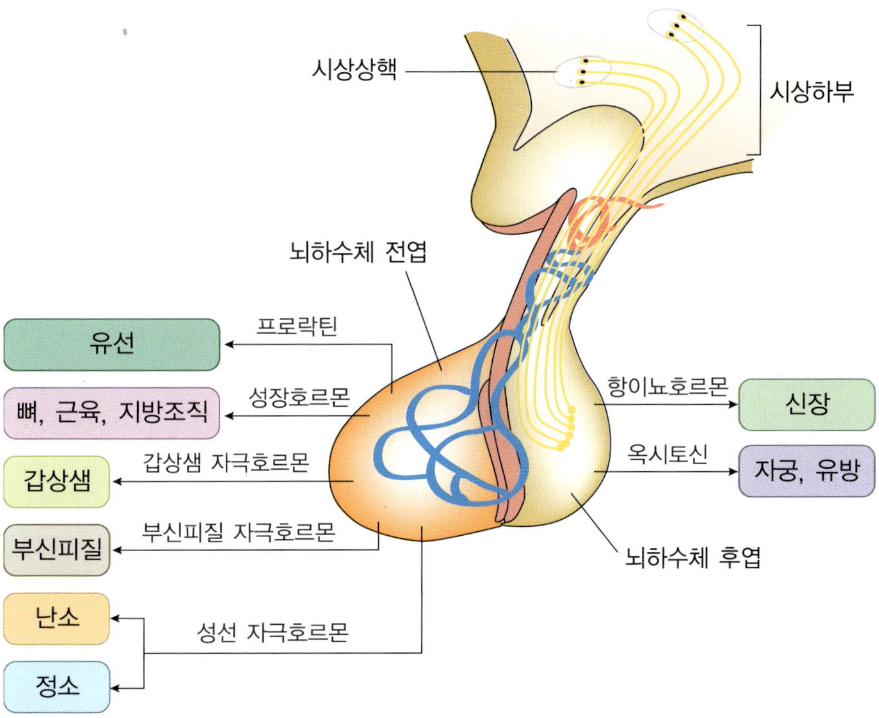

[그림 11-8] **뇌하수체 전엽 및 후엽의 호르몬과 표적기관**

(3) 뇌하수체 중엽

멜라닌 세포 자극호르몬을 합성, 분비하여 피부, 눈, 뇌에서 멜라닌 색소의 색소 합성을 촉진한다.

(4) 뇌하수체 후엽

항이뇨호르몬, 옥시토신을 분비한다[표 11-5].

표 11-5 뇌하수체 호르몬의 종류 및 기능

뇌하수체 호르몬	기능
항이뇨호르몬 ADH(vasopressin)	신장에서 수분의 재흡수 촉진, 소변량 감소, 체수분(혈장) 증가 및 혈관 수축에 의한 혈압 상승, 분비 저하 시 요붕증(ADH 분비가 억제되어 과잉 물 배설의 증가로 저비중 요 발생)
옥시토신	분만 시 자궁근 수축에 의한 분만 촉진 및 유즙 배출 촉진, 프로게스테론의 분비가 저하되면 분비

6) 갑상샘호르몬

갑상샘은 후두 아래, 기관지 사이에 나비 모양으로 무게가 약 20 g이다. 소포세포에서 티록신(thyroxine), 부소포세포에서 칼시토닌(calcitonin)을 분비한다.

부갑상샘은 갑상샘 측엽 뒤에 4개가 있고, 작고 납작한 모양이며, 부갑상샘호르몬(PTH)을 분비한다[그림 11-9, 표 11-6].

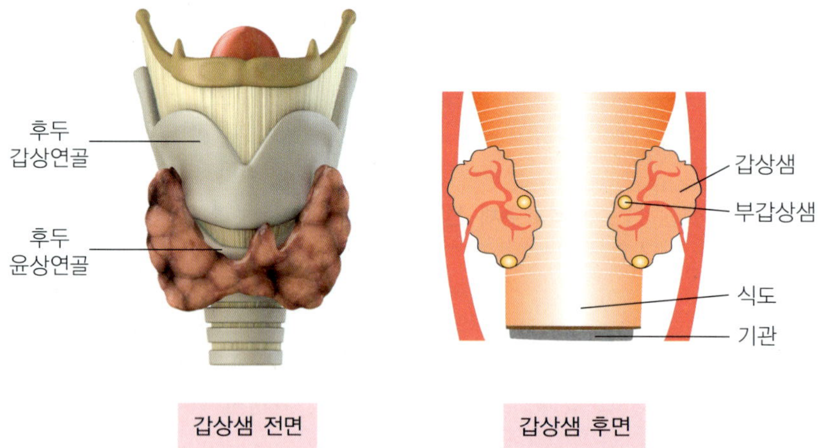

[그림 11-9] 갑상샘 전면과 후면

표 11-6 갑상샘호르몬의 특징

티록신	갑상샘은 후두 하부에서 기관 상부에 걸쳐 있는 15~20 g 정도의 크기로 나비 모양을 하고 있으며, 좌 · 우엽과 협부로 구성됨	
	분비 조절	갑상샘호르몬 자체의 혈중 농도에 의해 음성 되먹임 기전으로 시상하부, 뇌하수체의 갑상샘호르몬 분비 조절을 통해 이루어짐
	합성	단백질분자 속의 티로신(tyrosine)에 요오드가 결합해 만들어진 T_3 및 T_4를 티록신이라 함
	저장	갑상샘의 난포
	작용력	작용력은 T_3가 T_4보다 강하고, 함량은 T_4가 T_3보다 많음
	표적기관	전신의 조직세포
	역할	기초대사율 상승, 대사율 증가(단백 분해 촉진으로 체중 감소, 탄수화물 분해 및 지질 분해 촉진), 심박동수 상승 및 당신생에 의한 혈당 상승, 정신 발육에 관여, 골격 발육을 촉진하여 신체를 성장시키고, 순환계 기능을 촉진시켜 심박출량 및 혈류량 증가, 혈관을 확장시키며, 신경계 성숙을 촉진시켜 정신 기능을 자극
	항진증	그레이브 병(Grave's disease) 또는 바세도우 병(Basedow's disease)으로 안구돌출성 갑상샘종, 심박동 증가, 감정 불안(신경질적이 됨), 식욕이 왕성하나 이화작용을 촉진하여 체중이 감소(BMR 증가 때문), 혈당 상승
	저하증	심장박동 저하, 피부 건조, 무감동적(정신적 둔감), 성인은 점액수종(전신이 부어 있는 증상), 소아는 크레틴병(정신발육 저하, 신체의 균형이 잡히지 않음, 백치성 난쟁이)
칼시토닌	갑상샘에서 합성, 부난포에 저장, 부갑상샘호르몬의 반대작용(혈중 칼슘을 뼈에 침착)	

7) 부갑상샘호르몬

부갑상샘호르몬(parathyroid hormone, PTH)은 혈중 칼슘 농도가 낮아지면 분비되어 혈중 칼슘 농도를 증가시키기 위해 비타민 D를 활성화하여 골격에서 칼슘 용출 증가, 신장에서 칼슘 재흡수 증가, 소장에서 칼슘 흡수를 증가시킨다. 부갑상샘호르몬이 부족하여 혈중 칼슘이 감소하면 근육경련이나 경직, 호흡곤란, 질식 등의 테타니병(tetany)이 생길 수 있고, 부갑상샘호르몬이 과다하게 분비되면 뼈에서 칼슘 용출이 증가하여 골다공증을 유발할 수도 있다[표 11-7, 그림 11-10].

표 11-7 부갑상샘호르몬의 특징

부갑상샘 (상피소체)	지름 8 mm, 중량 0.05~0.3 g, 갑상샘의 좌우엽에 각 1쌍(좌우 2쌍) 부착, 단백성 호르몬인 부갑상샘호르몬 합성 및 분비
분비 조절	혈중 칼슘 농도 감소 시에 분비 증가, 뇌하수체 전엽에 의한 영향을 받지 않음

표 11-8 칼슘의 혈중농도 조절인자

조절인자	기능
부갑상샘 호르몬	혈중 칼슘 농도가 저하하면 뼈에서 칼슘을 유리시켜 혈액으로 이동, 과잉되면 골다공증, 기능 저하 시는 저칼슘증(경련증상) 야기
칼시토닌 (calcitonin)	혈중 칼슘 농도가 상승하면 분비가 자극되어 혈액에서 칼슘을 뼈로 이동, 저장시킴
비타민 D	소장과 세뇨관에서 칼슘의 흡수, 재흡수를 촉진시켜 혈중 칼슘 농도를 증가시킴

*칼슘의 역할: 혈액 응고, 근육 수축, 신경흥분 조절, 호르몬과 신경전달 물질의 분비 조절, 골격 형성

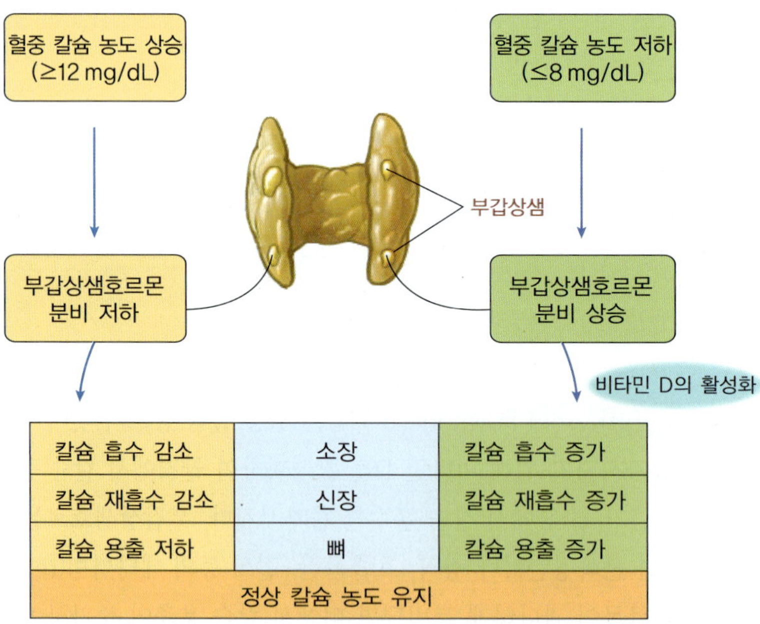

[그림 11-10] **부갑상샘호르몬에 의한 혈장 칼슘 농도 조절**

8) 부신

부신(adrenal glands)은 신장 상부에 있는 한 쌍의 기관으로, 삼각형 모양이고 약 10 g이다. 바깥쪽은 피질(adrenal cortex), 안쪽은 수질(adrenal medulla)이라 하며, 부신피질에서는 부신피질 자극호르몬(ACTH)의 자극으로 3종 호르몬을 분비하는데, 염류코르티코이드(알도스테론, aldosterone), 당류코르티코이드(코르티졸, cortisol), 안드로겐(정소 안드로겐과 동일, androgen)이다. 부신수질은 교감신경의 지배를 받아 카테콜아민인 에피네프린과 노르에피네프린을 4:1 비율로 분비한다[그림 11-11, 11-12, 11-13, 표 11-9].

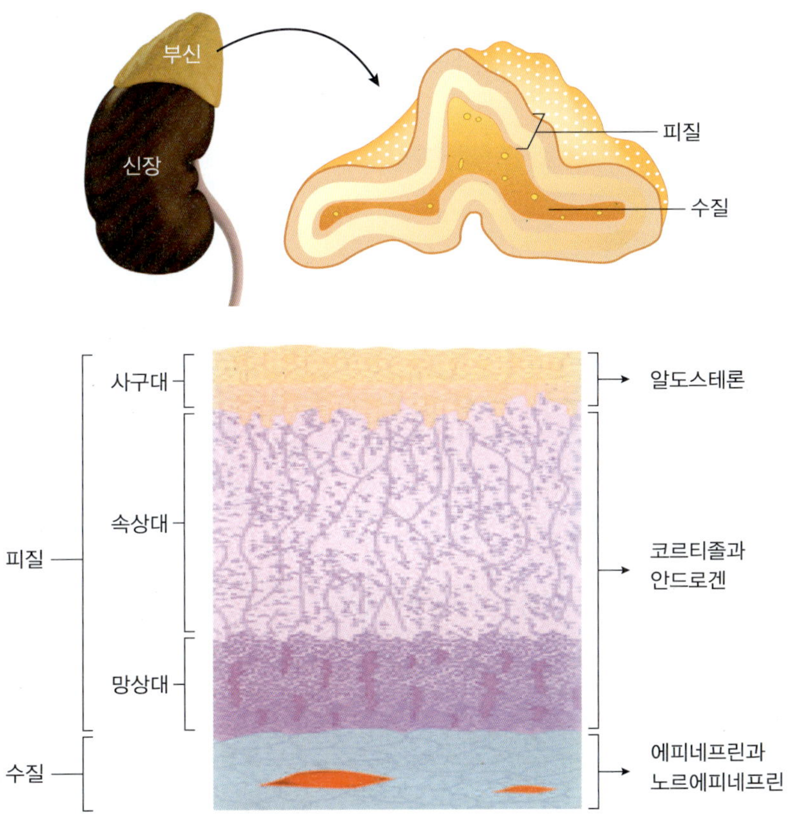

[그림 11-11] 부신피질과 부신수질에서 분비되는 호르몬

표 11-9 부신피질에서 분비되는 호르몬

부신피질: 모두 스테로이드계 호르몬	
염류 부신피질호르몬 (알도스테론)	원위세뇨관에서 Na^+의 재흡수 촉진, K^+ 배출을 촉진
당류 부신피질호르몬 (코르티졸)	당 신생 촉진으로 혈당 증가, 단백이화작용을 촉진하여 근무력증, 근육 발달 미숙, 피부나 피하조직이 얇아짐, 혈중 유리지방산 및 케톤체(ketone body) 형성 촉진, 소염 작용, 면역 억제
안드로겐	남성호르몬

- 부신피질 기능 항진증은 쿠싱증후군으로 체내 단백 결핍에 의한 근무력증, 근육 발달 미숙, 피부나 피하조직이 얇아지고, 체내 지방분포가 복부, 얼굴 및 어깨 주위로 축적(buffalo hump), 얼굴과 몸통 주위 비대(moon face), 당뇨와 고혈압 및 정신 이상을 야기한다.
- 부신피질 기능 저하증인 애디슨병은 혈압 · 혈당 감소, ACTH의 과다 분비에 의한 피부색소 침착, 육체적 및 정신적 피로, 식욕 부진, 심근 위축, 스트레스에 대한 저항력 감소 등이 나타난다.

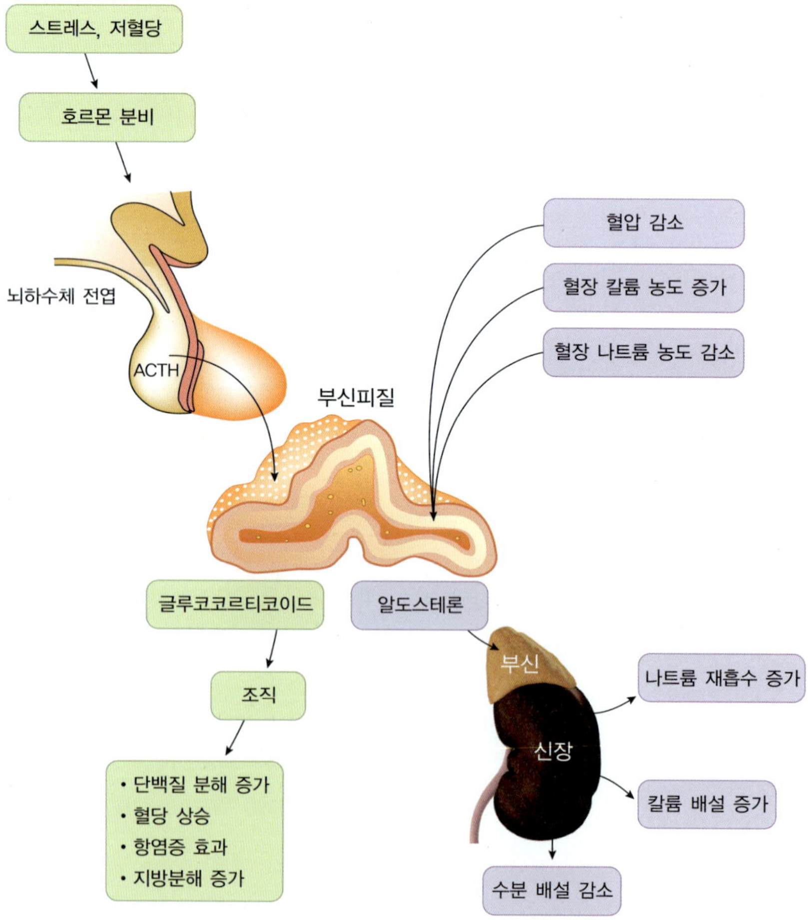

[그림 11-12] 부신피질호르몬의 작용

부신수실호르몬인 카테콜아민류는 아미노산 유도체로 티로신 → DOPA → 도파민 → 노르에피네프린(NE) → 에피네프린(E)으로 생성된다. 스트레스, 운동, 격투 등 교감신경이 자극 받는 상황에서 분비되어 각성상태 촉진, 글리코겐 및 지방 분해 촉진, 심장박동 증가, 혈압 상승, 소화관 운동 저하 등을 수행한다.

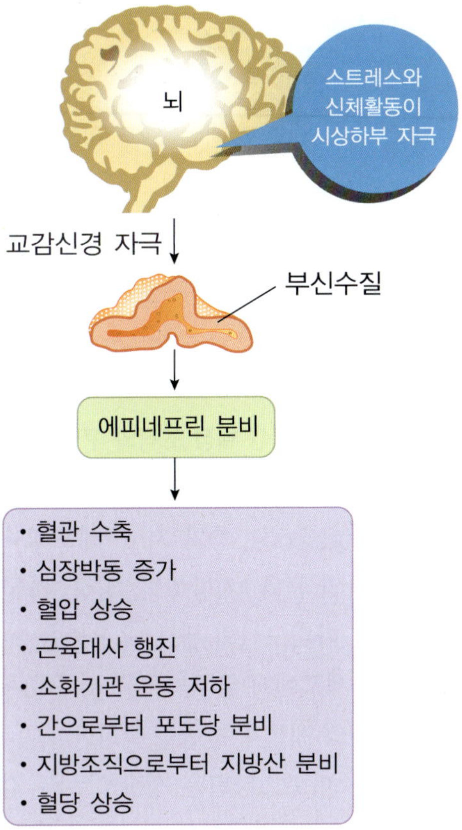

[그림 11-13] **부신수질호르몬의 작용**

9) 췌장

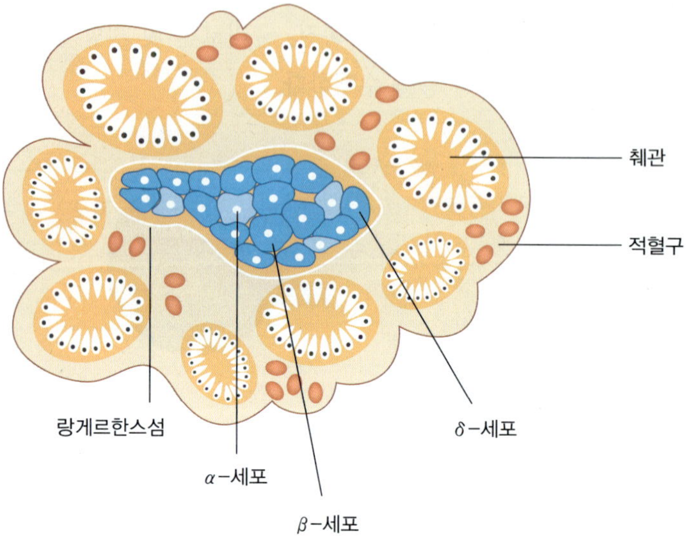

[그림 11-14] **췌장 조직의 구성**

췌장(pancreas)은 혈중 포도당(glucose) 증가 시 β-세포에서 인슐린(insulin)을 분비하여 동화작용을 수행하고 포도당의 근육, 지방조직, 심장, 자궁세포 내 유입 촉진, 포도당의 글리코겐 및 지방 전변 촉진, 아미노산의 세포 내 유입을 보조한다.

혈중 포도당 저하 시 췌장의 α-세포에서 글루카곤을 분비하여 이화작용을 수행하고 글리코겐 분해 및 지방 분해, 지방산의 케톤체 전변을 촉진한다.

췌장의 δ-세포에서 분비하는 소마토스타틴은 성장호르몬, 갑상샘 자극 호르몬, 인슐린, 글루카곤 분비를 억제하고 부교감신경에서 아세틸콜린 분비를 억제하여 소화관 활동을 감소시킨다[그림 11-15, 표 11-10, 11-11].

내분비선(랑게르한스섬): 호르몬 합성 및 분비	외분비선(선방세포)
• α-세포, 20%: 글루카곤(glucagon) 합성 및 분비 • β-세포, 75%: 인슐린(insulin) 합성 및 분비 • γ-세포, 5%: 가스트린(gastrin) • δ-세포, 20%: 소마토스타틴(somatostatin) • F-세포: 췌장 폴리펩티드(pancreatic polypeptide)	• 췌장액(소화액) 분비

표 11-10 췌장의 혈당조절 호르몬

	인슐린: 폴리펩티드	글루카곤: 폴리펩티드
분비조절	식사 후 고혈당 시	공복의 저혈당 시
작용	동화작용 촉진, 혈중 포도당의 조직세포 내 유입 촉진(혈당 감소), 당 신생 억제, 아미노산(amino acid)의 조직 내로 이행 촉진(단백 합성 촉진), 지방산 합성 증가	세포의 이화작용 촉진, 혈당 상승(당 신생 촉진), 지방 분해 촉진(혈중 지방 증가) • 참고 cAMP 증가로 인한 혈당 상승작용이 있는 호르몬: 성장호르몬(GH), 부신피질 자극호르몬(ACTH), 갑상샘 자극호르몬(TSH), 바소프레신(vasopressin), 글루카곤 등
당뇨병	200 mg% 이상의 혈당 시 당뇨(고장성 요) 야기	

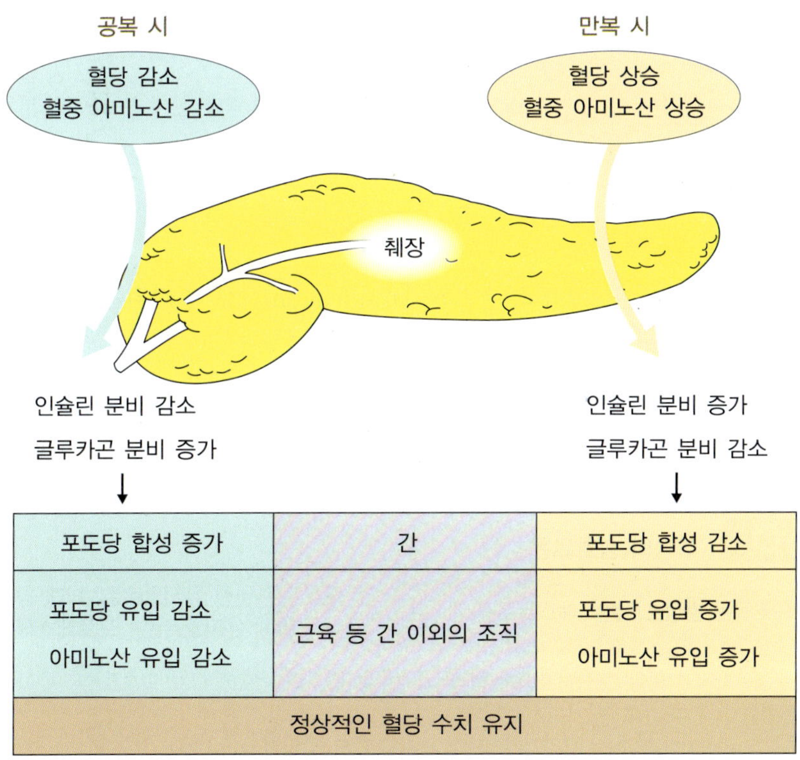

[그림 11-15] 인슐린과 글루카곤 분비 조절

표 11-11 인슐린과 항인슐린호르몬의 대사 조절

호르몬	혈당	탄수화물대사	단백질대사	지질대사
인슐린	저하	글리코겐 합성 증가 글리코겐 분해 감소 포도당 신생 감소 포도당 이용 증가	단백질 합성 증가	지방 합성 증가 지방 분해 감소 케톤체 생성 감소
글루카곤	상승	글리코겐 합성 감소 간글리코겐 분해 증가 포도당 신생 증가	–	지방 분해 증가 케톤체 생성 증가
글루코 코르티코이드	상승	간글리코겐 합성 증가 포도당 신생 증가	단백질 분해 증가 혈중 아미노산 상승	지방 합성 감소 지방 분해 증가 케톤체 생성 증가 혈중 지질 상승
에피네프린	상승	글리코겐 합성 감소 글리코겐 분해 증가 포도당 신생 증가	–	지방 분해 증가 케톤체 생성 증가
성장호르몬	상승	글리코겐 분해 증가 포도당 신생 증가 포도당 이용 감소	합성 증가	지방 합성 감소 지방 분해 증가 케톤체 생성 증가

10) 성호르몬

남자의 성선은 정소(testes)이고, 안드로겐(androgen)으로 총칭되는 남성호르몬을 분비하는데, 테스토스테론(testosterone)이 대표적이다.

여자의 성선은 난소(ovaris)이고, 에스트로겐(estrogen)과 프로게스테론(progesterone)을 분비한다.

표 11-12 여성의 성호르몬

	난포호르몬(발정호르몬): 에스트로겐	황체호르몬(임신 유지호르몬, 낙태 방지호르몬, 황체 유지호르몬): 프로게스테론
분비	FSH 자극에 의함, 포상난포에서 형성	배란 후의 난포에 황체 형성호르몬의 작용에 의함
작용	단백 합성 촉진, 뼈로부터 혈중 칼슘의 방출 억제(파골세포의 활성화를 억제하여 골다공증을 방지), 여성의 2차 성징	여성주기 후반에 작용, 자궁내막의 혈관을 증식해 수정란의 착상 유도, 자궁근의 운동 억제로 임신 유지(낙태 방지), 배란 억제, 유선발육 촉진 • 배란 확인: 기초체온 측정(프로게스테론에 의해 0.5℃ 정도 체온 상승)

고환

- **간질세포:** 정세관(곡정세관) 사이 부분, FSH에 의해 테스토스테론 합성
  테스토스테론은 단백질 합성 촉진, 기초대사량 증대, 정자 생성 촉진, 남성 2차 성징 발현
  에스트로겐은 세르톨리 세포에서 합성
- **정자 생성:** 곡정세관의 정원세포

11) 기타 내분비선

송과체(pineal gland)는 간뇌에 위치하며, 멜라토닌을 분비하여 성선 자극호르몬 분비를 억제하고, 사춘기 조기 발현을 방지한다.

대동맥과 흉골 사이에 위치하는 흉선(thymus)은 2개 엽 구조를 가지며 T림프구를 생산하여 세포매개성 면역기능을 수행하는데 사춘기 이후 퇴화한다.

12) 국소호르몬

자가분비물질(autocrine regulator)이 한 기관의 조직에서 분비하여 그 조직에 작용하는 경우 국소호르몬(local hormone)이라고 한다. 아이코사노이드(eicosanoids)는 대부분의 조직세포에서 분비하는 C_{20}의 오메가-6 지방산 또는 오메가-3 지방산의 산화 생성물질로 프로스타글란딘(prostaglandin), 트롬복산(thromboxane), 프로스타사이클린(prostacycline), 류코트리엔 등이 있다[표 11-13].

표 11-13 아이코사노이드의 작용

아이코사노이드	합성 부위	작용
프로스타글란딘	혈관벽	혈소판 응집 억제, 혈관 이완
트롬복산	혈소판	혈소판 응집 촉진, 혈관 수축
프로스타사이클린	혈관벽, 내피세포	혈소판 응집 억제, 혈관 이완
류코트리엔	백혈구, 혈소판, 대식세포	화학주성, 염증반응, 알레르기반응

시토카인(cytokines)은 주로 면역세포에서 분비하는데, 인터루킨(interleukine), 인터페론(interferon) 등 100종 이상이 있다[표 11-14].

측분비물질(paracrine regulator)은 한 기관의 조직에서 분비하여 같은 기관의 다른 조직에 작용하는 것이다. 신경영양소(neutrophins)가 신경세포에서 분비되어 손상된 말

초신경의 재생을 자극하거나 산화질소(NO)가 혈관 내피에서 분비되어 혈관 평활근 이완, 혈소판 활성화 및 응집을 억제한다.

표 11-14 시토카인의 작용

시토카인	합성 부위	작용
인터루킨-1, 6, 종양괴사인자	항원제시세포 (대식세포)	인터루킨-2 분비 촉진, 발열, 염증이나 감염에 대한 전신반응 자극
인터루킨-2	T-림프구, B-림프구	세포증식 자극, 형질세포로의 전환 촉진
α-인터페론	자연살생세포, 보조T-림프구	세포분열 자극, 세포성 독성물질 분비 자극
인터페론	대부분 세포	항바이러스성 단백질 생산 자극

용어 및 핵심정리

내분비계 **(endocrine system)**	호르몬을 분비하는 내분비선과 여기서 분비되는 호르몬으로 구성
내분비선 **(endocrine gland)**	혈액으로 호르몬을 분비하는 상피세포의 일종
외분비선 **(exocrine gland)**	도관(duct)으로 물질을 분비하는 상피세포의 집단
표적세포(target cell)	특성 호르몬에 의해 영향을 받는 세포
수용체 **(receptor)**	호르몬이나 신경전달물질을 인지하고 결합하여 세포 반응을 유발하는 세포막 단백질 분자
카테콜아민 **(catecholamine)**	카테콜(3,4-dihydroxyphenyl)기와 에틸아민기를 포함하는 에피네프린, 노르에피네프린, 도파민의 총칭, 부신수질호르몬이며, 교감신경계의 신경전달물질이기도 함
난포(follicle)	갑상샘이나 난소의 기능적 단위로, 호르몬을 생성 분비
아이코사노이드 **(eicosanoid)**	세포막 인지질의 2번째 탄소에 결합되어 있는 탄소 수 20개짜리 불포화지방산이 산화하여 생성하는 물질의 총칭으로 측분비물질로 작용
소마토스타틴 **(somatostatin)**	펩티드 호르몬으로 췌장보다는 시상하부에서 주로 분비되어 뇌하수체 전엽에서 성장호르몬의 분비를 억제
펩티드(peptide)	약 50개 이하의 아미노산이 펩티드 결합한 물질로 더 길어지면 단백질로 분류함
시상하부 **(hypothalamus)**	시상 아래의 뇌 영역으로 신경, 내분비, 행동기능, 특히 내부 환경의 조절과 통합을 담당

Chapter 12

생식생리

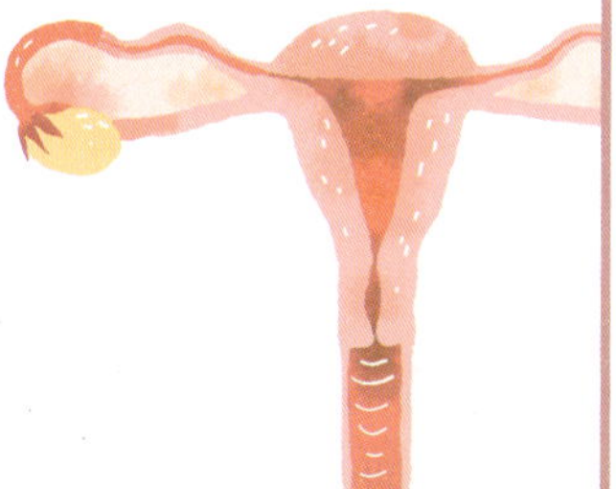

1. 남성생식기
2. 여성생식기
3. 임신
4. 분만
5. 유방

생식기계는 태어날 때 존재하나 사춘기에 발달하며 남성은 고환, 전립선, 여성은 난소, 자궁을 가진다. 시상하부-뇌하수체-성선(고환, 난소)축을 가지는데, 시상하부에서 성선자극호르몬 방출호르몬(GnRH)을 분비하면, 뇌하수체에서 난포자극호르몬(FSH)과 황체형성호르몬(LH)을 분비하고, 남성은 고환에서 테스토스테론, 여성은 난소에서 에스트로겐과 프로게스테론을 분비한다.

1. 남성생식기

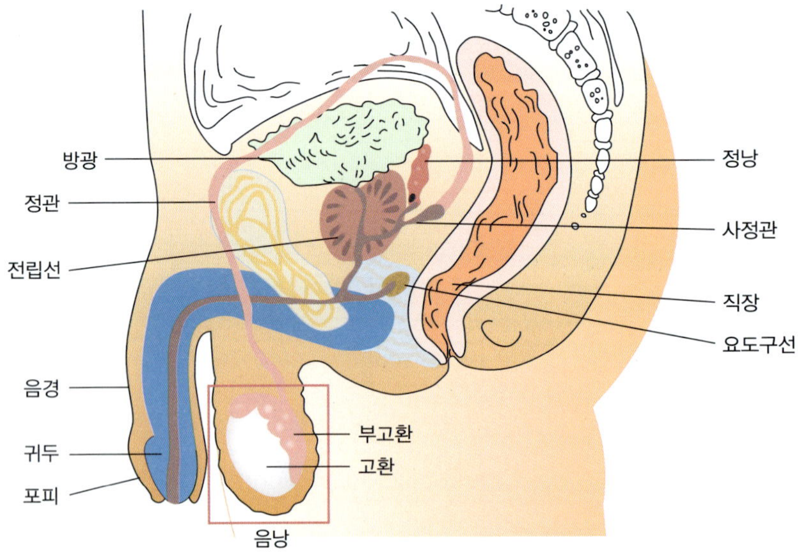

[그림 12-1] **남성 생식기의 구조**

남성의 외생식기관은 복강 밖에 위치한 음경과 음경 아래에 음낭이 있고, 내생식기관은 주생식기관인 고환, 부생식기관인 부고환, 정낭, 정관, 사정관, 요도, 전립선, 요도구선 등이 있다. 주생식기관인 고환은 난원형(4×2.5 cm)으로 엽 구조인데, 각 엽에 정세관이 있어서 정자를 생성한다. 생성된 정자는 부고환으로 이동하며, 정세관의 간질세포에서 안드로겐을 분비한다. 남성생식기의 기능은 주로 고환에서 이루어져 정자를 생성하고 남성호르몬인 테스토스테론을 생성하여 분비한다.

1) 남성생식기의 구조

(1) 고환

테스토스테론은 고환의 간질세포에서 생산하는데, 고환의 간질세포는 사춘기부터 활성화한다. 뇌하수체 전엽에서 황체형성호르몬(LH)을 분비하면 간질세포가 활성화하여 테스토스테론을 생산한다. 테스토스테론의 작용은 남성 2차 성징 발현, 생식기관 발달, 정자 생성, 성충동과 성행위 유지, 기초대사율 증가, 단백질 동화작용, 골격 성장촉진 및 중지, 에리트로포이에틴(erythropoietin) 분비를 촉진하는 것이다. 고환 내의 정자생산 세포는 정자 생산, 간질세포는 난포자극호르몬의 자극에 의한 테스토스테론 합성 및 분비, 정자 지지 세포(sertoli cell)는 정자 지지, 정자에 영양 공급, 식균작용, 에스트로겐 합성 역할을 한다[그림 12-2].

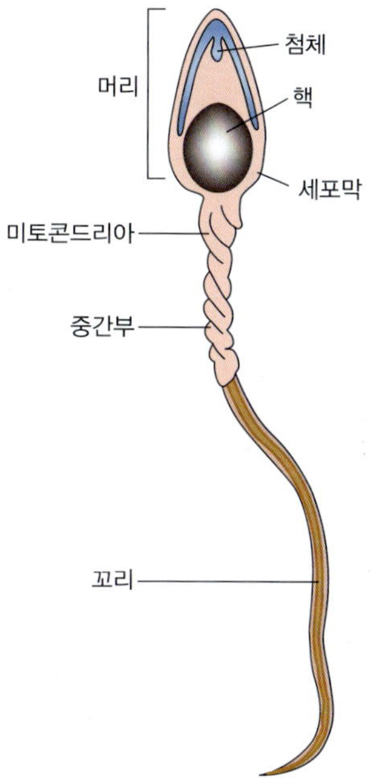

[그림 12-2] 정자의 구조

① 부고환

부생식기관인 부고환은 미세한 관 구조로 미숙 정자가 관을 이동하고 성숙하며, 성적 자극 시 부고환벽 수축으로 정자가 정관으로 이동한다.

② 정관과 정낭

정관은 부고환에서 나온 정자를 사정관, 전립선 통과 후 요도로 배출한다. 정낭은 방광 아래 위치하며, 사정관과 연결되어 있고, 정액의 60%를 생산한다. 정액은 정자에 영양을 공급하고 정자 운동 활성화에 기여하며, 전립선은 방광 아래 요도 상부에 위치하고 사정 시 요도로 정액을 분비한다. 요도구선은 전립선 아래에 위치하며, 성교 시 윤활제 역할을 하는 맑은 점액을 분비한다. 요도는 방광에서 음경 끝까지 연결되어 소변이나 정자를 체외로 배출한다.

(2) 남성생식기의 기능

① 정자 생성

사춘기 이전에 정원세포는 유사분열로 딸세포를 생성하고, 사춘기 이후 뇌하수체 전엽에서 난포자극호르몬(FSH)의 분비량이 증가하여 1차 정모세포를 형성한 후 감수분열로 2개의 2차 정모세포를 생성한다. 2차 정모세포는 정세관의 내강으로 이동하여 2차 감수분열이 일어나 4개의 초기 정자 세포가 된다. 초기 정자세포는 운동성이 없고 무거운 세포로, 부고환을 통과하면서 과도한 세포질이 제거되고, 머리, 중간부, 꼬리가 만들어져 성숙해진다. 1차 정모세포의 형성부터 정세관의 미성숙한 정자가 배출되기까지 고환의 정세관에서 64~72일이 걸린다. 정원세포와 1차 정모세포는 염색체가 46개이고, 감수분열의 산물인 정자세포와 정자는 염색체가 23개이다[그림 12-3]. 정자세포는 체세포가 가진 염색체수의 반수인 23개를 가지고, 난자와 결합하여 수정란을 형성하면 46개의 염색체를 갖는다. 정자의 머리는 정자세포의 핵으로서 유전물질인 DNA를 함유한다. 핵의 전방 첨체는 리소좀과 비슷하며, 정자가 난자 가까이 접근할 때 효소를 방출하여 정자가 난자 내로 통과할 수 있게 한다. 꼬리는 중간의 중심체에서 생겨났고 미토콘드리아는 중간부 내에 있어서 정자의 운동에 필요한 에너지인 ATP를 생성한다. 정액 1mL당 정자수는 약 1억 마리이며, 5,000만 개 이하가 될 때 남성불임으로 본다.

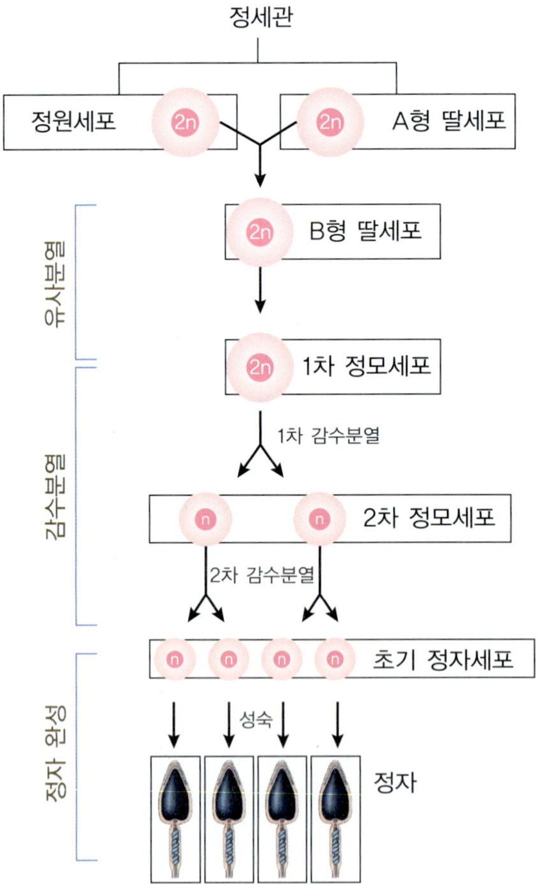

[그림 12-3] **정자 생성과정**

② 발기와 사정

발기는 성적 흥분 시 음경이 단단해지는 현상이다. 발기 시 교감신경은 억제되고 비아드레날린성, 비콜린성 자율신경 활동에 의해 일산화질소(NO)가 분비되어 동맥 평활근이 이완되며 음경의 소동맥이 확장된다. 음경에 있는 3개의 실린더 관이 확대되면서 다량의 혈액이 유입되어 충혈상태가 되면서 음경이 단단해진다.

발기 1차 자극은 귀두의 기계적 수용체 자극이고, 2차 자극은 생각, 감정, 시각, 향기 등 고위중추의 자극이다. 사정은 척수반사로 일어나는데, 교감신경의 자극에 의해 사정관의 평활근을 수축시켜 평균 3억 개 정자를 포함한 3 mL의 정액을 요도로 배출한다. 정액은 정자에 영양소를 제공하고 정자를 보호하며, 운동성을 돕는 화학물질을 함유한 백색 점성 용액이다. 정액은 알칼리성(pH 7.2~7.6)으로 여성의 질 내 산성(pH 3.5~4)을 중화시켜 정자를 보호한다.

발기부전

발기부전은 성 접촉 시 충분히 발기하지 못하거나 유지하지 못하는 이상 증상이다. 원심성 신경의 기능부전이나 손상, 내분비의 하강경로 등에 의해 발생할 수 있다. 발기부전은 알코올이나 약물복용, 당뇨병과 같은 질병 또는 과도한 스트레스나 우울증 등에 의해서 생길 수 있다. 비아그라와 같은 발기부전 치료제는 혈관의 확장 작용을 도와 발기를 증진시키지만 고혈압 환자에게는 위험할 수 있다.

---

③ 테스토스테론의 분비와 작용

테스토스테론은 고환의 간질세포에서 생산된다. 사춘기에는 뇌하수체 전엽에서 방출하는 황체형성호르몬(LH) 혹은 간질세포자극호르몬(ICSH)이 간질세포를 활성화하면 간질세포가 테스토스테론을 생산한다. 테스토스테론의 작용에는 남성 2차 성징 발현, 생식기관 발달, 정자 생성, 성충동과 성행위 유지, 5~15% 기초대사율 증가, 단백질 동화작용, 에리트로포이에틴 분비 촉진, 골격 성장 촉진 등이 있다. 또한 골단폐쇄를 일으켜 성장을 정지시키는 작용도 한다[그림 12-4].

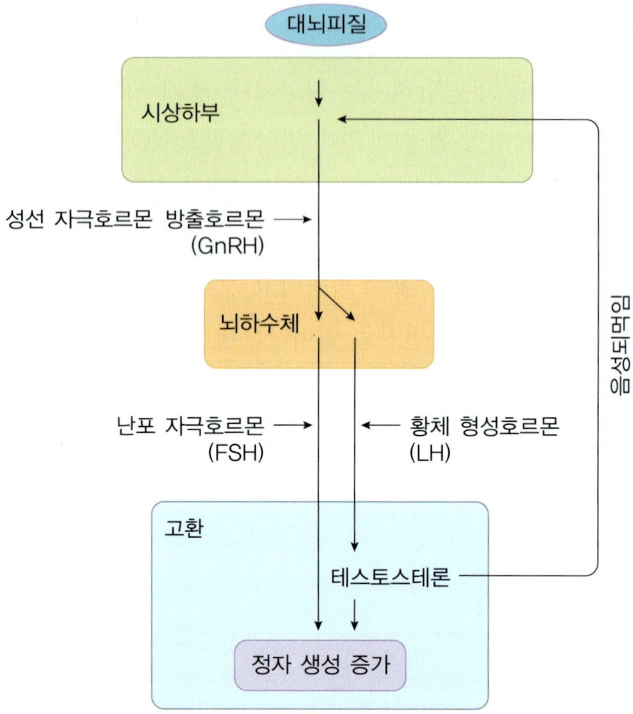

[그림 12-4] **남성호르몬의 생성과 조절**

2. 여성생식기

여성의 외생식기관으로는 치구, 대음순, 소음순, 음핵, 요도구, 질구, 질 어귀가 있고, 내생식기관으로 난소, 난관, 자궁, 질이 있다. 난소(ovary)는 자궁 좌·우 양쪽 난관에 얹힌 모양으로 3 cm의 타원형이며, 난자를 생성하고 에스트로겐과 프로게스테론을 분비한다. 난관은 자궁 체부 윗부분에서 좌·우 양쪽으로 난소를 향한 가는 10 cm 관이며, 난관체는 난관 끝 부분 팽대부에 깔대기 모양으로 배란 시기에 난소를 덮어 한쪽 난소에서 배출된 난자를 유입한다. 자궁(uterus)은 방광과 직장 사이에 있는 서양배 모양의 빈 주머니이다. 자궁강은 두꺼운 근층에 둘러싸인 빈 공간으로 삼각형 모양인데, 윗부분은 좌·우 난관에 연결되어 있고 아랫부분은 외자궁구–질과 연결되어 있다. 자궁강을 둘러싼 자궁내층을 자궁내막이라 하는데 스테로이드 호르몬의 작용으로 주기적인 변화를 겪으며 월경으로 인한 출혈이 일어나거나 수정된 난자가 착상되는 곳이기도 하다[그림 12-5]. 질(vagina)은 질구에서 자궁구까지 연결한 8~10 cm 관으로 내막은 주름 형태의 점막이며, 강한 산성이고 신축성이 크다.

1) 여성호르몬

여성호르몬인 에스트로겐과 프로게스테론은 난소 발달, 배란, 황체 발달을 주도하며, 월경생리주기에 따라 분비량이 변화하며 [표 12-1] 같은 역할을 한다.

표 12-1 에스트로겐과 프로게스테론

에스트로겐	프로게스테론
• 난포 호르몬으로 테스토스테론 작용과 유사 • 성 기관(내외 생식기 및 유방) 발달 촉진, 황체 발달, 난소성숙 촉진에 기여 • 황체 호르몬과 함께 배란과 월경주기 유지 • 2차 성징을 발현하며, 골격 성장, 혈관 발달, 수분 저류 촉진, 체단백질 증가, 체지방 증가, 혈장 콜레스테롤 저하에 기여	• 에스트로겐 작용과 유사하나 미약 • 자궁근 성장, 유방의 선조직 발달, 질 상피세포 조직 유지, 자궁내막 증식에 기여

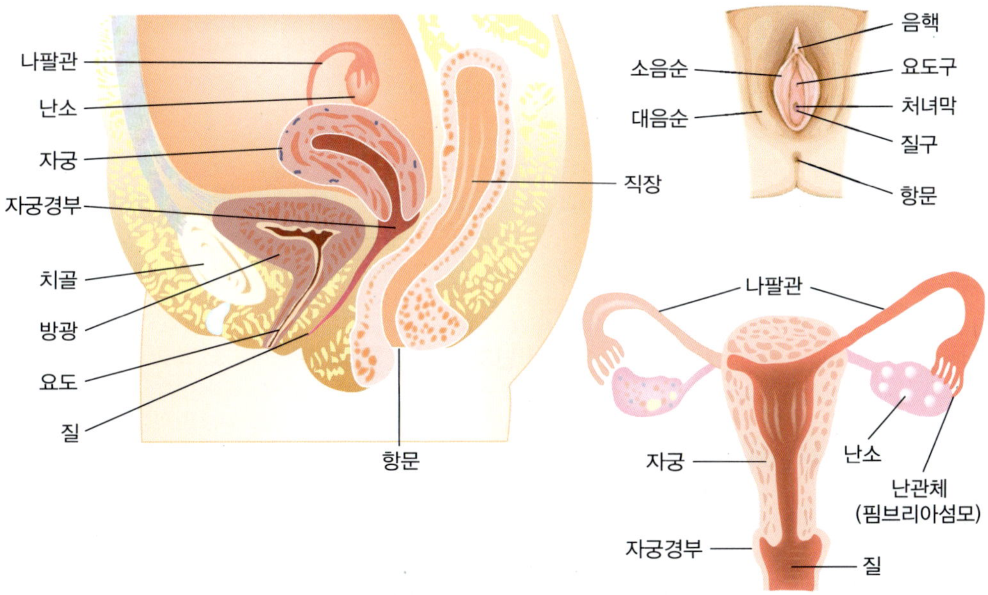

[그림 12-5] 여성생식기관의 구조

2) 난자 형성

태아기에 난소에서 생성된 난원세포의 일부가 성숙되어 1차 난모세포가 되고 나머지는 퇴화한다. 1차 난모세포는 사춘기 때는 40~50만 개가 존재하지만 대부분이 사춘기 이후 생식기를 거치면서 변성하여 배란되어 수정할 기회를 가질 수 있는 것은 약 400개 정도이다. 여성은 폐경기 전까지 약 30년 동안 하나하나씩 순차적으로 성숙한다[그림 12-6].

성숙된 난자는 월경 후 14일째에 성숙된 난포가 파열되면서 배란이 일어난다. 배란 후 난포는 황색조직인 황체가 되어 2주간 지속되다가 수정되지 않으면 백체가 된다[표 12-2].

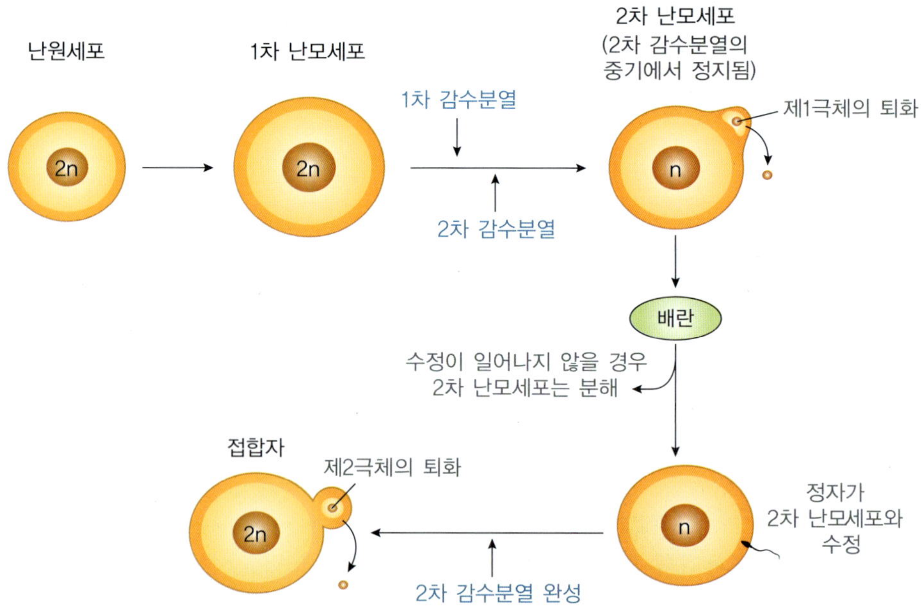

[그림 12-6] **난자의 형성 과정**

표 12-2 난자의 형성과 배란

태아기	난원세포(40만 개 이상)의 유사분열 → 1차 난모세포(염색체, 46개)
사춘기 이후	1차 난모세포의 감수분열 → 2차 난모세포(염색체, 23개) 발생(400개) 2차 난모세포의 성숙 → 성숙 난포 → 포상 난포(0.2 mm)
배란 이후	난포 → 황체 황체는 2주 정도 지속되면서 프로게스테론, 에스트로겐 분비 난자를 수정하지 않으면 황체 → 백체(결합조직)

3) 월경의 주기적 변화

월경주기는 약 28일로, 사춘기에서 폐경기까지 난자의 성숙, 배란, 자궁내벽의 주기적 변화가 발생한다. 월경 개시 직후 시상하부에서 난포 자극호르몬 방출호르몬(GnRH)을 분비하면 뇌하수체에서 난포 자극호르몬(FSH)이 분비되어 난소에서 난포의 성숙이 이루어진다. 성숙한 난포는 난포호르몬인 에스트로겐을 분비하여 난포 성숙과 배란을 촉진하고 자궁내막에 작용하여 자궁내막을 증식시킨다[그림 12-7].

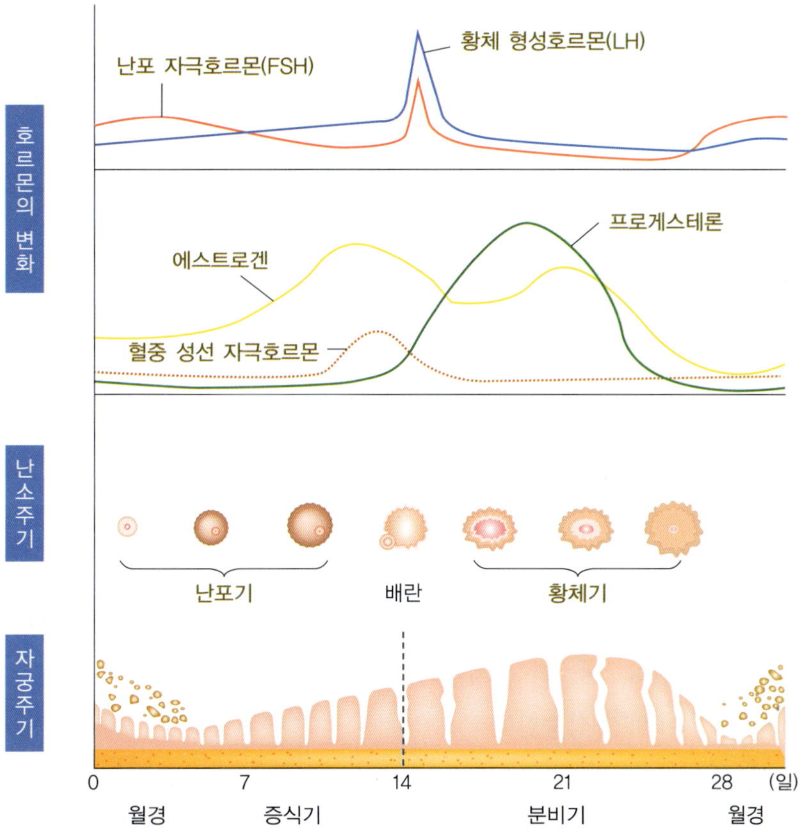

[그림 12-7] **월경주기에 따른 호르몬 변화**

시상하부와 뇌하수체는 혈중 에스트로겐 농도 증가에 자극받아 황체 형성호르몬(LH)을 분비하고, 황체 형성호르몬은 난포를 자극해 배란을 촉진한다. 배란 후 난포는 황체를 형성하여 프로게스테론과 에스트로겐을 분비한다. 황체호르몬인 프로게스테론이 분비되면 자궁내막은 수정란이 착상하기에 적합하게 된다.

임신되지 않으면 황체가 퇴화되면서 프로게스테론의 분비가 중단되고 자궁내막이 탈락되어 배출되는 것이 월경이다. 에스트로겐과 프로게스테론의 분비가 중단되면 뇌하수체 전엽은 자극을 받아 난포자극호르몬을 분비하여 새로운 난포발육을 시작한다[표 12-3].

표 12-3 월경 주기별 변화

월경주기	약 28일	
호르몬 변화	난포자극호르몬 → 에스트로겐 분비 촉진 황체형성호르몬 → 프로게스테론 분비 촉진	
난소주기	난포 성숙 → 배란 → 황체 형성 → 황체 퇴화	
자궁내막의 변화	증식기	월경 시작 후 5~14일, 에스트로겐의 작용으로 자궁내막이 점차 비후, 자궁샘 발달
	분비기	월경 시작 후 15~28일, 프로게스테론의 작용으로 자궁내막과 자궁샘 더욱 발달, 수정란 착상에 적합한 상태
	박탈 및 재생기	월경출혈기, 비후된 자궁내막 탈락

3. 임신

1) 임신의 단계

(1) 정자와 난자의 이동

정자는 사정 30분 후에 자궁강에 도달하며, 난자는 배란 1~2시간 후 난관으로 이동하여 12~24시간 생존한다. 배란은 월경주기의 중간인 14일째에 일어나며 성숙된 난자를 배출하며, 기초체온이 약간 상승한다.

(2) 수정과 착상

난소에서 배란된 난자는 그 둘레에 많은 과립세포가 둘러싸고 있는 상태인 2차 난모세포 형태로 배출하여 나팔관과 수란관 사이에서 정자를 만나 수정된다. 정자에서 분비하는 히알루로니다아제(hyaluronidase)에 의해 정자가 난포막에 구멍을 형성하여 정자의 머리가 난포 세포질에 함입한 뒤 난자와 정자의 핵이 결합한다. 히알루로니다아제의 결핍은 남성불임의 원인이다. 수정이 되면 수정란 주변에는 난황막이 형성되어 더 이상 다른 정자들은 난자 속으로 들어갈 수 없게 된다. 수정란이 자궁에 도달될 무렵에는 세포수가 16개 또는 32개가 되고, 이때부터 세포의 분화가 일어나 약 40주, 280일 후에는 몸무게가 3~4 kg인 태아로 성장한다[표 12-4]. 착상은 수정 후 8~10일, 배란 후 11~12일경에 자궁강에 도달하며, 이때 수정란이 트립신을 분비하여 자궁내막을 녹이고 자궁 상피 내에 착상하여 임신이 된다. 임신 가능기간은 월경 시작일로부터 12~16일로 약 5일간과, 정자의 자궁 내 생존 기간인 약 3일을 합하여 8일 정도이다[그림 12-8].

표 12-4 수정 · 착상 후 변화

수정란기	수정 후 약 14일 경과, 착상이 이루어진 시기
배아기	수정 후 2주~10주 사이
태아기	임신 11주 이후 신장, 머리, 목, 구분
5개월째 태아	근육운동 시작(태동)
임신 7개월 이전에 태어난 아기	미숙아
임신 8개월 이전에 태어난 아이	조숙아

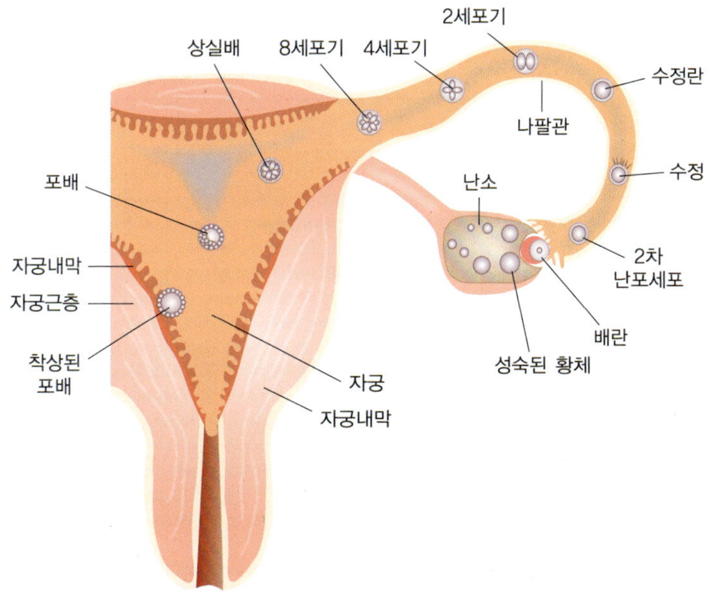

수정란 → 2세포기 → 4세포기 → 8세포기 → 상실배(수정 후 3일째, 16세포기) → 포배 → 착상된 포배(수정 6일째) → 세포 분화(자궁 후벽에 착상)

[그림 12-8] 수정과 착상

2) 임신 시 모체의 신체적 변화

임신 시 자궁과 태반이 발달한다. 자궁체부 조직이 증가하는데, 자궁 안쪽은 태아 성장으로 인한 것이며 자궁벽 쪽은 영양막세포로 태반에 영양을 공급해 주기 위해서이다. 태반은 모체와 태아 사이를 연결해 태아에게 영양분과 산소를 공급하며, 모체로 태아의 노폐물을 운반하여 제거하는 데 관여한다. 태반은 임신을 유지하기 위하여 다양한 호르몬을 분비한다. 수정란이 착상 후 임신 초기에는 융모성 성선자극 호르몬이 분비되며 태반이 형성된 후부터 에스트로겐과 프로게스테론의 분비가 지속적으로 증가하면서 임신을 유지하게 된다[표 12-5, 12-6, 그림 12-9].

표 12-5 임신 유지 관련 호르몬

융모성 성선자극 호르몬	• 황체 호르몬의 작용과 유사 • 수정란의 착상 후 융모막에서 분비 • 임신 초기 분비 증가하다 2~3개월 후 감소
태반 호르몬	• 태반 형성 이후 점자 증가 • 에스트로겐: 자궁내막 증식, 유방 발달, 태아 성장 • 프로게스테론: 자궁근의 수축성 억제, 유산 방지, 임신 지속

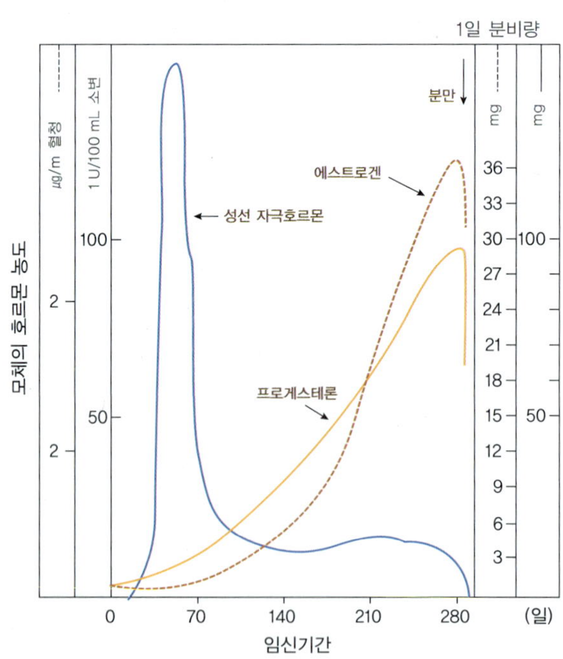

[그림 12-9] **임신 시의 호르몬 농도 변화**

표 12-6 에스트로겐과 프로게스테론의 역할

작용부위	에스트로겐	프로게스테론
자궁	• 자궁내막의 비후 • 자궁근의 흥분성 상승, 특히 옥시토신의 감수성 촉진 • 자궁점막층 내 혈관의 분비 촉진 • 자궁점막 상피세포의 원주화 • 자궁경관에 작용하여 점액 분비 촉진 • 수정 여건 도움	• 자궁근의 흥분성 저하, 특히 옥시토신의 감수성 저하 • 자궁내막을 증식시켜 착상을 도움 • 착상 후 수정란에 영양 공급을 위해 자궁 내막조직 조정
난관	• 흥분성 및 운동성 촉진, 수정란의 이동 도움	• 분비기능에 영향
질 및 기타	• 질 상피세포층의 비후 또는 각화 • 질의 글리코겐 침착 • 질 내용의 산성화 • 유선발육 촉진 • 피하지방의 발달 • 수분, 나트륨의 저류 • 골세포 증식 촉진	• 유선세포 증식 촉진 • 배란 억제 • 배란 후 또는 임신기의 기초체온 상승 • 위장 운동 감소 • 나트륨 배설 증가

임신 시 태아 부속물도 발달하여 탯줄은 태반과 태아를 연결하는 2개의 제대동맥과 1개의 제대정맥이 있고, 그 외 난막(융모막), 양막과 양수가 있다. 양수는 태아, 태반, 탯줄이 들어 있는 점성 용액으로 외부 충격으로부터 보호하고, 태아의 사지 간 유착을 방지하고 분만 시 태아의 자궁경관 통과를 용이하게 한다[그림 12-10].

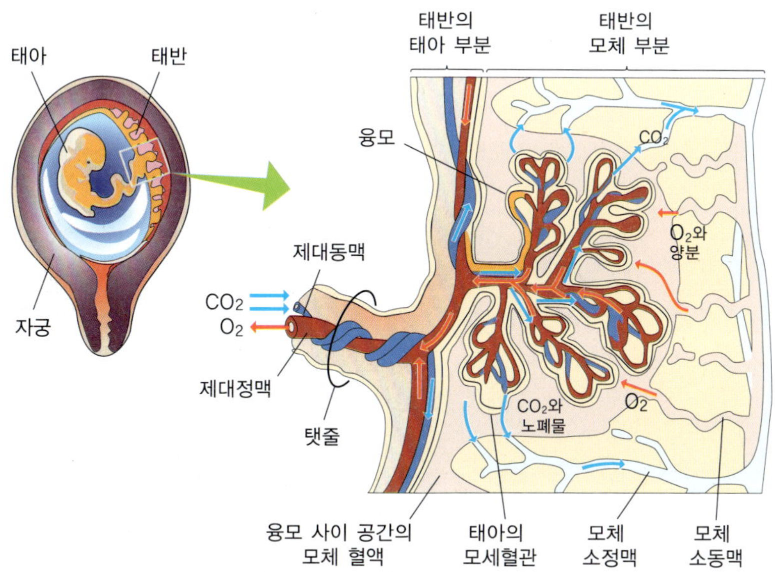

[그림 12-10] **태반의 모형도**

3) 임신 시 모체의 변화 – 생리적 변화

임신 초기에는 에스트로겐과 프로게스테론의 분비 증가로 구토 · 식욕 부진 · 무력증 · 맛감각 변화 등의 입덧을 경험한다. 임신 후기에는 식욕이 증가하고 소화기계 근육의 이완으로 변비가 생기는 경우가 있다.

임신 시에는 심혈관계 기능이 항진하여 심장이 비대해지고 심박출량의 30~50%가 증가하며 하지정맥 울혈이 발생한다. 혈액량은 20~30% 증가하여 생리적 철 결핍증이 나타나며, 혈중 총 단백질, 알부민, A/G비율은 저하하고 콜레스테롤, 중성지방은 증가한다.

또한, 신장 기능의 항진이 나타나 신장 혈류량이 50~85% 증가하고 소변으로 포도당이 손실되며, 임신 말기에는 10배 정도가 손실된다. 소변 중으로 엽산 배출이 증가하고 방광염, 신우염이 자주 발생한다.

4) 임신 시 모체의 변화 – 체중 증가

적정한 체중 증가는 성공적인 임신에 중요한 요소로, 11.5~16.0 kg의 체중 증가가 적정하다고 본다. 임신 중 체중 증가 요인은 태아, 태반, 양수가 1/2, 모체조직 증가분인 자궁, 유방, 지방조직, 혈액, 체액이 1/2을 차지하며, 체중의 증가는 임신 후반에 급격히 이루어진다. 체중 증가 구성 성분은 물 62%, 단백질 8%, 지방이 30%를 차지한다[그림 12-11].

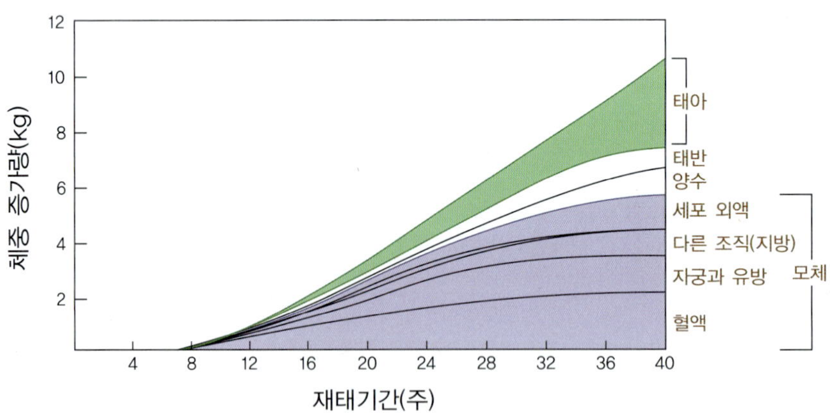

[그림 12-11] 임신 시 체중 증가 요인

5) 태아의 발달

태아의 발달단계 중 수정란기는 수정 후~14일까지의 착상단계로 외배엽, 내배엽이 구성된다. 배아기는 임신 2~10주를 말하며 머리와 4쌍의 지느러미, 꼬리가 생긴다. 태아기는 임신 11주~9개월까지로 조직과 기관이 분화하고 발달한다.

그 이후 출생까지는 조직과 기관이 더 발달하여 태아는 체중이 약 3.3 kg, 신장이 50 cm 정도까지 성장한다[그림 12-12].

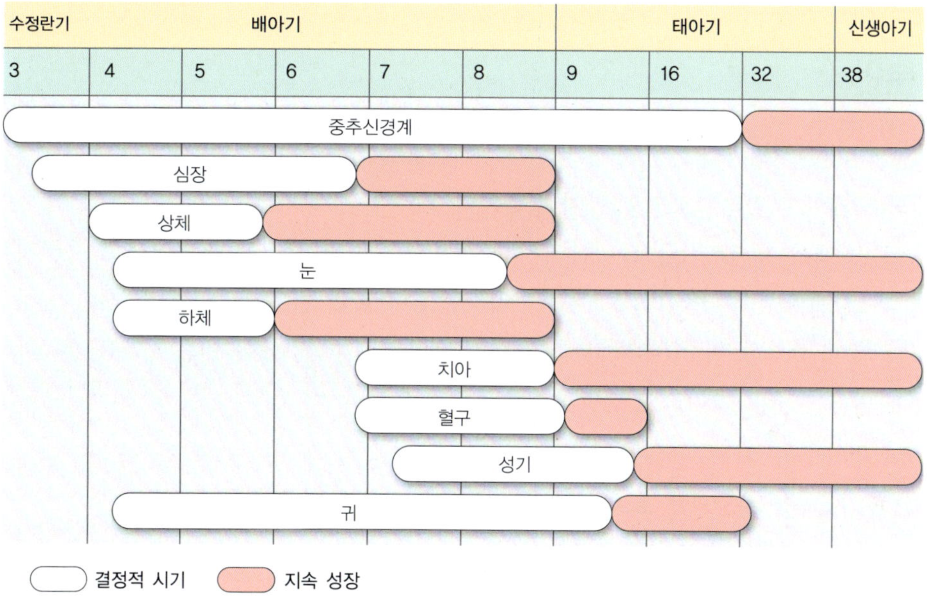

[그림 12-12] **태아기관 발달의 결정적 시기**

6) 태아의 신체 구성성분의 변화

태아의 성장 발달과 함께 태아의 신체 구성성분이 변화하여 수분, 단백질, 지방 함량이 증가한다. 임신 후반부에 들어서면서 태아의 단백질과 무기질 축적량은 지속적으로 증가하며, 지방 축적량은 임신 28주 이후부터 빠르게 증가하는 대신 수분량은 감소한다[표 12-7].

표 12-7 태아의 체구성 성분의 변화

임신기간(주)	체중(g)	수분(%)	단백질(%)	지방(%)	무기질(%)
24	690	88.6	8.8	0.1	2.5
28	1,160	84.6	9.6	3.3	2.4
32	1,830	80.7	10.6	6.3	2.4
36	2,690	77.3	11.4	8.7	2.6
40	3,450	74.0	12.0	11.2	2.8

4. 분만

분만(labor)은 태아와 부속물이 배출되는 과정으로 자궁근이 수축하면서 자궁 경부가 확대되어 태아가 밀려나오고 태반이 배출된다.

뇌하수체에서 옥시토신을 분비하여 자궁근이 수축하면서 진통이 일어나고 자궁경부가 개대 및 확장, 질이 확장된다[표 12-8]. 자궁근 수축력과 빈도가 증가하고 태아가 하강하면서 복압이 증가한 뒤, 양수가 유출되며 태아가 만출한다. 태아 만출 15~30분 후 후산진통에 의해 태반이 박리되어 만출한다[그림 12-13].

표 12-8 분만관련 호르몬 및 기능

분만관련 호르몬	기능
옥시토신(oxytocin)	자궁근육 수축, 젖 분비 촉진
프라스타글란딘(prostaglandin)	자궁 평활근 수축
프로게스테론(progesterone)	임신 초기에는 자궁 수축 억제로 임신 유지 임신 말기에는 혈중 농도가 감소하여 분만 촉진
릴렉신(relaxin)	골반 이완으로 분만 촉진

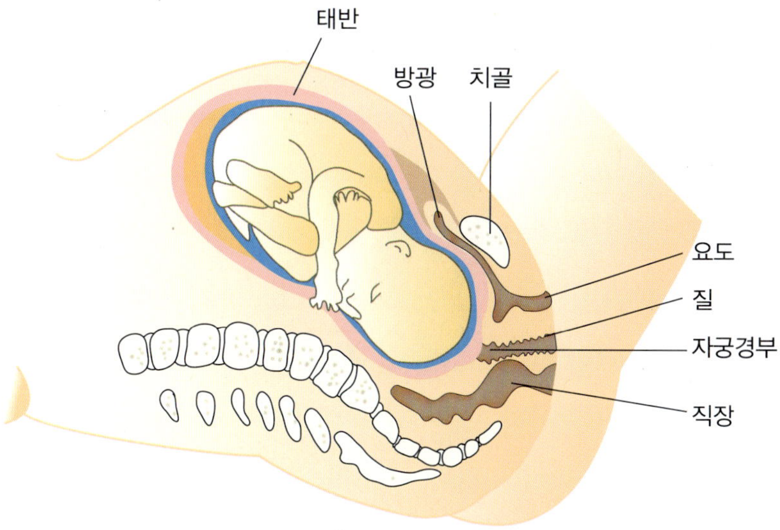

[그림 12-13] 분만 시 태아의 위치

5. 유방

1) 유방의 구조

유방에는 15~20개의 엽이 있고 엽마다 소엽이 발달하며, 소엽은 포도송이 모양의 유포로 구성된다. 유포 주위에 근상피세포가 있고, 미세유관이 모인 유관 15~20개가 유두에 개구되어 있다. 유관 팽대부는 유방륜 근처에 있다[그림 12-14].

2) 유방의 발달

유방은 임신 호르몬의 작용으로 임신 후기까지 발달하는데, 프로게스테론은 유포 수 증가를 촉진하고 에스트로겐은 유관 발달을 자극한다. 프로락틴과 태반 락토겐(lactogen)은 유방의 지방조직을 증가시킨다.

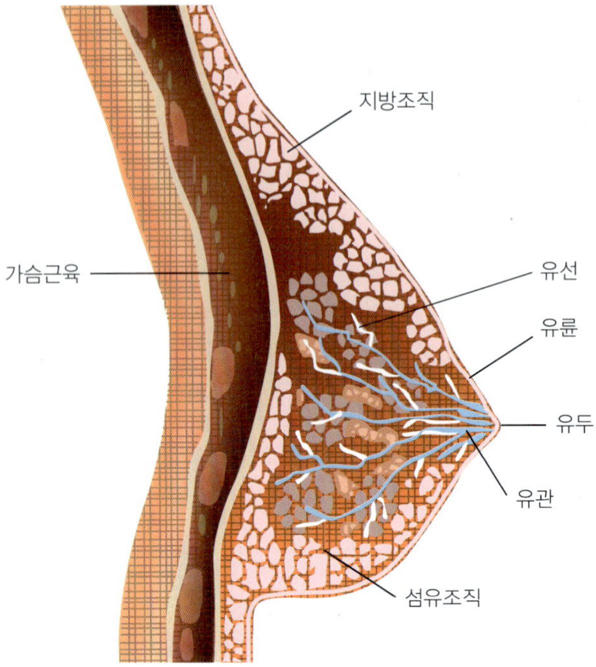

[그림 12-14] **유방의 구조**

3) 유즙 분비

분만 후 프로게스테론과 에스트로겐이 저하되면서 프로락틴의 분비가 증가되고 유즙의 분비가 시작된다. 프로게스테론이 완전히 감소하기까지는 분만 후 2~3일이 걸리므로 그 동안의 유즙 분비량은 소량이다.

초유는 소량(10 mL)으로 분비되다가 점차 증가하며, 10~14일경에는 영아에게 필요한 만큼의 성숙유가 분비된다. 초유는 이행유를 거쳐 성숙유가 되면 하루에 750 mL 정도 분비되어 생후 4~6개월간 영아의 중요한 영양공급원의 역할을 한다.

영아의 젖 빨기 자극이 뇌하수체 전엽에 전달되어 프로락틴을 분비시키고, 프로락틴은 혈류를 통해 유포세포에 도달하여 모유분비세포를 성숙시켜 모유의 합성이 촉진된다.

영아의 젖 빨기 자극이 뇌하수체 후엽에 전달되면 옥시토신 분비를 촉진하여 유포와 유관 주위의 근상피세포를 수축시켜 모유가 유관 아래쪽으로 흘러내려와 유두로 나오게 한다. 옥시토신은 수유부가 불안, 스트레스, 피로, 과음, 흡연 등에 노출되면 일시적으로 분비가 억제되어 유즙 방출을 저해한다[그림 12-15].

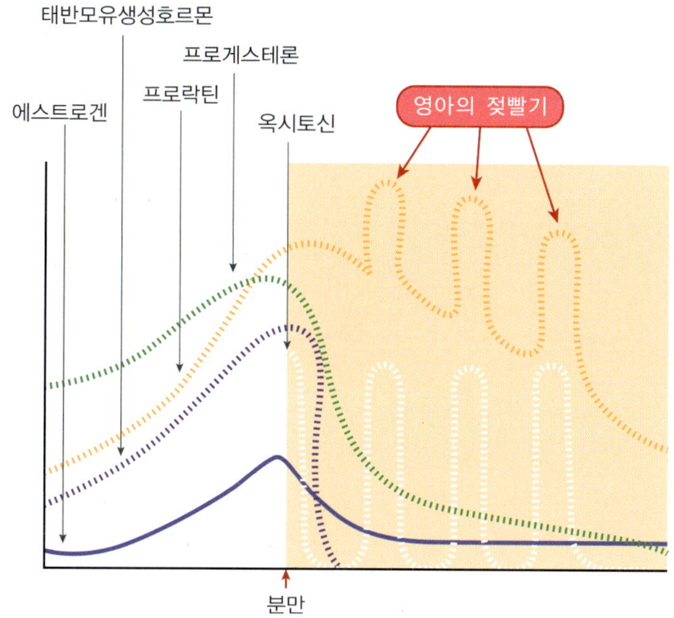

[그림 12-15] **분만과 수유 시 호르몬 분비의 변화**

용어 및 핵심정리

부정소(epididymus)	남성의 생식기관으로 정소의 외부에 헐겁게 부착되어 있고, 정자가 통과하는 동안 성숙됨
정랑(seminal vesicle)	남성의 외분비선으로 정관에 액체를 분비함
사정관(ejaculatory duct)	정자를 정관과 요도 사이에 이동시키는 관
황체(corpus luteum)	배란 후에 형성된 여포 잔유물로서 corpus는 '몸', luteum은 '노란색'을 뜻함
황체기(luteal phase)	황체의 형성이 시작되어 소멸되는 월경주기의 후반 기간
갱년기(perimenopause)	월경이 불규칙하고 FSH가 증가할 때부터 마지막 월경 후 12개월까지의 폐경기 전후 기간
내강(lumen)	관이나 기관 내의 공간
성선자극호르몬 방출호르몬 (gonadotropin-releasing hormone, GnRH)	시상하부에서 분비되어 뇌하수체전엽을 자극하여 성선자극호르몬인 FSH와 LH을 방출하게 함
분만(labor)	자궁수축이 시작되어 태아가 출생하는 과정
착상(implantation)	배아가 자궁벽에 부착되는 과정
포배(blastocyst)	초기 배아 발달과정에서 상실배 다음의 단계

인체생리학

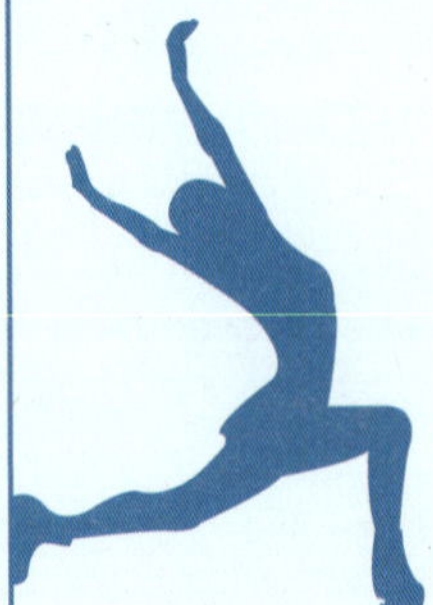

Chapter 13

감각생리

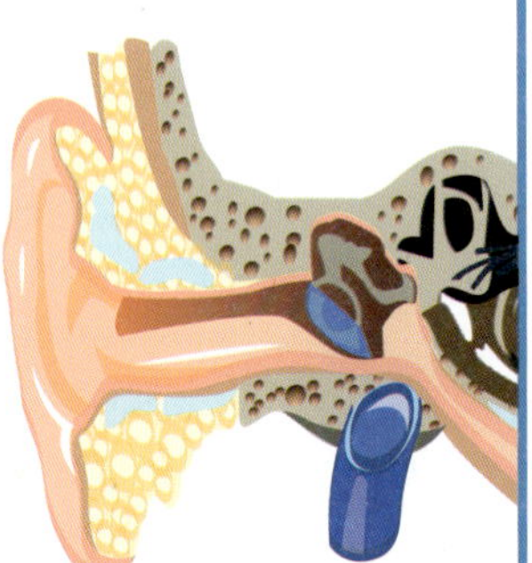

1. 감각의 분류
2. 특수 감각
3. 일반 감각

감각기는 인체 내외에서 일어나는 환경변화의 정보인 자극을 직접 받아들이는 수용체를 말한다. 감각기가 자극을 인식하기 위해서는 감각기가 수용한 흥분으로 활동전위가 발생하고 그 활동전위가 감각신경을 통해 대뇌피질이나 척수 등의 중추신경계에 전달되어야 한다. 전달된 감각정보를 대뇌피질의 연합영역에서 통합 지각에 의해서 인지 · 분석하여 그에 대한 반응 정보를 운동신경을 통해 효과기로 보내 신체가 적절히 반응하게 한다. 척수에 도달한 감각 정보는 반사궁을 형성하여 반사를 일으키기도 하고 대뇌피질로 전달되기도 한다.

1. 감각의 분류

감각에는 특수 감각에 해당하는 시각, 미각, 후각, 청각, 평형 감각이 있고, 일반 감각에 해당하는 체성 감각과 내장 감각이 있다. 체성 감각에는 피부 감각인 촉각, 통각, 온각, 냉각과 심부 감각인 근육의 신장, 장력, 관절의 위치와 운동이 있다. 내장 감각에는 혈압, 삼투압, 체온, pH, 혈당, 기체분압 등이 있다[표 13-1].

감각기에는 반응 특성이 있어서 신경세포 고유의 특성을 보인다. 감각기는 역치 이상의 자극에서만 반응해 활동전위를 발생하는 실무율의 특성을 가진다. 역치는 감각기에 따라 차이가 나며 역치가 낮을수록 예민한 감각기이다. 그러나 자극의 빈도와 크기에 따라 활동전위의 발생빈도가 증가하고 자극 강도도 강화되는데, 이는 많은 세포가 모여 있기 때문이다. 감각기의 특성 중에는 지속적인 자극에 활동전위의 발생빈도가 저하되고 자극 강도가 약화되는 순응이 있는데, 이는 외부 환경에 익숙해지는 과정이다.

베버의 법칙(Weber's law)

감각기가 첫 자극 이후 변화를 느끼려면 일정 비율 이상 변화된 자극을 받아야 한다는 법칙으로 순응과는 다른 현상이다. 베버상수는 첫 자극에 대해 자극의 변화를 느낄 수 있는 자극의 세기의 차이이며 낮을수록 예민한 감각기이다.

베버상수를 비교해 보면 후각 > 시각 > 청각 > 미각 순으로 예민한 감각기이다.

- 베버상수(K) = $\frac{\text{나중 자극의 세기(S2)} - \text{처음 자극의 세기(S1)}}{\text{처음 자극의 세기(S1)}}$
- 후각의 베버상수: 1/200
- 시각의 베버상수: 1/100
- 청각의 베버상수: 1/17
- 미각의 베버상수: 1/16

표 13-1 감각의 종류와 감각수용체

<table>
<tr><th colspan="3">분류</th><th colspan="2">감각의 종류</th><th>감각기(수용체)</th></tr>
<tr><td colspan="3" rowspan="6">특수 감각</td><td colspan="2">시각</td><td>눈(망막의 간상세포와 원추세포)</td></tr>
<tr><td colspan="2">청각</td><td>귀(달팽이관의 유모세포)</td></tr>
<tr><td colspan="2">후각</td><td>코(비강의 상피세포)</td></tr>
<tr><td colspan="2">미각</td><td>혀(미뢰)</td></tr>
<tr><td rowspan="2">평형감각</td><td>회전 감각</td><td>귀(반고리관)</td></tr>
<tr><td>몸의 기울기</td><td>귀(전정기관)</td></tr>
<tr><td rowspan="14">일반감각</td><td rowspan="7">체성 감각</td><td rowspan="4">피부 감각
(표면 감각)</td><td colspan="2">촉각-압각</td><td>파치니소체, 마이스너소체</td></tr>
<tr><td colspan="2">온각</td><td>루피니소체</td></tr>
<tr><td colspan="2">냉각</td><td>크라우제소체</td></tr>
<tr><td colspan="2">통각</td><td>자유신경말단</td></tr>
<tr><td rowspan="3">심부 감각
(고유 감각)</td><td colspan="2">관절의 위치와 운동</td><td>관절의 루피니소체</td></tr>
<tr><td colspan="2">근의 신장</td><td>근방추의 신경말단</td></tr>
<tr><td colspan="2">건의 장력</td><td>건방추의 신경말단</td></tr>
<tr><td colspan="2" rowspan="7">내장 감각</td><td colspan="2">혈압</td><td>경동맥동과 대동맥궁의 압력수용체</td></tr>
<tr><td colspan="2">혈액 O_2 분압</td><td>경동맥소체, 대동맥소체의 화학수용체</td></tr>
<tr><td colspan="2">혈액 CO_2 분압</td><td>연수 호흡중추</td></tr>
<tr><td colspan="2">혈액 삼투압</td><td>시상하부</td></tr>
<tr><td colspan="2">혈당 농도</td><td>췌장 β세포, 시상하부</td></tr>
<tr><td colspan="2">체온</td><td>시상하부</td></tr>
<tr><td colspan="2">혈액 pH</td><td>연수</td></tr>
</table>

2. 특수 감각

특수 감각을 만들어 내는 감각기관은 고도로 특수화되어 있다.

1) 시각

시각의 주요 감각기관인 눈은 매우 복잡한 기관이다. 눈은 외부로부터 보호받기 위한 수용체층, 빛을 모아 수용체층에 초점을 맺는 렌즈 시스템과 수용체에서 뇌로 자극을 전달하는 신경계로 구성된다[그림 13-1, 표 13-2].

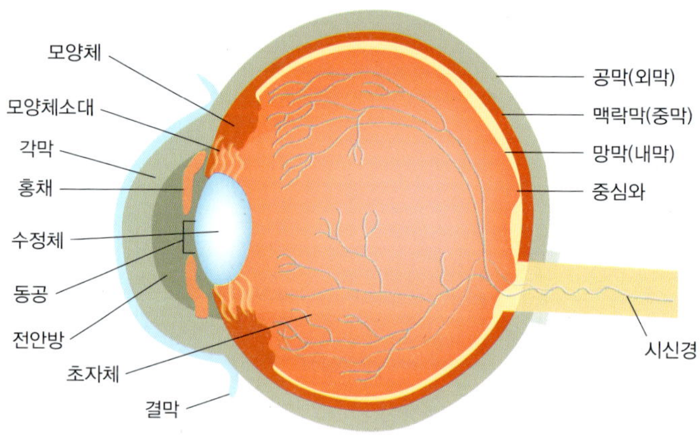

[그림 13-1] 눈의 구조

표 13-2 안구의 구조와 기능

구조		위치	기능
외막층	공막	안구의 바깥층	안구의 지지와 방어
	각막	안구의 앞 표면	빛의 전달과 굴절
	결막	각막의 앞쪽을 둘러싸는 막	각막 보호
중막층	맥락막	안구의 중간층	암상자 역할
	모양체	맥락막의 앞부분, 조절근	수정체의 지지와 두께 조절
	모양체소대	모양체와 수정체 사이	모양체근육에 따라 수축 · 이완하여 수정체의 두께 조절
	홍채	모양체와 연속된 안구의 앞부분	동공의 크기 조절, 들어가는 빛의 양 조절
	동공	홍채의 가운데 구멍	빛을 안구 내로 통과시키는 구멍

내막층	망막	안구의 내층	상이 맺히는 곳, 신경자극 전달, 간상세포와 원추세포 존재
수정체		홍채 뒤쪽, 모양체에 의해 지지	렌즈 역할, 원근에 따른 빛의 굴절 조절
전안방		각막과 홍채, 홍채와 수정체 사이	각막과 홍채의 형태 유지
초자체		수정체와 망막 사이	투명한 젤리 형태, 안구의 형태 조절, 빛의 굴절

(1) 망막의 세포 구성

망막 구성 세포에는 간상세포, 원추세포가 있다. 간상세포는 어두운 곳에서 형태를 구별하는데, 어두운 곳에서는 동공이 확대되면서 간상세포 내에서 로돕신(rhodopsin)의 합성이 증가한다. 로돕신은 감광색소로, 비타민 A인 레티날과 단백질 부분인 옵신이 결합한 것으로 빛을 쬐면 탈색 · 분해되고 어두운 곳에 들어가면 합성이 증가되어 사물의 형태를 구별할 수 있게 한다.

원추세포는 밝은 곳에서 형태와 색을 감지하는데, 비타민 A와 포톱신이 결합한 요돕신(iodopsin)을 함유하고 있다.

(2) 시각 생리

인간의 눈은 가시광선 스펙트럼의 에너지를 시신경의 활동 전위로 변화시킨다. 일반적으로 가시광선 파장의 범위는 400 mm(보라)~700 mm(빨강)이다. 물체의 상은 렌즈를 통해 망막에 맺혀지고, 망막에 도달한 광선은 수용체 세포에 활동 전위를 발생시킨다. 망막에 도달한 전기자극이 대뇌피질 후두엽에 있는 시각영역에 전달되어 영상을 분석하거나 물체를 인식한다[그림 13-2].

물체에서 반사되어 안구에 들어온 광선은 수정체에서 굴절이 조절되어 망막에 상을 맺게 된다. 가까운 곳의 물체를 볼 때는 모양체근이 수축하여 모양체 소대가 이완되면서 수정체가 두꺼워지므로 빛의 굴절률이 커지게 된다. 반대로 먼 곳의 물체를 볼 때에는 모양체근이 이완되며 모양체 소대가 수축하여 수정체가 얇아지면서 빛의 굴절률이 작아지게 된다[표 13-3, 그림 13-3].

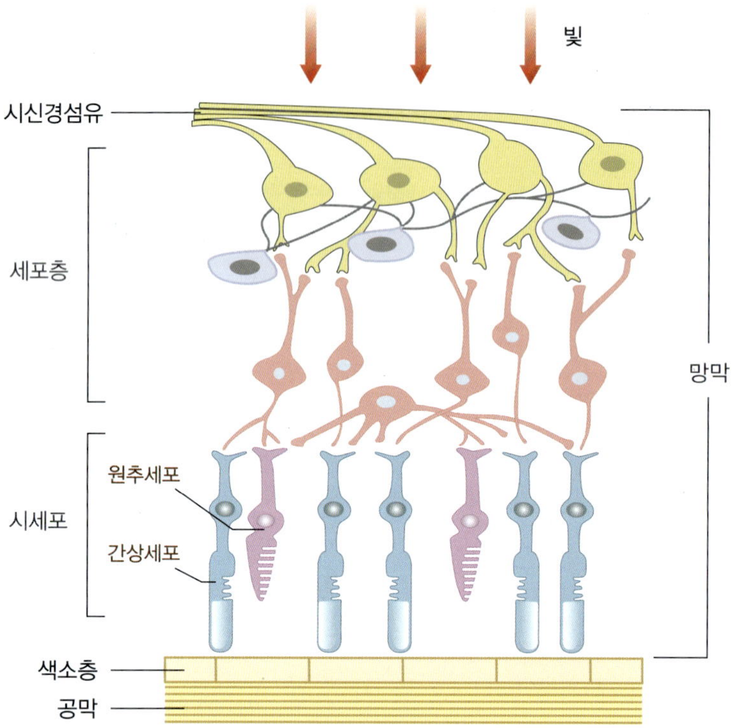

[그림 13-2] **망막과 시세포**

인체는 망막에 선명한 상을 맺을 수 있도록 수정체의 굴절력을 조절할 수 있는 조절 능력이 있는데 이 조절 능력에 이상이 있는 눈을 부정시라 하며 근시, 원시, 난시 등이 있다.

근시는 안구의 모양이 변하여 안구 축의 길이가 길어지거나 수정체가 너무 볼록해져서 굴절률이 커져 물체의 상이 망막보다 앞에 맺히는 현상으로 굴절률을 감소시켜 빛을 발산하는 오목렌즈로 교정하여 준다.

표 13-3 눈의 원근 조절작용

보는 거리	모양체근	모양체소대	수정체	빛의 굴절
가까운 곳	수축	느슨해짐	두꺼워짐	커짐
먼 곳	이완	팽팽해짐	납작해짐	작아짐

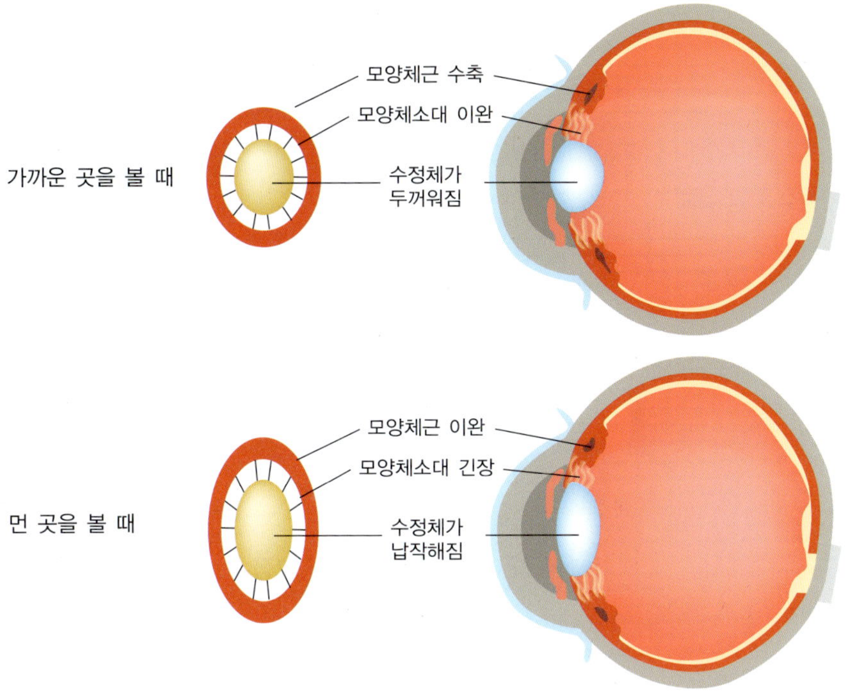

[그림 13-3] **안구의 원근 조절**

원시는 근시와 반대로 안구의 축이 짧아지거나 수정체의 수축이 제대로 일어나지 않아 빛의 굴절이 이루어지지 않은 경우 물체의 상이 망막보다 뒤에 맺히는 현상으로 빛의 굴절률을 증가시켜 주는 볼록렌즈로 교정하여 준다[그림 13-4]. 난시는 각막 또는 수정체의 두께가 일정하지 않아 초점이 1개 이상 맺히는 현상으로 원주렌즈로 교정한다.

한 눈으로 보면 세상은 양쪽 눈으로 보는 것보다 좁게 보인다. 눈으로 한 점을 주시하였을 때에 그 눈이 볼 수 있는 범위를 시야라고 한다. 물체가 명확히 보여도 시야가 좁아지면 외부 환경과의 위치관계가 파악되지 않아 행동에 제한을 받는다[그림 13-5].

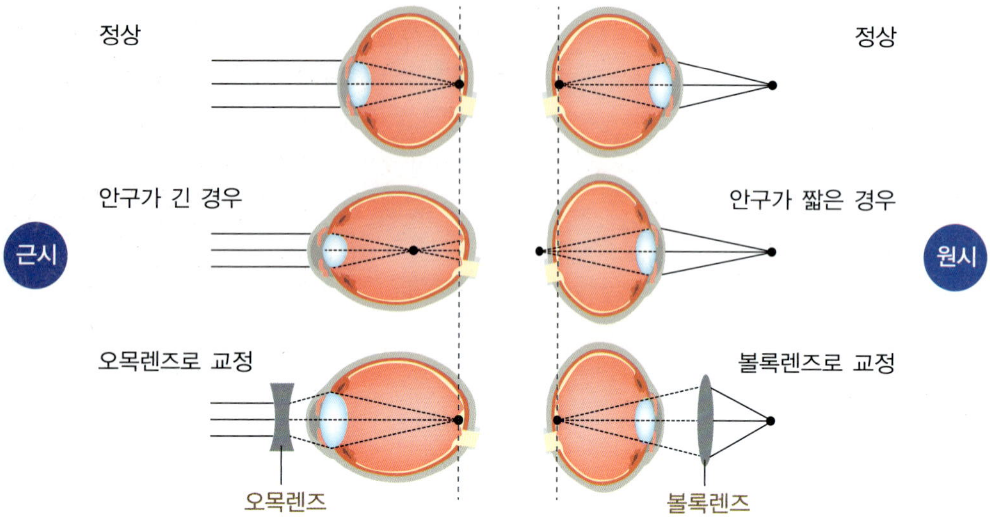

[그림 13-4] 근시와 원시의 교정

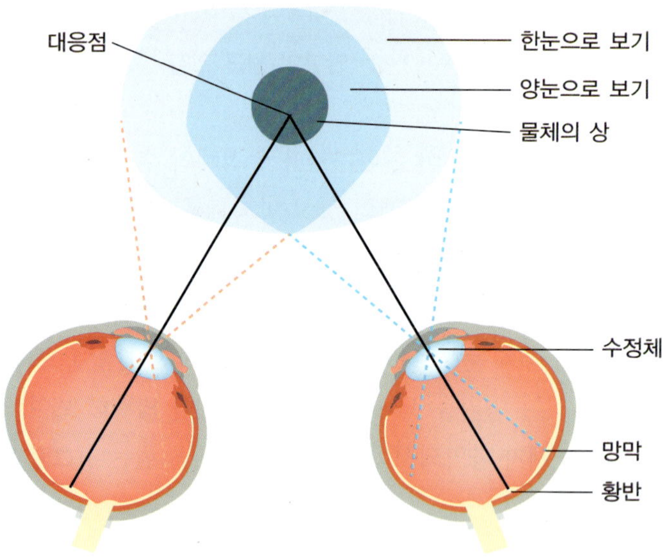

[그림 13-5] 시야

수정체와 관련된 눈의 이상 증상

- **노안(presbyopia)**: 나이가 들면서 수정체의 탄성이 줄어들어 가까운 물체를 보기가 어렵게 되는 현상이다. 볼록렌즈로 보정한다.
- **백내장(cataract)**: 노화가 진행되면서 수정체가 혼탁해지는 증상이다. 수정체 표면에 새로운 세포들이 형성되면서 오래된 세포들이 수정체 안쪽으로 들어가 중심부의 밀도가 높아지고 딱딱해지면서 색깔도 노란색에서 검은색으로 변해 간다. 혼탁한 수정체는 수술로 제거하고 인공렌즈를 이식하거나 보정안경을 사용하여 시력을 보정한다.
- **녹내장(glaucoma)**: 안압의 증가에 의해 망막세포들이 죽는 질환으로 실명의 원인이 된다. 안방수는 특수 혈관 조직에서 지속적으로 생성하고 각막 모서리에 있는 관을 통해 빠져나가는데, 이 용액이 제거되는 속도보다 만들어지는 속도가 더 빨라 안구 내의 액체가 많아지면 안압이 높아지는 현상이 일어난다.

굴절력과 디옵터

수정체와 주초점 사이의 거리를 주초점거리라 하며, 수정체의 굴절력은 디옵터(diopter,D)로 측정하는데, 디옵터란 미터로 표시한 주초점거리의 역수이다. 그러므로 0.25 m의 주초점거리의 수정체 굴절력의 1/0.25, 즉 4디옵터이다. 먼 곳을 보다가 가까운 곳의 물체에 초점을 맞추기 위해서는 수정체의 굴절률을 크게 해야 한다. 즉, 먼 곳을 보다가 20 cm 앞에 있는 책을 읽으려면 수정체의 굴절률이 '1/0.2 cm = 5D'로 커져야 한다. 이처럼 가까운 곳의 물체를 보기 위해 굴절률을 높이는 것을 근점 조절(near accommodation)이라 하고, 먼 곳을 보기 위해 굴절률을 낮추는 것을 원점 조절(far accommodation)이라고 한다. 나이가 들수록 수정체의 탄성이 줄어들므로 근점 조절에 대한 수정체의 조절력도 낮아진다. 10세 때의 조절력은 약 10 D(근점거리가 약 7 cm이므로)이지만, 60세가 되면 근점거리가 1 m 정도로 멀어지므로 조절력은 1 D 이하가 된다.

색약과 색맹

- **색약**: 세 가지의 원추세포를 모두 지니고 있으나, 원추세포의 일부가 기능적으로 부실하여 해당하는 색깔이 다른 색깔과 섞여 있을 때 그 색깔을 구별하지 못하는 증상이다.
- **색맹**: 한 가지 이상의 원추세포가 없어서 색을 구별하지 못하는 증상을 말한다. 색을 전혀 구별하지 못하는 것을 전색맹, 빨강과 초록을 구별하지 못하는 적록색맹(가장 흔함), 파랑과 노랑을 구별하지 못하는 것을 황청색맹이라 한다. 유전에 의해 생기며 주로 남자에게서 나타난다.

2) 청각

귀는 외이, 중이 및 내이의 세 부분으로 구분되며[그림 13-6], 각 부분의 역할은 [표 13-4]와 같다.

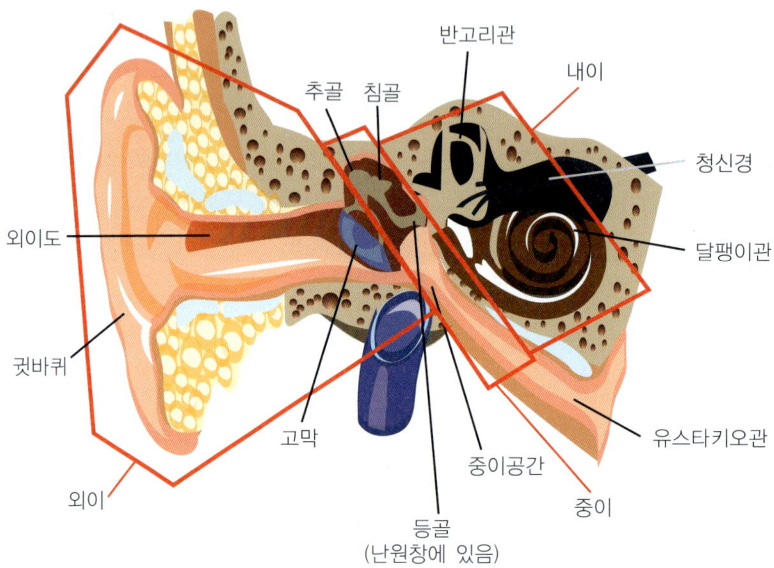

[그림 13-6] 귀의 구조

표 13-4 귀의 내부구조와 역할

외이	귓바퀴에서 고막 사이 S자 모양으로 소리를 모으고 소리에 진동한다. • 귓바퀴: 소리를 모아 외이도로 전달 • 외이도: 소리를 고막으로 전달, 섬모와 귀지선이 있음(이물질 침입 방지, 고막 보호) • 고막: 소리에 진동하며, 진동을 귀 속뼈에 전달
중이	고막의 진동을 증폭해 내이로 전달한다. • 고실: 3개의 이소골 존재(추골, 침골, 등골), 진동을 10~20배 확대하여 난원창으로 전달 • 유스타키오관(중이관): 중이와 목구멍 연결, 중이 내기압과 신체 외부기압을 동일하게 조절하는 역할
내이	림프액으로 채워져 있는 다양한 관들로 구성되어 청각과 평형감각을 유지한다. • 전정기관(난원창): 음파 진동을 전정의 림프액에 전달, 이석의 작용으로 머리의 위치 감지 • 달팽이관(청각수용체): 유모세포(청각세포) + 코르티기관(청각신경 분포) • 반고리관(평형감각수용체): 림프액의 움직임으로 운동과 회전 감지

(1) 소리의 감각

소리는 공기전도와 골전도를 통해 느낄 수 있다. 공기전도(aeroconduction)의 감지 가능 진동수는 동물의 종에 따라 다른데, 인체는 20~20,000 Hz 범위를 감지한다. 공기의 진동은 너무 낮아 감지하지 못하고, 초음파는 너무 높아 감지하지 못하지만 피부의 촉각이나 압각으로 감지하기도 한다. 골전도(osteoconduction)는 소리를 내는 물체가 두개골에 직접 접촉하는 경우로 소리가 뼈를 통해 내이로 전달된다.

(2) 평형감각

내이의 평형감각은 중력의 변화와 관성을 감지하여 내부 환경을 일정하게 유지하기 위한 자세를 취해 신체를 안정되게 한다. 내이의 두 개의 주머니(난형낭과 구형낭)로 이루어진 전정기관과 세 개의 반원형관으로 이루어진 반고리관이 평형 및 회전 감각에 관여하는 기관이다[그림 13-7].

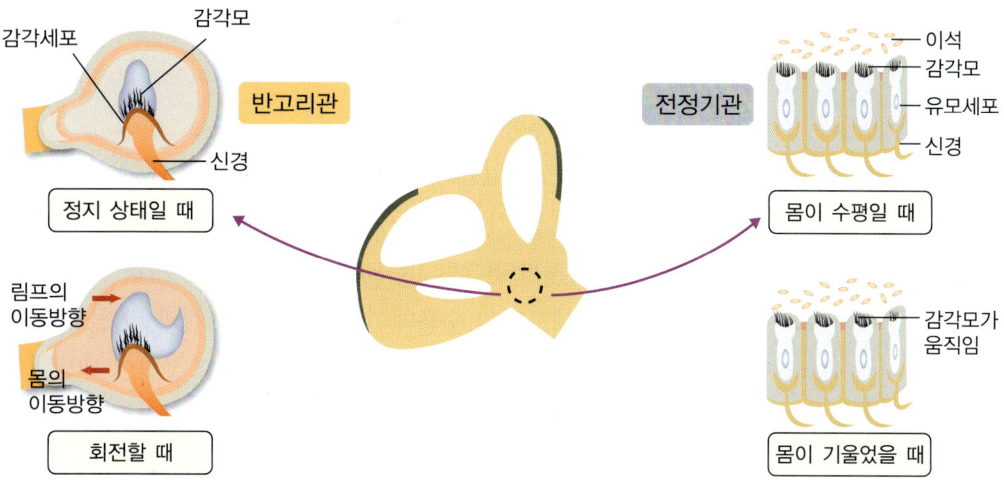

[그림 13-7] 평형기관의 작용

① 메니에르병(Menieres disease): 청각과 평형감각을 동시에 소실하는 증상

메니에르병에 걸리면 현기증과 귀울림(이명)현상이 장기간 자주 반복되며 몸의 균형을 잃거나 구토까지 보이는 증세가 지속적으로 나타난다. 달팽이관과 반고리관이 있는 내이의 압력이 증가하면서 생기는 청각과 전정기관의 질환으로, 관에 차 있는 림프액의 흡수와 재충전 과정에 이상이 생겨 구조물들이 비정상적으로 확대되기 때문에 발생한다. 결국 청각과 전정기능의 이상이 생기고 영구적으로 청력을 소실한다. 경우에 따라서는 치료하지 않고서도 일정 기간이 지난 후에 사라지기도 하지만 많은 경우 영구적으로 진행된다.

② 비행기에서 이륙하면 귀가 멍해지는 증상

비행기의 고도가 높아지면서 외이와 외이도의 압력은 변하지만 중이의 압력은 그대로 있으므로 중이와 외이 사이에 압력 차이가 발생하면서 고막이 늘어남으로써 느끼게 되는 현상이다. 이때 하품을 하거나 침을 삼키면 유스타키오관이 열려 외부와의 공기 출입이 이루어져서 중이의 압력이 외부와 같아지면서 외이와 중이의 압력이 동일해져 귀가 멍한 증상이 사라진다.

③ 보청기와 인공 달팽이관

보청기는 들어오는 소리의 음파를 증폭시켜 외이도로 큰소리를 전달하는 장치이다. 청각기의 심각한 손상에 의해 보청기가 난청을 해결할 수 없을 때 인공달팽이관(와우관) 이식을 통해 청각을 기능적으로 회복할 수 있다. 인공 달팽이관은 소리에 반응하여 약한 전류로 직접 청각신경을 자극해 음향 신호를 대뇌로 전달하게 한다.

3) 미각

미각을 감지하는 화학수용체는 혀 표면에 있는 유두라는 작은 돌기의 벽에 위치해 있는 미뢰(맛봉오리)이다. 미뢰는 미각수용체를 가진 미각세포와 지지세포로 이루어져 있고, 미뢰의 종류에 따라 각기 다른 맛을 감지한다[그림 13-8]. 미각의 기능은 구강 내의 수용성 물질 분자가 미뢰와 접촉하면 미각세포막의 수용체인 미각결합단백질과 맛 물질이 결합하고, 미각 세포막에 존재하는 G-단백질을 활성화시켜 미각세포가 흥분하여 대뇌피질의 미각영역에 전달하는 것이다[표 13-5]. 기본 맛은 단맛, 신맛, 짠맛, 쓴맛의 4가지이며 감칠맛에 해당하는 우마미(umami)가 있다. 감칠맛은 다시마 끓인 물, 버섯, 장류, 멸치, 쇠고기, MSG 등에 함유된 맛으로 핵산에 의해 강화된다.

(1) 미각의 특성

미각은 개인차가 크고, 환경의 영향을 받는다. 짠맛의 경우 17~42℃ 사이에서 직선적으로 증가하다 그 이상의 온도에서는 감소한다.

(2) 맛을 느끼게 하는 성분들

① 단맛: 물에 잘 녹는 당류와 그 유도체, 글리세롤에 의해 단맛의 자극을 받는다.

② 신맛: 주로 산(수소이온)에 의해 자극받으며, 신맛의 강도는 물질에 들어 있는 수소 이온의 농도에 비례한다.
③ 짠맛: 주로 물에 녹은 이온화된 무기염류에 의해 자극을 받으며, 소금의 나트륨 이온(Na^+)과 같이 양전하를 띤 이온들과 관계가 있다.
④ 쓴맛: 대부분은 유기화합물이고 마그네슘과 칼슘의 무기염도 쓴맛을 낸다.

(3) 맛의 대비

단맛 이후 신맛이 강화하고 단맛에 짠맛을 첨가하면 단맛이 강화한다. 예로 단팥죽을 만들 때 설탕을 넣다가 마지막에 소금을 약간 넣으면 단맛이 더 강해지고, 동일한 설탕물이라도 온도에 따라 단맛의 느낌이 다르다.

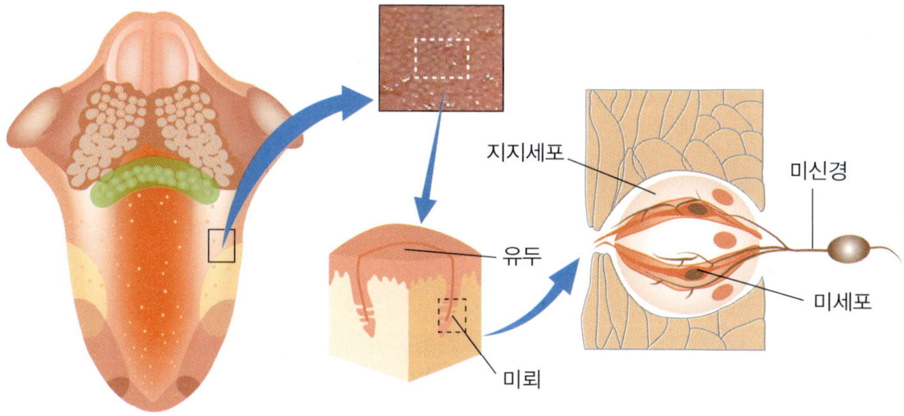

[그림 13-8] 혀의 구조와 미각신경

표 13-5 미각의 감지

미각지배 신경	혀의 앞쪽 2/3 부분 미각: 설신경→ 고삭신경→ 안면신경(제7뇌신경)
	혀의 뒤쪽 1/3 부분 미각: 제9뇌신경(설인신경)
미각수용체(미뢰, taste bud): 미각세포와 지지세포로 구성, 미뢰는 유두내에 존재	유곽유두(윤상유두): 분계구의 바로 앞에 존재, 8~12개 존재, 가장 큰 유두, 미뢰 함유수도 가장 많음
	심상유두(용상유두): 사상유두 사이에 드물게 존재하는 것으로 버섯모양, 상피가 매우 얇아서 붉은색으로 보임
	사상유두: 혀의 전체에 분포하는 가늘고 긴 유두로 숫자가 가장 많으나 미뢰는 함유하지 않음

4) 후각

후각은 피로 현상이 빠르며 개인차가 크고 건강상태의 영향을 많이 받는다.

(1) 코의 구조

비강은 후각(상피)세포와 후구로 이루어지며, 후각(상피)세포에는 후각수용체가 존재한다. 후각수용체의 한쪽은 후각세포에, 다른 한쪽은 후구에 닿아 있다. 후구는 전뇌피질에 존재하는 후각영역이다[그림 13-9].

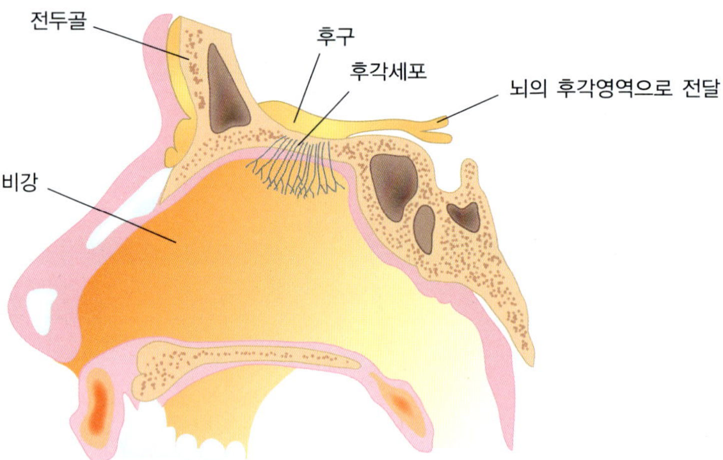

[그림 13-9] **코의 구조**

(2) 후각기능

공기 중의 휘발성 냄새 물질이 비강으로 확산되어 후각세포막의 수용체인 후각결합단백질과 결합하고 후각 세포막에 있는 G-단백질을 활성화시키면, 후각세포가 흥분하여 대뇌피질 후각영역에 냄새 성분이 전달된다. 인체는 약 2,000~4,000 종류의 냄새를 구별할 수 있으며 기본 냄새(10종)는 꽃, 과일, 땀, 대변, 장뇌, 사향, 석탄산, 초산, 마늘, 타는 냄새이고, 일반적으로 복합 향을 낸다.

(3) 후각의 역치와 순응

후각은 미각에 비해 현저히 낮은 역치를 가지고 있어서 낮은 농도에서도 냄새를 감지할 수 있는 민감한 감각이나 피로가 빠르며, 개인차가 크고 건강상태에 따라 민감도가 다르다. 후각은 반복적 자극에 점차 둔감해지지만, 각각의 냄새에 대해 선택적 순응현상을 보이기 때문에 한 냄새에 둔감해진 상태에서도 다른 냄새 감각을 쉽게 구분하여 인지할 수 있다.

3. 일반 감각

일반 감각은 감각기(수용체)가 아닌 신체전체를 통해 느끼는 감각으로, 체성 감각과 내장 감각이 있다. 체성 감각은 피부, 근육, 관절에서 발생하는데 피부 감각에는 피부에서 느끼는 촉각-압각, 통각, 온도 감각이 있고, 심부 감각은 근육, 관절에서 느낀다. 내장 감각은 각종 장기에서 발생한다.

1) 체성 감각

(1) 피부 감각

피부는 표피와 진피로 이루어지는데, 진피에 감각점, 땀샘, 피지선, 모낭, 혈관, 신경이 분포한다. 진피에 있는 감각점(sence spot)에서 외부 자극을 감지하고, 몸의 부위에 따라 감각점 종류별로 분포 정도는 다르다. 감각점은 통각점 > 촉각점 > 냉각점 > 온각점 순서로 감각점의 분포수를 보인다.

촉각-압각의 수용체는 마이스너소체, 피치니소체, 모근주위 신경관, 전 조직에 존재한다. 촉각은 물리적 자극에 의해 유발되고 압각의 약한 형태이다. 압각은 피부가 일그러졌을 때 발생하고 신체 부위에 따라 수용체 분포와 역치가 다르다.

통각의 역치는 높아서 조직 손상이 가능한 열, 전기, 화학, 물리적 자극 시 반응하고 전 조직에 존재하며, 밀도가 높고, 신체 부위에 따라 분포가 다르다. 가려움은 약한 통각에 해당한다.

온도 감각의 온각수용체는 루피니소체로, 30~40℃에서 느낄 수 있으며 최고 45℃ 이상의 온도에서는 통각수용체가 활성화되어 통증을 수반하는 열감을 느낀다.

냉각수용체는 크라우제소체로, 10~20℃에서 최고로 느끼며 냉점 밀도는 온점보다 4~10배 높다. 온도수용체는 보통 20~40℃ 사이에 적응하여, 그 밖의 범위에서는 수용체가 적응하지 못하므로 조직이 손상될 우려가 있다. 한편 고온의 자극이 냉감을 일으키는데, 이를 모순냉각이라고 한다[표 13-6]

표 13-6 피부 감각 수용체

수용체	감각	위치	구조
자유신경말단	통각, 촉각-압각	모낭 주위, 피부 전체	무수신경 말단
메르켈수용체	압각	진피층	수상돌기 말단
루피니소체	온각, 압각	진피하층	수상돌기 말단
마이스너소체	촉각, 느린 진동	진피상층, 표피하층	경체조직에 둘러싸인 수상돌기
파치니소체	촉각, 빠른 진동	진피하층	결체조직에 둘러싸인 수상돌기
크라우제소체	냉각	표피하층	수상돌기 말단

(2) 심부 감각

심부 감각은 팔, 다리 등 근육과 관절의 위치나 움직임을 감지하는데, 근육, 인대, 관절에 고유수용체(proprioceptor)가 있다. 운동 감각기는 신체의 위치와 운동을 감지하며, 심부 통각기는 강한 운동 후 근육의 통증을 감지하고 시상하부의 자율신경중추에 전달한다.

2) 내장 감각

내장기관에 자율신경계가 분포하는데, 구심성 신경과 원심성 신경의 작용으로 내장 감각을 감지한다. 내장 감각으로 심장반사, 혈관반사, 호흡반사, 구토반사, 배뇨반사, 배변반사가 발생하며, 일부 기관은 통각과 압각을 감지하고 촉각, 온도 감각, 운동 감각은 감지하지 못한다. 그래서 위나 심장의 운동을 감지하지 못한다.

연관통증

어떤 내장에 이상이 생기면 그 주변이나 또는 연관된 부분에서 아픔을 느끼는 수가 있는데, 이를 연관통증(referred pain)이라 한다. 협심증이 있을 때 왼쪽 가슴의 윗부분이 아프거나 왼쪽 어깨에서 팔 쪽으로 통증이 느껴지는 것이 연관통증의 예이다.

용어 및 핵심정리

적합자극 (adequate stimulus)	감각 기관이 각각 받아 들일 수 있는 특정 자극으로, 가장 낮은 역치로 가장 예민하게 수용체를 흥분시켜 전위변동을 일으킬 수 있는 자극. 수용체가 가장 잘 반응하는 에너지 형태
순응(adaptation)	같은 정도의 자극이 지속되면 수용체 전위가 감소하는 것
투사법칙 (law of projection)	자극한 수용체에 따라 감각영역의 일정 부위의 흥분에 의한 감각을 중추 내의 현상이 아니라 자극이 발생한 신체 부위에 투사하여 느끼는 현상
내장감각 (visceral sensation)	내부 장기로부터의 정보를 중추신경계로 전달하는 내장 구심성 신경에 의해 느껴지는, 뚜렷하지 않은 일종의 통각
각막(cornea)	안구의 가장 앞쪽에 위치하며, 내부로 빛을 통과하게 하는 투명한 외막
수정체(lens)	물체의 상이 망막에 초점을 맺을 수 있게 돕는 조절 가능한 눈의 시각 시스템의 한 부분
망막(retina)	얇은 신경조직의 시각 수용체로 안구의 뒤편에 위치
결막 (conjunctiva)	눈의 각막 앞쪽을 둘러싸는 투명한 구조이며 눈의 시각시스템의 일부로 망막에 사물의 상이 초점을 맺는 것을 도움
간상세포(rod cell)	광색소 로돕신을 지니는 빛 에너지에 대한 2개 수용체 중 하나
로돕신(rhodopsin)	비타민 A와 옵신이 결합한 것으로 간상세포에서 약한 빛을 감지하는 감광색소
원추세포(cone cell)	눈의 광수용체로 빛의 색깔을 구별
요돕신(iodopsin)	비타민 A와 로돕신이 결합한 것으로 원추세포에서 색을 감지하는 감광색소
사시 (strabismus)	한쪽 눈의 시선이 목표 물체를 향할 때, 다른 쪽 눈이 그 목표를 향하지 않아 두 시선이 평행하게 되지 않는 상태

인체생리학

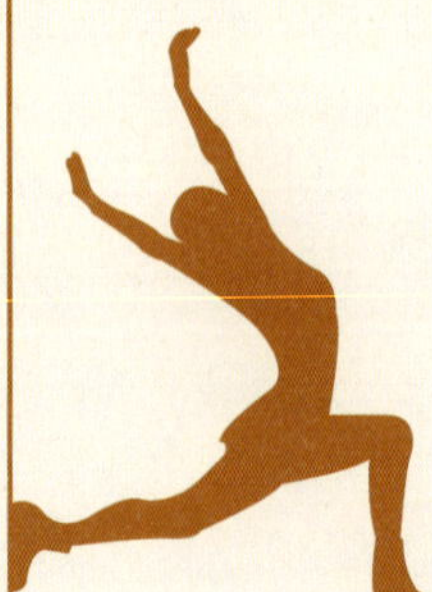

Chapter 14

에너지 대사 및 영양

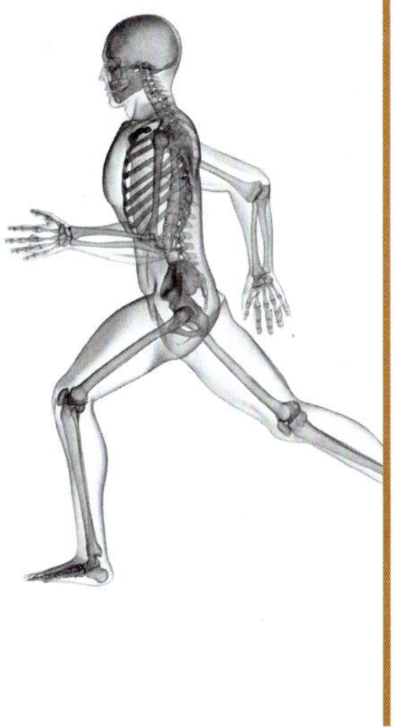

1. 세포에서의 에너지 변환
2. 에너지 대사
3. 운동과 에너지 대사
4. 에너지 기질 대사의 조절
   -내분비성 조절
5. 에너지 기질 대사의 조절
   -신경성 조절
6. 에너지 평형 조절

1. 세포에서의 에너지 변환

세포는 생명현상을 유지하기 위해 에너지를 요구하는데, 세포 내에서 사용하는 에너지는 주로 아데노신 3-인산(Adenosine Triphosphate, ATP)형태이며, 탄수화물, 단백질, 지방 등의 체내 대사를 통해 합성한다.

1) ATP

ATP는 고에너지 결합을 갖는 분자구조로 이루어져 있는데, 세 번째 인산기의 가수분해 반응으로 아데노신 2-인산(ADP)과 무기인과 수소이온이 생성되면서 7 kcal/mol의 에너지를 방출한다[그림 14-1].

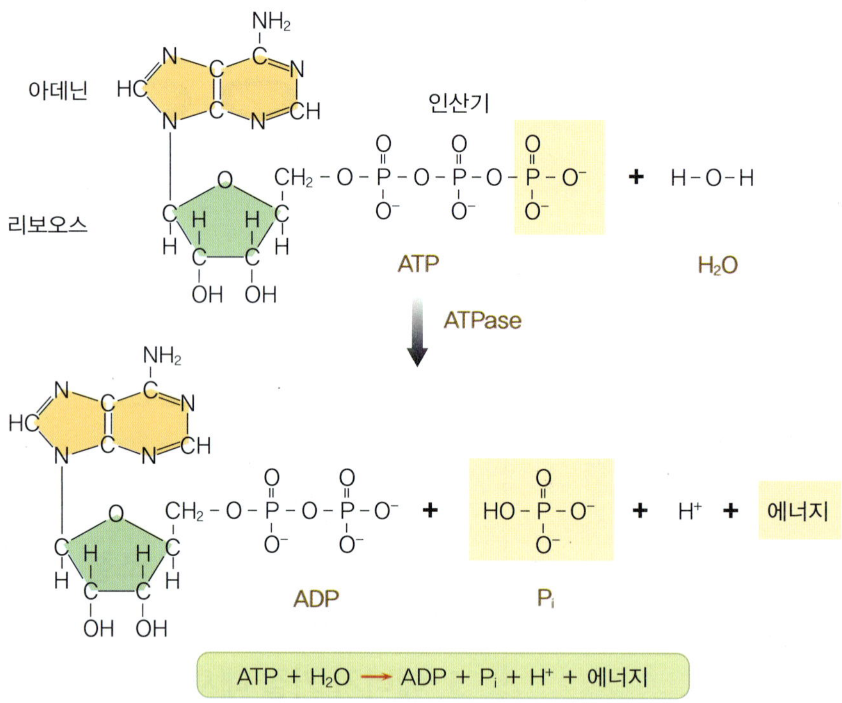

[그림 14-1] ATP의 화학구조와 분해

2) 에너지 방출 대사경로

에너지 생성의 대표물질인 포도당에서 에너지를 방출하여 ATP를 합성하는 경로는 해당과정, TCA 회로, 전자전달계의 산화적 인산화 과정의 세 단계에 의해 이루어지며 이들은 서로 연결되어 있다[그림 14-2].

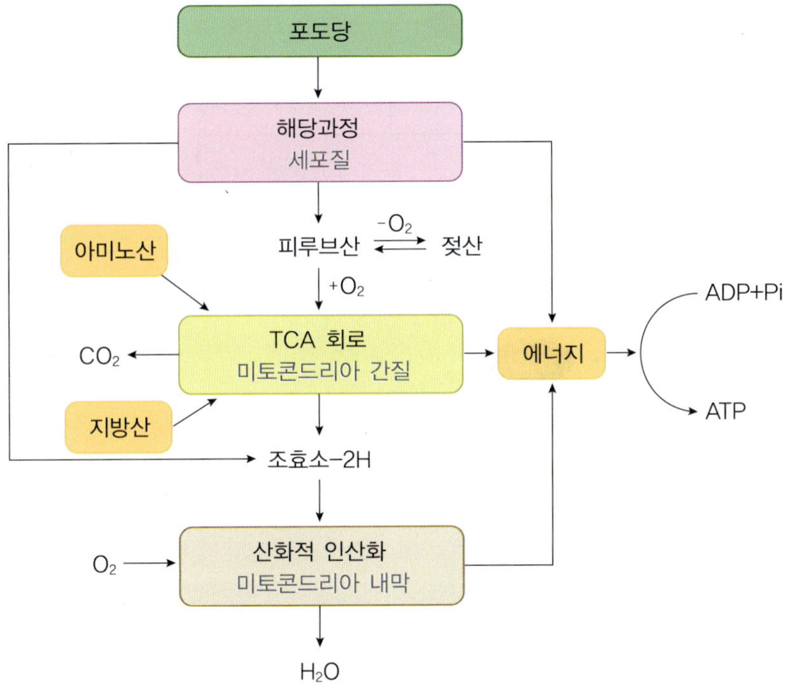

[그림 14-2] ATP 합성 경로

(1) 해당과정

해당과정(glycolysis)은 세포질에서 포도당을 피루브산까지 분해하는 대사경로이며, 산소를 필요로 하지 않는다. 초기단계에서 2분자의 ATP를 사용하고, 4분자의 ATP를 생성하므로 2분자의 ATP를 합성하는데, 인산기가 기질 분자에서 ADP로 전달하므로 기질 수준의 인산화라고 부른다. 이것은 산화적 인산화 과정에서 무기인(Pi)이 ADP에 결합해 ATP를 생성하는 것과는 다르다[그림 14-3].

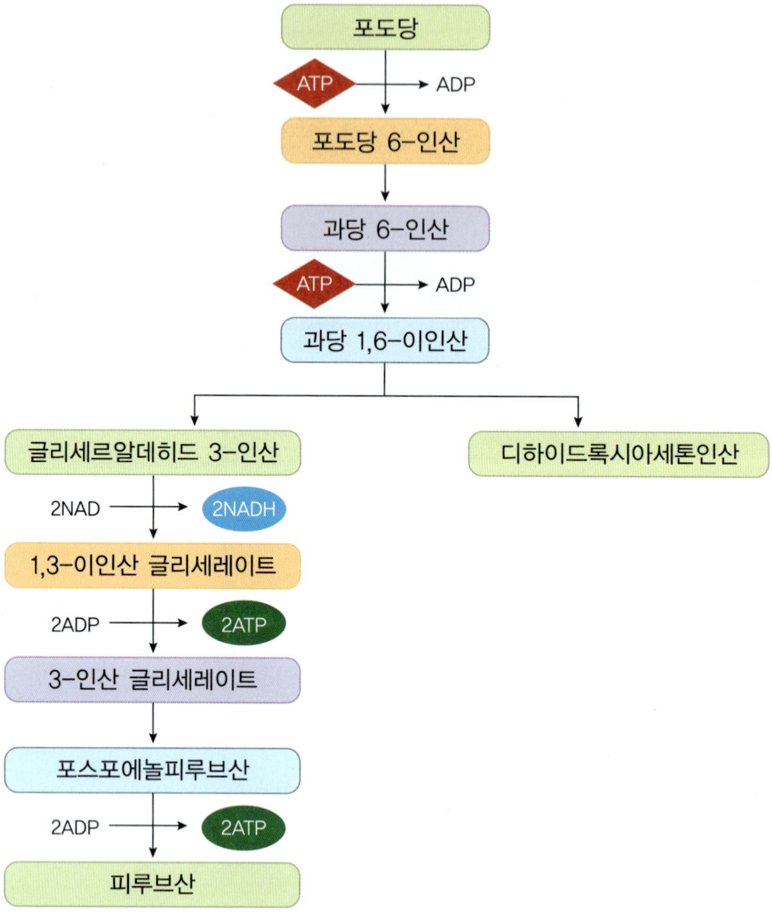

[그림 14-3] 해당과정

피루브산(pyruvate)은 호기상태에서는 TCA 회로와 산화적 인산화 회로에 진입하고, 혐기상태에서는 젖산으로 변화하면서 NAD^+를 재생산하여 혐기상태에서 해당작용이 일어날 수 있게 한다[그림 14-4].

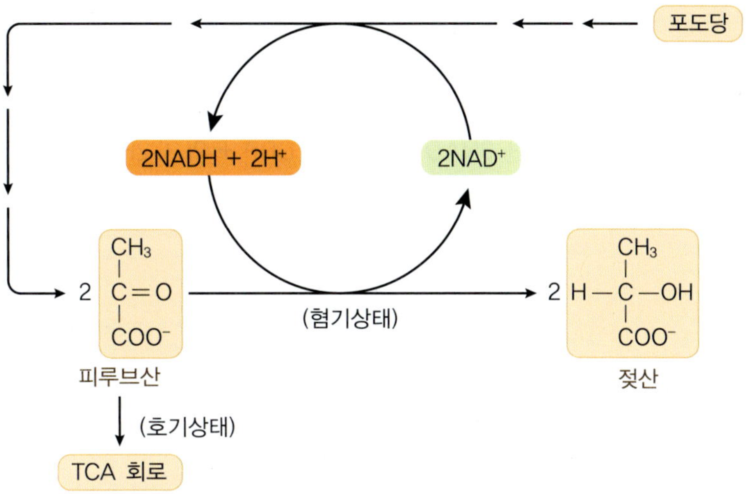

[그림 14-4] **호기상태 및 혐기상태에서 피루브산의 대사**

피루브산은 미토콘드리아로 진입하는 과정에서 아세틸 CoA가 되어 TCA 회로에 진입한다[그림 14-5].

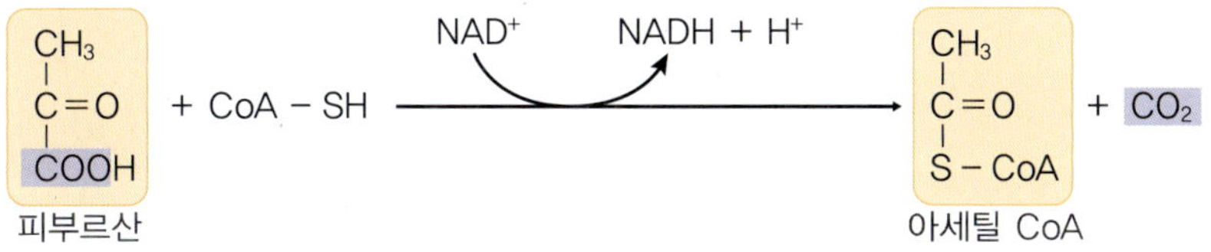

[그림 14-5] **피루브산에서 아세틸 CoA 생성**

(2) TCA 회로

트리카르복시산 회로(tricarboxylic acid cycle, TCA cycle)는 구연산 회로(citric acid cycle)라고도 한다. TCA 회로가 진행되려면 산소가 필요하며, 탄소 2개의 아세틸 CoA와 탄소 4개의 옥살로아세트산이 결합하여 탄소 6개의 구연산이 생성되며, 그 후 여러 반응을 거치면서 옥살로아세트산이 재생성되고, TCA 회로를 거쳐 생성된 수소 이온(H^+)은 산화적 인산화 과정에 전달된다[그림 14-6].

아세틸 CoA + 옥살로아세트산 → 시트르산 ··· → 옥살로아세트산

아세틸 CoA + 3NAD$^+$ + FAD + GDP + Pi + 2H_2O
→ 2CO_2 + CoA-SH + 3NADH + 3H$^+$ + $FADH_2$ + GTP

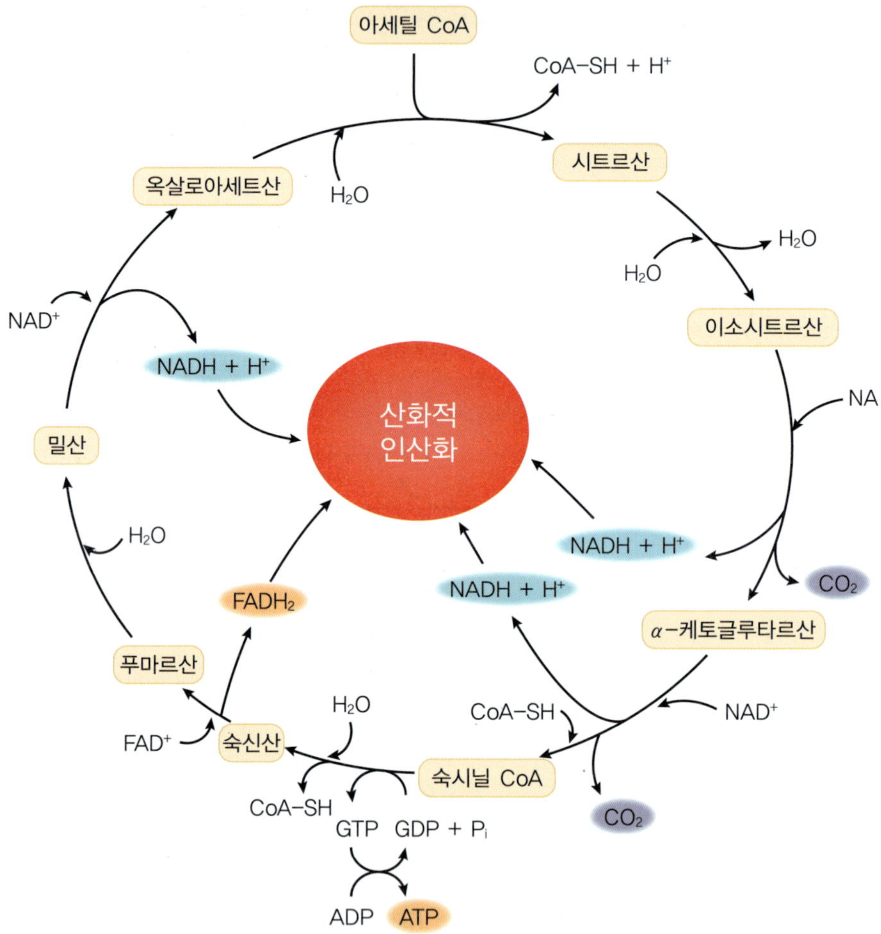

[그림 14-6] TCA 회로

(3) 산화적 인산화

산화적 인산화(oxidative phosphorylation)는 미토콘드리아 내막(전자전달계)에서 일어나는 반응으로 수소 이온이 산소와 결합해서 물을 합성하면서 방출되는 에너지가 ATP에 전달된다. 수소 이온은 TCA 회로에서 생성된 NADH, $FADH_2$, 지방산의 β-산화에서 공급되며, 아주 적은 양은 호기상태의 해당과정에서도 제공된다. TCA 회로에서 생성된 NADH와 $FADH_2$가 전자전달계를 거치는 동안 NADH는 2.5ATP를 합성하며, $FADH_2$는 에너지 수준이 낮아 ATP로 생산하는 첫 단계를 지나 다음 단계에 들어가 1.5ATP를 생산한다[그림 14-7].

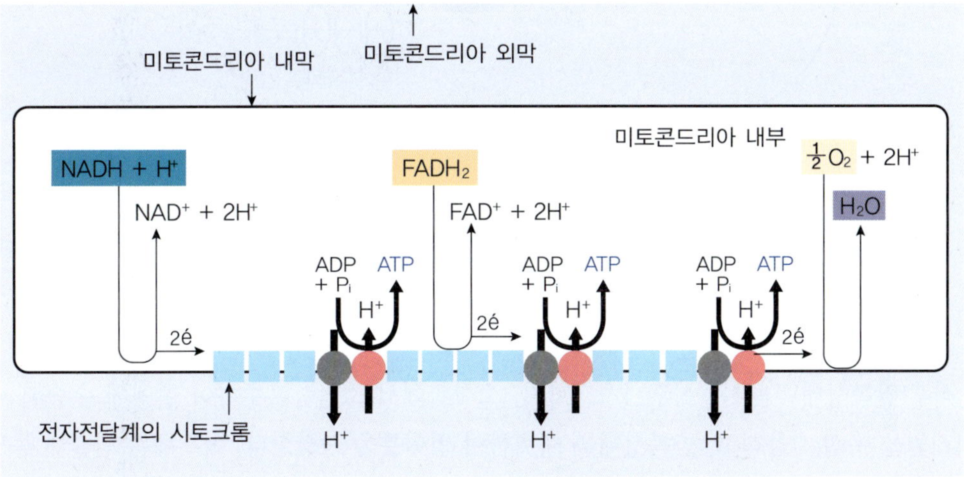

[그림 14-7] 전자전달계와 산화적 인산화

2. 에너지 대사

탄수화물, 지방과 단백질의 결합에너지가 ATP로 전환되는 에너지 대사는 식품이 전자의 공여체로 작용하여 식품의 전자를 산소에 전달함으로써 물과 이산화탄소로 전환되는 과정이다[그림 14-8].

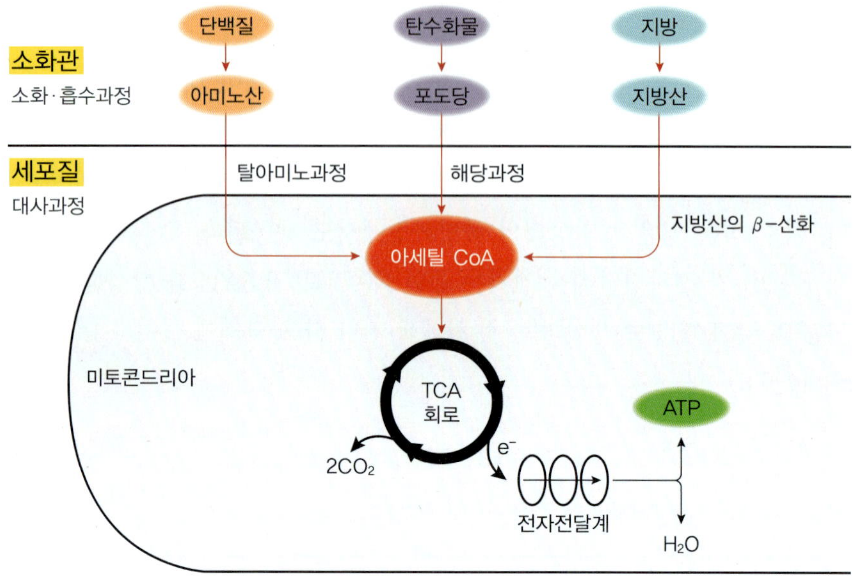

[그림 14-8] 에너지 대사 개요

1) 식후 대사

식후(만복상태) 대사는 식후 4시간까지, 소화관에서 소화 · 흡수하여 혈액에 수송된 에너지원을 우선 사용하고, 공복상태를 대비하여 잉여분을 저장한다. 식후에는 인슐린 농도가 증가하여 포도당을 대부분의 조직에서 유입 · 산화시킨다. 잉여 포도당은 간과 골격근에서 글리코겐으로 저장되고 잉여 포도당은 지방조직과 간에서 중성지방으로 저장된다. 간과 지방조직으로 유입된 지방산도 중성지방으로 합성된다. 골격근과 대부분의 조직으로 유입된 아미노산은 단백질 합성에 사용되고, 잉여 아미노산은 산화하여 간으로 운반되어 포도당 또는 지방산으로 전환된다[그림 14-9]

(1) 식후 탄수화물 대사

① 포도당 산화

포도당($C_6H_{12}O_6$) 산화효소는 세포질과 미토콘드리아에 존재하는 효소로서 해당과정, 크렙스 회로, 산화적 인산화 과정을 통해 686 kcal를 생산하는데, 이 중 60%는 열로 발산하고 40%는 32개의 ATP 생산에 사용한다.

② 글리코겐 합성

글리코겐 합성효소는 세포질에 존재하며, 포도당이 ATP로부터 인산기를 전달받아 포도당 6-인산이 되는데, 해당과정의 첫 반응과 동일하다. 이후 매 반응마다 포도당 한 분자씩 α-1,4결합을 통해 글리코겐을 합성한다.

③ 지방산 및 중성지방 합성

지방산의 합성효소는 세포질에 존재하며, 아세틸 CoA의 아세틸기가 다른 아세틸 CoA에 전달되어 탄소 4개의 화합물을 형성한다. 이후 매 반응마다 아세틸 CoA의 아세틸기가 동 화합물에 전달되어 탄소 수가 2개씩 증가한 짝수 개의 탄소를 가지는 지방산을 합성한다.

④ 간에서 잉여 포도당으로부터 중성지방 합성

간에서 잉여 포도당으로부터 합성된 중성지방은 초저밀도 지단백질인 VLDL(very low density lipoprotein)의 형태로 혈액으로 방출된다. 지방조직 등 말초 조직에 운반된 VLDL의 중성지방은 지단백질 분해효소인 LPL(lipoprotein lipase)에 의해 지방산과 글리세롤로 분해된다. 대부분의 지방산은 지방세포에 들어가 포도당에서 만들어진 α-글리세롤 인산과 다시 결합하여 중성지방으로 저장된다. 글리세롤은 간으로 다시 돌아가 포도당 신생에 사용된다.

(2) 식후 지방 대사

소화되어 흡수한 지방은 지단백질인 킬로마이크론 형태로 운반되는데, 킬로마이크론에 있는 중성지방은 VLDL과 같은 대사경로로 모세혈관 벽에 있는 지단백질 분해효소인 LPL에 의해 분해된다. 이후 거의 모든 조직세포에서 산화하여 에너지원으로 사용된다. 지방세포에 유입된 지방산은 α-글리세롤 인산과 다시 결합하여 중성지방으로 저장되고, 글리세롤은 간으로 돌아가 대사된다.

(3) 식후 단백질 대사

소화되어 흡수한 아미노산은 신체 각 조직에서 단백질 합성에 이용된다. 간에 유입된 아미노산은 혈장단백질, 효소, 운반체 등을 합성하고, 근세포에 유입한 아미노산은 필요한 단백질을 합성한다. 잉여 아미노산은 탈 아미노반응으로 α-케토산이 되어 해당과정, TCA 회로에 들어가 에너지를 발생하거나 포도당 또는 지방산 합성에 사용하기도 한다.

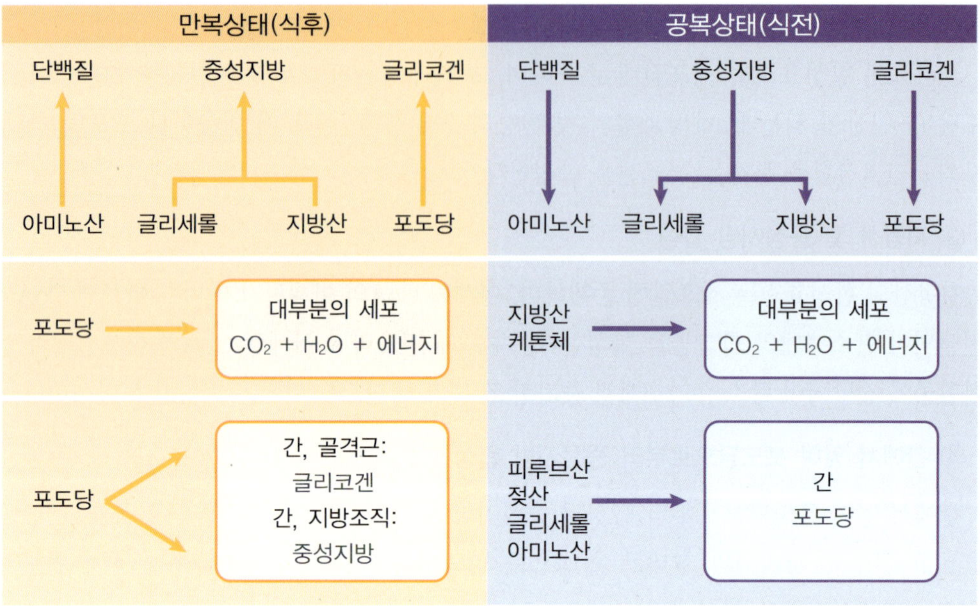

[그림 14-9] 식후(만복) · 식전(공복)상태에서의 에너지 대사

2) 식전 대사

식전(공복상태) 대사는 적어도 식후 4시간 이후이며, 체내에 저장된 에너지원을 분해하여 사용하는데, 혈당 유지를 위해 글리코겐을 분해하고 포도당을 신생합성한다. 췌장에서 글루카곤의 분비가 증가되어 간과 골격근의 글리코겐이 분해된다. 지방조직과 간에서는 중성지방을 분해하며, 골격근, 간, 신장, 심장 등 대부분 조직에서 지방산은 산화하고, 글리세롤은 간으로 유입되어 포도당 신생에 사용되며, 케톤체를 합성하기도 한다. 대부분의 조직에서 단백질을 분해하고, 아미노산은 간으로 유입되어 포도당 신생 합성에 사용된다 [그림 14-9].

(1) 혈당 공급

식전인 공복상태에서는 혈당 공급을 위해 글리코겐, 지방, 단백질이 분해되고, 포도당 신생이 일어난다.

① 글리코겐 분해

간조직의 글리코겐은 세포질에 존재하는 효소에 의해 포도당 6-인산을 거쳐 포도당이 되어 혈당 상승에 직접적으로 기여한다. 저혈당에 따른 교감신경의 흥분 등 자극으로 반응을 시작하고 2~3시간 사이에 고갈된다.

골격근의 글리코겐은 포도당 6-인산을 포도당으로 만드는 효소가 없어서 혈당 상승에는 기여하지 못하고, 포도당 6-인산에서 해당과정을 거쳐 피루브산 또는 젖산을 생산한다. 피루브산 또는 젖산은 혈액으로 방출되어 간에 유입되고, 포도당 신생에 사용되어 혈당 상승에 간접적으로 기여한다.

② 중성지방 및 단백질 분해

중성지방 분해효소는 세포질에 존재하며 중성지방을 지방산과 글리세롤로 분해한다. 지방산은 혈액으로 방출되어 전 조직에 공급되고, 글리세롤은 간으로 유입되어 포도당 신생에 사용된다.

단백질 분해효소도 세포질에 존재한다. 단백질 분해효소는 단백질을 아미노산으로 분해하며, 아미노산은 혈액으로 방출되어 간으로 유입된다. 이후 탈아미노 반응으로 α-케토산으로 전환되어 포도당 신생에 사용된다.

③ 포도당 신생

포도당 신생은 비탄수화물 분자인 아미노산, 피루브산, 젖산, 글리세롤로부터 포도당이 합성되는 반응이며, 효소는 세포질에 있고 간에서 반응하다가 공복이 장기화되면 신장조직에서도 반응이 일어난다.

(2) 포도당 절약작용

공복상태에 대한 적응현상으로 포도당 분해를 줄이는 대신에 지방산과 케톤체를 에너지원으로 사용한다. 지방조직에서 중성지방 분해를 증가시켜 지방산과 글리세롤을 공급하여 대부분의 조직에서 지방산을 에너지원으로 이용하며, 글리세롤은 간으로 돌아가 포도당 신생에 사용된다.

에너지원으로 지방산 또는 케톤체 사용이 증가하는데, 간조직에서는 아세틸 CoA와 케톤체를, 뇌 등 전 조직에서는 케톤체를 에너지원으로 사용한다.

① 지방산 산화

지방산 산화효소는 미토콘드리아에 존재하며, 지방산의 β-산화는 카르복실기 말단에 CoA를 연결시킨 후 매 반응마다 지방산의 카르복실기 말단에서 두 쌍의 수소원자와 아세틸 CoA 한 분자를 생성한다.

아세틸 CoA는 TCA 회로, 산화적 인산화반응을 거친다. 한 쌍의 수소원자는 $FADH_2$로,

다른 한 쌍의 수소원자는 $NADH^{+}+H^{+}$로 산화적 인산화반응을 거친다. 팔미트산($C_{16:0}$)의 경우 129개의 ATP를 생산한다.

② 케톤체 이용

지방산 산화 과정에서 생성된 아세틸 CoA는 완전히 연소되기 위해 TCA 회로로 유입되기 위해서는 옥살로아세트산을 필요로 하나, 옥살로아세트산은 포도당 신생합성 기질로 작용하여 아세틸 CoA가 TCA 회로에 들어가지 못하고 아세톤, 아세토아세트산, β-히드록시부티르산 등의 케톤체를 생성한다.

케톤체는 혈액으로 방출하여 뇌를 비롯한 여러 조직에서 에너지원으로 사용되므로 장기 공복상태에서 에너지원으로 중요하다.

3. 운동과 에너지 대사

운동 시 골격근에서 필요한 에너지를 공급하기 위해 근섬유는 포도당, 지방산을 산화시켜 ATP를 합성하는데, 에너지원 사용 비율은 운동의 강도와 지속시간에 따라 다르다. 포도당 급원은 근섬유에 저장된 글리코겐과 혈중에서 유입된 포도당이고, 지방산 급원은 근섬유에 저장된 중성지방과 혈중에서 유입된 지방산이다.

1) 운동 시 에너지원의 이용

운동의 강도가 저강도일 때는 중성지방의 산화로 생성된 지방산이 산화적 인산화 과정을 거치고, 중등 강도일 때는 지방산과 포도당의 산화적 인산화, 고강도일 때는 근육의 글리코겐이 분해되어 생성된 포도당의 해당과정을 통해 ATP가 신속히 공급된다.

운동 지속시간이 단기일 때는 주로 포도당, 30분 이후에는 지방산과 포도당, 장기일 때는 주로 지방산을 사용한다.

2) 글리코겐 유용성 및 혈당 항상성

근육 글리코겐은 운동 초기에 포도당을 제공한다. 에피네프린의 작용에 의해 글리코겐 분해를 촉진하고, 세포막의 포도당 수용체가 증가하여 포도당 유입이 증가한다.

운동 중기 이후 근육 글리코겐 고갈 시 혈당의 항상성이 매우 중요하다. 에피네프린의 작용에 의해 글리코겐과 중성지방 분해가 촉진되고, 기타조직에서의 포도당 사용을 억제하여 혈당을 유지하게 된다.

4. 에너지 기질 대사의 조절-내분비성 조절

인슐린은 식후에 분비가 증가하고 공복 시 감소한다. 근육, 지방과 간세포에 주로 작용하여 글리코겐, 단백질과 중성지방의 합성을 촉진한다.

글루카곤은 식후에 분비가 감소하고 공복 시에 증가한다. 간세포에 주로 작용하여 글리코겐 분해 촉진, 포도당 신생 합성 촉진, 케톤체 합성을 촉진한다.

코르티졸(cortisol)은 공복 시 포도당 신생 합성과 지방 분해를 촉진하며, 성장 호르몬은 단백질 합성과 포도당 신생, 지방 분해를 촉진하여 인슐린 작용을 억제한다[그림 14-10].

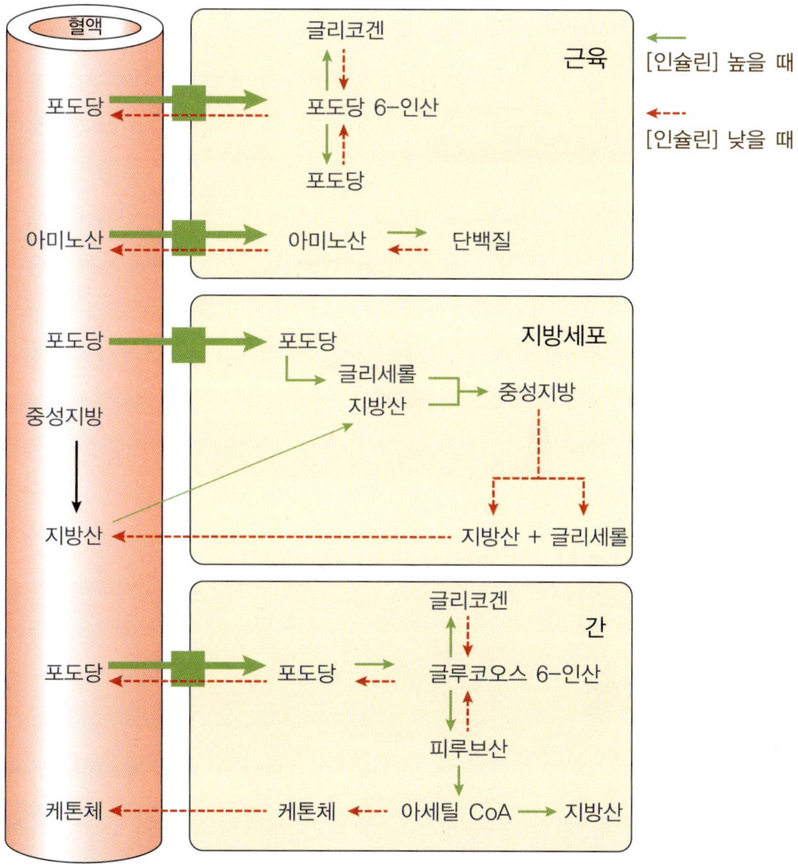

[그림 14-10] 혈장 인슐린 농도에 따른 근육, 지방조직, 간의 대사

5. 에너지 기질 대사의 조절-신경성 조절

혈당 저하 시 교감신경이 활성화하여 부신수질에서 에피네프린 분비를 촉진한다. 에피네프린은 근육조직에서 글리코겐 분해를 촉진하고, 간조직의 글리코겐 분해와 포도당 신생을 촉진하며, 지방조직의 중성지방 분해를 촉진하여 혈중 포도당, 지방산, 글리세롤 농도를 증가시킨다[그림 14-11].

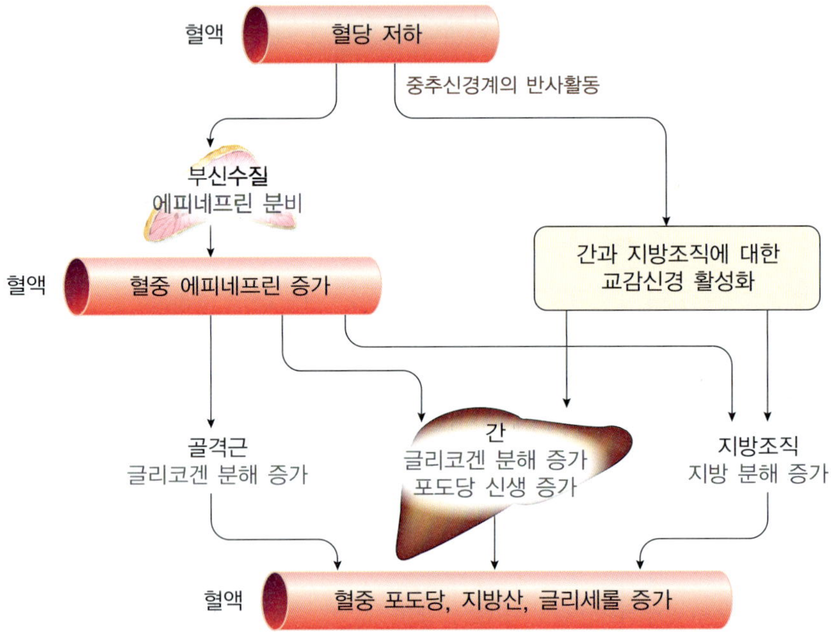

[그림 14-11] 혈당 농도 저하에 반응하여 일어나는 교감신경의 작용

6. 에너지 평형 조절

에너지 평형은 바람직한 체중 유지에 중요하다. 음식물로 섭취한 에너지, 환경에서 유입된 에너지와 열 방출, 내적, 외적 일 수행으로 소모한 에너지의 합이 같을 때 에너지 평형을 이룬다. 내적 일은 자세 유지와 생명현상 수행에, 외적 일은 골격근 활동에 해당한다.

1) 에너지 섭취 조절

뇌하수체 위에 있는 시상하부는 뇌하수체와 자율신경계의 조절 기능을 수행하는 간뇌의 일부분으로 에너지 균형에 가장 중요한 음식 섭취를 조절하며, 체온 유지를 통합하는 중추로 작용한다. 시상하부의 포만중추에 렙틴수용체가 밀집해 있는데, 렙틴은 체지방 증가 시 지방세포에서 합성, 분비되어 체지방 감소를 유도하고, 신경펩티드 Y 분비 억제, 식욕 저하, 대사율을 증가시키는 포만감 신호이다. 신경펩티드 Y는 체지방 감소 시 시상하부에서 분비하여 체지방 증가를 유도하는데, 식욕 촉진, 대사율 저하 등 교감신경 억제 효과를 보인다[그림 14-12]. 그렐린(grehlin)은 공복 시와 저에너지 식사 시 위저부에서 분비되어 신경펩티드 Y 분비와 위 기능을 촉진하고, 지방산 산화를 억제한다.

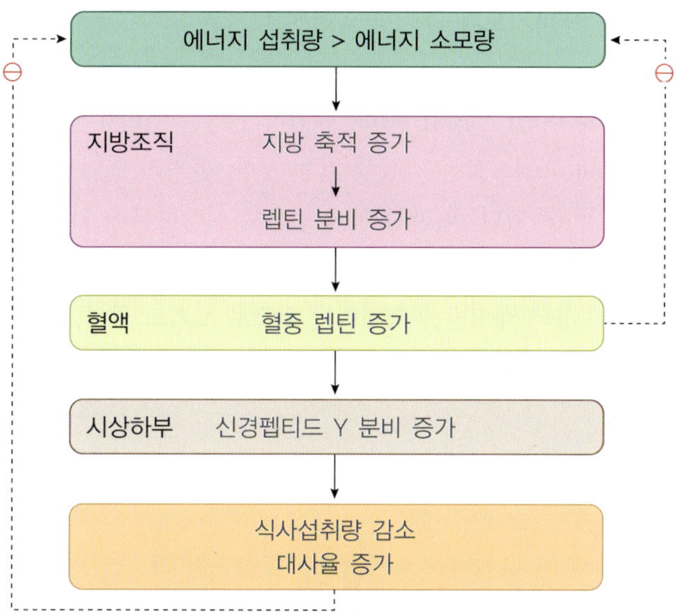

[그림 14-12] 렙틴의 작용

2) 에너지 소비 조절

에너지 소비 조절 중 내분비성 조절은 갑상샘호르몬이 뇌를 제외한 대부분 조직의 대사율을 항진시켜 열 생성 효과를 내는 것을 말한다. 신경성 조절은 에피네프린을 통해 근육, 간, 지방조직의 글리코겐 분해, 중성지방 분해, 포도당신생을 촉진하여 혈중 에너지원 농도를 증가시키고, 열 방출을 증가시켜 열 생성 효과를 발휘하는 것이다. 이는 추위 적응에 중요하다.

(1) 갑상샘호르몬의 작용

갑상샘호르몬은 대사율에 영향을 미치는 가장 결정적 인자이다. 갑상샘호르몬은 두뇌를 제외한 거의 모든 조직에서 산소 소비를 늘리고 열 생산을 증가시키는 열 생성 효과를 가진다.

(2) 에피네프린

에피네프린은 글리코겐과 중성지방의 분해를 촉진시켜 열 방출을 늘린다. 스트레스를 받을 때 열 발생이 많아지는 것이 에피네프린 분비 증가에 의한 것이다.

3) 에너지의 저장

섭취 에너지가 소비 에너지보다 많으면 잉여 에너지는 지방조직에서 중성지방으로 저장된다.

과체중(≥ BMI 25)과 비만(≥ BMI 30)의 유전적 원인은 절약유전자, 고에너지 이용효율 등이 있으며, 내분비 요인으로는 갑상샘 기능 저하, 환경적 인자로는 풍부한 음식, 심리장애, 운동 부족을 들 수 있다. 비만의 한 원인으로 시상하부에 있는 렙틴 수용체가 혈중 렙틴 농도에 적절하게 반응하지 못해 에너지 균형을 조절하는 시상하부 중추의 설정점이 높아 정상보다 많은 양의 체지방을 축적하는 것으로 보기도 한다.

4) 열 생산 조절

시상하부의 조절로 중심체온을 일정하게 유지하는데, 중심체온이 저하하면 골격근의 불수의적 수축이 촉진되어 떨림열 생산으로 생산한 에너지를 거의 열로 발산한다. 손 비비기, 발 구르기, 조깅 등 운동수의적 근육활동을 증가시켜 열 생산을 증가시킨다.

중심체온 상승 시에는 불수의적 근수축과 수의적 근육활동을 감소시킨다.

5) 열 손실 조절

중심체온이 환경온도보다 높으면 피부 혈류량을 증가시켜 열 손실을 증가시킨다.

열 교환 기전으로 복사, 전도, 대류, 증발 등이 있는데, 복사는 공간을 통해 이동하는 열 파장방식으로 피부 온도가 주변의 벽, 책상보다 높으면 복사열을 통해 방출하기도 하고, 난로로부터 복사열을 얻기도 한다. 전도는 접촉에 의한 열 교환방식으로 얼음을 쥐고 있으면 전도에 의해 열을 잃게 되고, 따뜻한 전기장판에 앉아 있으면 전도열을 얻게 된다. 대류는 공기의 흐름에 의한 열 전달방식으로 전도 이외에 추가적 열전달이 동일한 온도에서도 바람이 불면 더 시원한 결과로 확인된다. 증발은 수분의 기화에 따른 열 손실, 불감증설과 발한이며, 기타 열 교환을 변화시키는 여러 가지 방법 중에는 체표면적 변화, 의복 교체, 주위 환경 선택 등이 있을 수 있다.

용어 및 핵심정리

가스트린(gastrin)	위에서 분비되어 위산 분비를 촉진하는 위장관 호르몬
간문맥 (hepatic portal vein)	간과 장에 퍼져 있는 정맥
포도당(glucose)	탄수화물을 구성하는 단당류의 한 종류
십이지장(duodenum)	소장의 첫 번째 부위로 위와 이어지는 앞부분
인슐린(insulin)	췌장에서 분비되어 혈당을 낮추어 주는 호르몬
중성지방(triglyceride)	글리세롤에 지방산이 세 개 붙어 있는 트리글리세라이드
글루카곤(glucagon)	인슐린과 길항작용을 하며 혈당을 높여주는 췌장 호르몬
킬로마이크론 (chylomicron)	소장세포에 흡수된 식이지방을 운반하기 위해 분비되는 지단백
코르티졸 (hydrocortisone)	부신피질에서 분비되는 스테로이드 호르몬으로 글루코코르티코이드로 불리기도 함
포도당 신생 (gluconeogenesis)	공복 시 간과 신장에서 당 외의 물질로부터 포도당을 합성하는 과정

참고문헌

- 강남이, 권순형, 김경민, 김순미, 정혜경, 조미숙, 영양생리학, 지구문화사(2013)
- 강남이, 김순미, 정혜경, 조미숙, 영양생리학, 지구문화사(2000)
- 강두희, 생리학, 신광출판사(1985)
- 김광진, 김창주, 김형진, 박사훈, 인체생리학, 정문각(1998)
- 김정진, 생리학, 고문사(1981)
- 김종규, 생리학, 정문각(1998)
- 김종대, 범진필, 성기월, 이옥경, 인체생리학, 정문각(1997)
- 노민희, 이한기, 정영태, 인체 해부학, 고문사(1992)
- 노만 크레츠머, 마이클 짐머만, 임현숙 외 옮김, 발달의 관점에서 본 생애주기 영양학, 교문사(2002)
- 문수재, 김혜경, 홍순명, 이경혜, 이명희, 이영미, 이경자, 안경미, 이민준, 김정연, 김정현, 알기 쉬운 영양학, 수학사(2011)
- 박래준, 박돈목, 박병규, 이용덕, 이한기, 양재근, 전재균, 최윤원, 최재청, 운동생리학, 도서출판 정담(2000)
- 서울대학교 의과대학 편, 소화기학, 서울대학교 출판부(1995)
- 성호경, 김기환, 생리학, 의학문화사(1997)
- 소명숙, 이한기, 장숙희, 박혜숙, 강경희, 인체생리학, 고문사(1996)
- 신문균, 조원순, 인체생리학, 현문사(1997)
- 오성천, 김은희, 최영덕, 권상희, 인체생리학, 도서출판 효일(2006)
- 이병희, 생리학, 신광출판사(1997)
- 이연숙, 구재옥, 임현숙, 강영희, 권종숙, 이해하기 쉬운 인체생리학, 파워북(2009)
- 이인모, 이상목, 인체생리학, 형설출판사(1992)
- 이정수, 노민희, 용준환, 김덕훈, 김정혜, 인체생리학, 도서출판 정담(1996)
- 이종삼, 조선희, 생리학, 대학서림(1998)
- 장남섭, 김영식, 박영우, 이한기, 정순희, 인체생리학, 수문사(1998)
- 정영태, 인체생리학, 청구문화사(1995)
- 정영태, 정경아, 인체해부생리학, 청구문화사(1996)

- 최명애, 김주현, 박미정, 최스미, 이경숙, 생리학, 현문사(1994)
- 최혜미, 21세기 영양학, 교문사(2012)
- 한용봉, 영양생리학, 효일문화사(1998)
- 황진아, 고인송, 김수연, 박정화, 심유진, 정은정, 정혜연, 황혜진, 재미있는 인체 생리학, 수학사(2013)

- Arthur J. Vander, James H. Sherman, Dorothy S. Luciano, Human Physiology, McGraw-Hill(1994)
- Charles J. Flickinger, Michael J. Peach, Medical Cell Biology. W. B. Saunders Company(1979)
- David T. Lindsay, Functional Human Anatomy, Mosby(1996)
- Douglass E. Kelly, Richard L. Wood, Allen C. Enders, Microscopic Anatomy, Williams & Wilkins(1984)
- Elaine N Marieb : Human Anatomy and Physiology, The Benjamin/Cummings Publishing Company, Inc(2007)
- Peter L. Williams, Roger Warwick, Gray's Anatomy, Saunder(1980)
- Phil tate, Rod R Seeley, Trent D Stephens, 고재문 외 공역, 최신 해부생리학, 정문각(2001)
- Rod R. Seeley, Trent D. Stephens, Philip Tate D. A., Anatomy & Physiology, Mosby(1995)
- Russell T. Woodburne, Essentials of Human Anatomy, Oxford University(1983)
- Vander, Sherman, Luctano, Human Physiology, WCB/McGraw-Hill(1998)

찾아보기

ㅇ

ㅈ

ㅊ

ㅋ

ㅌ

ㅍ

ㅎ

A~Z

기호

저자소개

김창임

- 대전과학기술대학교 식품영양과 교수
- cikim@dst.ac.kr

오성천

- 대원대학교 제약품질관리과 교수
- osc5000@mail.daewon.ac.kr

한진숙

- 동의과학대학교 식품영양조리계열 교수
- hanmiky@dit.ac.kr

김숙희

- 혜전대학교 식품영양과 교수
- ksh2691@daum.net

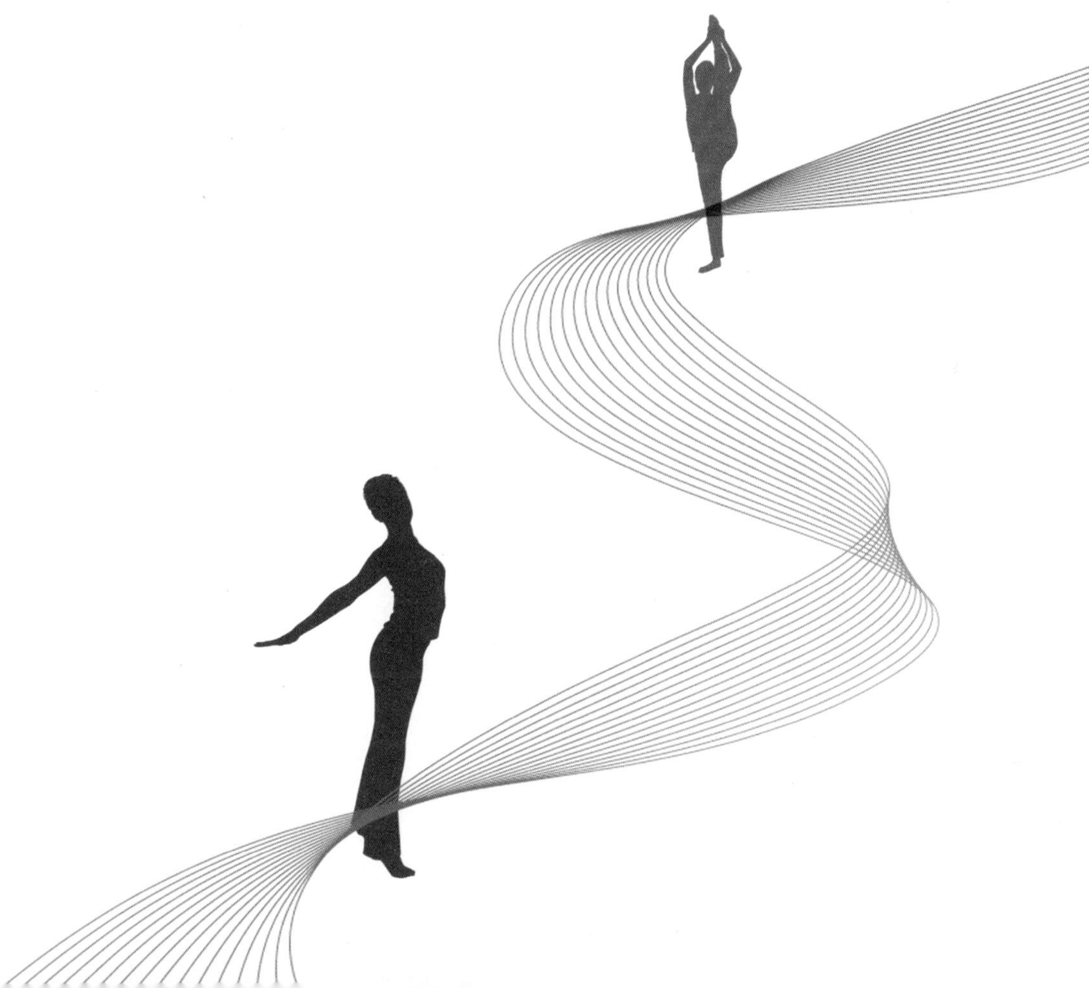

| 개정판 |

인체생리학

발 행 일	2014년 9월 1일 초판 발행 2017년 2월 20일 개정판 발행
지 은 이	김창임 · 오성천 · 한진숙 · 김숙희
발 행 인	김홍용
펴 낸 곳	도서출판 효일
디 자 인	에스디엠
주 소	서울시 동대문구 용두동 102-201
전 화	02) 460-9339
팩 스	02) 460-9340
홈페이지	www.hyoilbooks.com
Email	hyoilbooks@hyoilbooks.com
등 록	1987년 11월 18일 제6-0045호
정 가	22,000원
ISBN	978-89-8489-422-8